ullstein

Das Buch

Um Abstand vom Tod ihres Verlobten zu gewinnen, stürzt sich FBI Agent Sayer Altair in ihre Forschung. Als Neurowissenschaftlerin untersucht sie die Gehirne von Serienkillern. Ihr Ziel: den Ursprung des Bösen zu finden.

Doch dann wird sie zu einem Einsatz in Washington, D. C. gerufen: Ein Mädchen wurde in einem Käfig gefangen gehalten und ist dort verdurstet. Bei dem Opfer handelt es sich um die Tochter des einflussreichen Senators Van Hurst. Der mischt sich schon bald mit aller Macht in die Ermittlungen ein und gefährdet diese damit ernsthaft.

Als klar wird, dass ein weiteres Mädchen in einem Käfig an einem unbekannten Ort zu sterben droht, wird die Zeit knapp. Sayer Altair setzt alles daran, den Killer rechtzeitig zu stoppen. Aber dieser ist ihr stets einen Schritt voraus.

Die Autorin

Ellison Cooper promovierte in Anthropologie. Sie spezialisierte sich dabei im Bereich kulturelle Neurowissenschaften und Archäologie. Ihre wissenschaftlichen Publikationen erschienen in zahlreichen anerkannten Zeitschriften. Sie studierte außerdem Jura an der Georgetown University und arbeitete als Mordermittlerin beim Washington, D. C. Public Defender Service, wo sie Einblick in das System der Kriminaljustiz erhielt. Mit ihrem Mann und ihrem Sohn lebt sie in der Bay Area.

Ellison Cooper

Todeskäfig

Thriller

Aus dem Amerikanischen
von Sybille Uplegger

Ullstein

Besuchen Sie uns im Internet:
www.ullstein-buchverlage.de

FSC
www.fsc.org
MIX
Papier aus verantwortungsvollen Quellen
FSC® C083411

Deutsche Erstausgabe im Ullstein Taschenbuch
1. Auflage August 2018

Titel der amerikanischen Originalausgabe: *Caged*
(Minotaur Books, St. Martin's Press, New York)
Umschlaggestaltung: zero-media.net, München
Titelabbildung: Arcangel / © Claudia Holzforster
Gesetzt aus der Quadraat Pro powered by pepyrus.com
Druck und Bindearbeiten: CPI books GmbH, Leck
ISBN 978-3-548-29076-8

Anacostia, Washington, D. C.

Der Streifenwagen des D. C. Police Departments parkte mit laufendem Motor in einer menschenleeren Wohnstraße. Officer Wilson Tooby schlürfte seinen kochend heißen Kaffee und blinzelte ins grelle Morgenlicht. Die Zweige blühender Kirschbäume bogen sich über die Straße und warfen ihre langen Schatten auf gepflegte Rasenflächen und adrette Eigenheime.

Im Gegensatz zu anderen Ecken im Südosten von Washington, D. C. wirkte diese Gegend ruhig, ja geradezu idyllisch.

Nur ein einziges Haus stach durch seine Baufälligkeit hervor. Und vor genau diesem Haus parkten Wilson und sein Partner Mike.

Wilson reckte sich in Richtung Beifahrersitz, um einen besseren Blick auf das leer stehende Einfamilienhaus erhaschen zu können. Zugenagelte Fenster und eine verfallene Veranda stellten in D. C. weiß Gott keine Seltenheit dar, allerdings war er sich ziemlich sicher, das rostige goldgrüne Schild mit der Aufschrift *Zu verkaufen*, das vorn im Garten stand, schon einmal gesehen zu haben.

»Waren wir nicht letzte Woche schon hier?«, fragte er seinen Partner.

»Was?« Mike hatte nur Augen für sein Handy – und für die SMS, die er gerade an seine neue Freundin schrieb.

»Weißt du nicht mehr? Da kam doch dieser Notruf rein. Eine junge Frau, klang total verwirrt, als wäre sie auf Droge oder so.«

»Ja, kann schon sein.« Mike zuckte die Achseln.

Mike gehörte zu der Sorte Mann, die wie besessen Gewichte stemmte, aber keine halbe Meile am Stück laufen konnte. Nicht gerade der beste Cop, mit dem Wilson je zusammengearbeitet hatte.

Auf dem Bordcomputer ihres Streifenwagens rief Wilson den Bericht des Vorfalls auf und las den Vermerk, den er zwölf Tage zuvor dazu geschrieben hatte. »Tatsächlich, es ist genau dasselbe Haus. Beim letzten Mal war ja alles ruhig.«

»Und worum geht's diesmal?« Mike beugte sich nach vorne, um den Text am Monitor besser lesen zu können.

»Schlechter Geruch.«

Erneut gingen ihre Blicke zum Haus. Das verhieß nichts Gutes.

Wilson tippte den Monitor an, um noch einmal den Mitschnitt des Notrufs abzuhören. Ein Hoch auf die moderne Technik. Er drückte auf »Play«, und wenig später erfüllte die Stimme eines jungen Mädchens das Innere ihres Einsatzfahrzeugs.

»Hallo?«, kam ihr zaghaftes Flüstern aus den Lautsprechern.

»Neun eins eins, was kann ich für Sie tun?«, meldete sich die Disponentin der Notrufzentrale in recht schroffem Ton.

»Ha...hallo? Bitte, jemand muss mir helfen.«

»Um was für einen Notfall handelt es sich denn, Liebes?«, fragte die Disponentin daraufhin etwas sanfter.

»Ich weiß nicht, was hier los ist. Da ist ...«

»Wo sind Sie denn gerade, Liebes?«

»Ich weiß nicht.« Das Mädchen brach in Tränen aus. »Ich weiß es nicht ...«

Ein jähes Geräusch ließ die Lautsprecher im Streifenwagen erbeben, dann brach die Verbindung ab.

»Hat da ein Hund gebellt?«

»Keine Ahnung.« Wilson überflog den Bericht. Der Anruf war von einem alten Festnetzanschluss gekommen, der offiziell gar nicht mehr in Betrieb war. Deshalb hatte man ihn auch nicht exakt lokalisieren, sondern lediglich dem näheren Umkreis einer Adresse zuordnen können.

Wilson und Mike waren zu besagter Adresse gefahren und hatten mehrmals an die Haustür geklopft. Sie hatten eine Runde ums Grundstück gemacht und sich mit einem Nachbarn unterhalten, der sie darüber aufgeklärt hatte, dass das Haus leer stehe und man nie jemanden ein- oder ausgehen sehe. Es hatte keinerlei Einbruchsspuren gegeben, Türen wie Fenster waren fest verschlossen gewesen, und da sie nicht einmal gewusst hatten, ob sie überhaupt am richtigen Ort waren, hatten sie den Vorfall zu den Akten gelegt. Wilson erinnerte sich noch, dass es der Geburtstag seiner Tochter gewesen war. Er hatte so schnell wie möglich Feierabend machen wollen, um rechtzeitig zu ihrer Party zu Hause zu sein.

Und jetzt hatte sich jemand über schlechten Geruch beschwert.

»Ach, verdammt«, fluchte Wilson, als er sich aus dem Sitz hievte. Hoffentlich würden sie drinnen keinen toten Junkie finden. Langsam stiegen die beiden Cops die buckligen Stufen zum Haus hoch. Oben angekommen, klopfte Wilson mit Nachdruck an die Tür.

»Hallo? Polizei, machen Sie bitte auf!«

Bereits während er klopfte, nahm er den unverkennbaren Gestank von verwesendem Fleisch wahr, der durch die Ritzen der Tür ins Freie drang.

»Ach, verdammt«, brummte er erneut.

»Das ist gar nicht gut.«

»Meinst du?« Wilson hatte allmählich die Nase voll von seinem Partner. »Gib die Infos durch, ich breche die Tür auf.«

Während sein Partner die Zentrale anfunkte, versetzte Wilson der alten Haustür einen beherzten Fußtritt. Er zielte auf die Stelle unmittelbar oberhalb des Schlosses. Das Holz splitterte gleich beim ersten Mal, und trotz der Umstände konnte sich Wilson ein triumphierendes »Ha!« nicht verkneifen. Eine Tür einzutreten konnte sehr peinlich werden, wenn die Tür nicht mitspielte.

Er betrat das Haus und schluckte die Galle hinunter, die ihm sogleich in die Kehle schoss. Trotz des kühlen Frühlingstags war die Luft im Haus muffig und abgestanden.

Mike, der ihm gefolgt war, musste ebenfalls würgen. »Oh mein Gott!«

»Kotz bloß nicht hier drinnen, Mann. Wenn's dir hochkommt, geh zurück nach draußen«, warnte Wilson.

»Ich durchsuche das Haus jedenfalls nicht, da kannst du Gift drauf nehmen. Ruf einfach den Leichenwagen.«

»Den können wir nicht rufen, solange wir keine Leiche haben. Könnte ja auch ein toter Waschbär sein oder was weiß ich.«

Mike stieß einen Fluch aus.

Wilson spürte ein nervöses Kribbeln am ganzen Körper. Einem Instinkt folgend, zog er seine Waffe aus dem Holster. Mike hob verwundert eine Augenbraue, folgte jedoch dem Beispiel seines Partners.

»Hallo?«, rief Wilson laut. Noch immer musste er mit aller Gewalt gegen seinen Brechreiz ankämpfen.

Sie begannen mit dem Sichern des Hauses nach dem üblichen Schema. Wilson durchquerte den dämmrigen Flur und sah sich dabei aufmerksam nach beiden Seiten um. Das Erdgeschoss war leer. In der Küche allerdings wurde der ekelerregende Gestank noch intensiver und beißender. Wilsons Augen begannen zu tränen. Er deutete auf eine Tür, von der er annahm, dass sie hinunter in den Keller führte, und sofort fiel ihnen beiden der glänzende neue Riegel daran auf, der in krassem Gegensatz zu den speckigen, unansehnlichen Wänden des Hauses stand.

Mit einem Nicken schob Mike den Riegel zurück. Die Tür schwang auf, und ein Schwall ranziger Luft wehte ihnen entgegen. Reflexartig wichen beide einen Schritt zurück und hoben schützend die Arme vors Gesicht, ohne dabei an ihre Schusswaffen zu denken.

Durch seinen Hemdsärmel gedämpft, rief Mike seinem Partner zu: »Lass uns einfach runtergehen und die verdammte Leiche suchen, damit wir hier so schnell wie möglich wieder rauskommen!«

Er betrat die oberste Stufe, schaute auf seine Füße, als wäre er auf etwas getreten, und sagte: »Was zum ...«

Im selben Moment ging die Schrotflinte los, die direkt hinter der Tür hing.

Wilson, der hinter seinem Partner stand, war vor dem Schlimmsten geschützt. Einige Schrotkugeln streiften seinen linken Arm und trafen ihn an der linken Wange. Mike hingegen bekam die volle Ladung ab.

Gesicht und Brust vom Schrot zerfetzt, schrie er vor Schmerzen auf und taumelte rückwärts. Er stieß mit Wilson zusammen, und beide Männer stürzten zu Boden.

Justizvollzugsanstalt Coffeewood, Virginia

FBI Special Agent Sayer Altair beobachtete den Mörder durch einen schmalen Schlitz in der Tür. Dugald Tarlington saß, den Kopf tief über etwas in seinem Schoß gebeugt, auf einem verschlissenen orangefarbenen Sofa im Wartebereich des Krankenflügels. In dem kleinen Raum wirkte der Mann groß wie ein Felsmassiv. Seine fleischigen Hängebacken sahen aus wie dicke Steaks, und auf seinem Kopf spross verfilztes Blondhaar wie ein Vogelnest. Doch am furchterregendsten fand Sayer die Hände des Mehrfachmörders mit Fingern, die aussahen wie muskulöse Aale.

Sie erschauerte und zog sich ins Halbdunkel des Untersuchungszimmers zurück. Dann widmete sie sich wieder Tarlingtons Akte. Die Seite, die sie zufällig aufschlug, enthielt das Foto von einem seiner Opfer. Der Hals der Frau war übersät mit Würgemalen, weil Dugald sie wieder und wieder bis zur Bewusstlosigkeit stranguliert hatte. Es war ein dicker Stapel Fotos, den Sayer nun herausnahm und zwischen den Fingern hielt, und die Motive darauf ähnelten sich: Bilder von vier jungen Frauen, die Dugald Tarlington auf unvorstellbar grausame Weise ermordet hatte.

Draußen, im kalten Neonlicht des Warteraums, begann der massige Leib des Mörders plötzlich zu zittern. Die zwei uniformierten Schließer, die sich bei ihm befanden, blickten zwar kurz hoch, wandten sich jedoch gleich darauf gelangweilt wieder ab. Sayer hingegen beugte sich neugierig nach vorn, um erkennen zu können, was Tarlington da gerade betrachtete. Durch die Gewichtsverlagerung knarrte der Fußboden, und als Tarlington den Kopf hob, um nach der Ursache des Geräuschs Ausschau zu halten, sah Sayer auf seinen geröteten Wangen Tränen schimmern.

Auf seinen Knien lag ein alter JC-Penney-Katalog. Die aufgeschlagene Seite zeigte das Bild einer glücklichen Familie beim Grillen im Garten. Sayer kam die Galle hoch. Für einen Killer, der so unmenschlich war wie Dugald Tarlington, hatte sie keinen Funken Mitleid übrig.

Sie setzte einen neutralen Gesichtsausdruck auf und trat durch die Tür.

»Mr Tarlington. Danke, dass Sie sich zu der Untersuchung bereit erklärt haben. Haben Sie verstanden, was gleich passieren wird?«

Tarlington wischte sich die Tränen ab, während er weiterhin das Katalogfoto betrachtete. »Meine eigenen Kinder reden nicht mehr mit mir. Der Älteste ist zwölf. Er braucht seinen Vater«, sagte er mit einem ausgeprägten, leicht näselnden Südstaaten-Akzent.

Sayer lag eine Erwiderung auf der Zunge: Wenn ihm seine Kinder so sehr am Herzen lagen, hätte er vielleicht nicht vier unschuldige Menschen ermorden sollen.

Stattdessen sagte sie bloß: »Mr Tarlington, ich brauche eine mündliche Bestätigung von Ihnen, dass Sie verstanden haben, was eine funktionelle Magnetresonanztomografie beinhaltet.«

Erst jetzt schenkte er ihr seine volle Aufmerksamkeit. »Sie sind diese Frau vom FBI, die Gehirne von Mördern untersucht?«

»Ja, die bin ich.«

»Aber …« Er hielt inne und musterte sie. »Sie sind ja schwarz.«

»Danke für den Hinweis.« Sayer sparte sich jeden weiteren Kommentar dazu. »Soll ich Ihnen den Vorgang noch einmal im Einzelnen erläutern?«

»Nein, Ma'am, ich habe alles verstanden. Sie wollen sehen, wie das Gehirn eines Mörders von innen aussieht. Darf ich fragen, wonach genau Sie da eigentlich suchen?«

»Meiner Theorie zufolge müsste der vordere Teil Ihres Gehirns, der sogenannte präfrontale Cortex, deutlich weniger aktiv sein als bei einem normalen männlichen Gehirn. Außerdem vermute ich, dass Ihre Amygdalae, die Drüsen, die für Empathie zuständig sind, unterdurchschnittlich stark entwickelt sind.«

Der Mörder überlegte eine Zeit lang, dann nickte er kurz. »Gut. Und wenn Sie das bei mir nicht finden, steht dann fest, dass ich unschuldig bin?«

»Ganz so einfach ist das nicht, Mr Tarlington.« Sein Blick war so aufrichtig, dass man beinahe Angst bekommen konnte. Aber Sayer hatte seine Akte gelesen. DNA-Beweise, Fingerabdrücke – das ganze Paket. Forensisch betrachtet, bestand nicht der geringste Zweifel an seiner Schuld. Aber echte Psychopathen verstanden sich sehr gut darauf, mit den Emotionen ihrer Mitmenschen zu spielen. Und sie blickte gerade in die Augen eines echten Meisters seiner Zunft, so viel war klar.

Er legte enttäuscht die Stirn in Falten und strich mit seinen Aalfingern den Rand des Katalogs entlang. »Sie dürfen mein Gehirn scannen, wenn ich den hier behalten kann.«

Sayers Magen machte einen unangenehmen Satz, als sie sich vorstellte, wie er sich an den Bildern der jungen Frauen aufgeilen würde. Andererseits: Der Mann saß lebenslänglich hinter Gittern. Sollte er den verdammten Katalog doch haben. Sie nickte.

»Danke«, wisperte er mit versagender Stimme. Fast hätte man glauben können, dass Dugald Tarlington zu echten menschlichen Regungen fähig war.

Einige Minuten später glitt der verurteilte Mörder in die MRT-Röhre, und Sayers Blick ruhte auf dem kleinen Computermonitor, der ihr Aufnahmen seines Gehirns liefern würde, während er sich eine Reihe verschiedener Bilder anschaute. Sie holte ihre Perlenschnur aus der Tasche und ließ die glatten Bernsteinkugeln durch ihre Finger gleiten. Der Techniker, der mit dem fMRT-Gerät von der Georgetown University hergekommen war, stand hinter ihr und schaute ihr über die Schulter, während sich auf dem Monitor langsam die ersten Bilder materialisierten.

»Und? Was ist so los in seinem Gehirn?«, fragte er nach einer ganzen Weile.

Sayer runzelte die Stirn. Natürlich würde sie noch einen Vergleichstest vornehmen müssen, aber da sie bereits Tausende ähnlicher Aufnahmen gesehen hatte, konnte sie eins schon jetzt mit Gewissheit sagen: Dugald Tarlington hatte recht gehabt, sein Gehirn machte einen absolut unauffälligen Eindruck. Sie wollte den Techniker gerade mit einer knappen Antwort abspeisen, als ihr Handy klingelte.

»Sayer Altair.«

»Sayer, wir haben einen Tatort, und ich will, dass Ihre Abteilung das übernimmt. Ich habe bereits die Kollegen von der Spurensicherung und das Bombenräumkommando hingeschickt. Machen Sie sich sofort auf den Weg, ich will Sie so schnell wie möglich vor Ort haben.« Die stellvertretende Direktorin des FBI,

Janice Holt, klang gereizt. Gereiztheit war gewissermaßen ihre Werkseinstellung.

»Stellvertretende Direktorin Holt, ich bin gerade mitten in meiner MRT von Tarlington. In maximal einer Stunde müsste ich fertig sein.«

»Interessiert mich nicht. Wenn ein Fall reinkommt, muss Ihre Forschung warten, das war die Abmachung.«

Sayer schluckte ihren Protest hinunter. »Ist ja schon gut«, presste sie in annähernd höflichem Ton hervor. »Worum handelt es sich denn?«

»Um Mord. Mindestens eine Leiche im Keller eines Hauses in D. C. Der Tatort war mit einer Selbstschussanlage präpariert, zwei Polizisten wurden verletzt, einer von ihnen befindet sich in kritischem Zustand.«

»Oh nein.« Sayers Mund wurde trocken. Sie wusste nur zu gut, wie sich die Familien der beiden Polizisten jetzt fühlen mussten.

»Ja. Eine Schrotflinte, ausgelöst durch einen Stolperdraht. Der Tatort ist vollkommen verwüstet. Notärzte, D. C. Police Department – alle sind munter durchs Haus getrampelt. Dann hat irgendwann die Vernunft gesiegt, und wir wurden eingeschaltet.«

»Warum?«

»Man hat mir nur gesagt, der Tatort sei, Zitat, ›gruselig‹. Ich ernenne Sie zur Ermittlungsleiterin«, fügte Holt hinzu.

Trotz ihres Ärgers darüber, so unvermittelt von ihrem Forschungsprojekt weggeholt zu werden, schlug Sayers Herz schneller.

»Ich will Sie bei dem Fall an vorderster Front sehen. Ich gebe Ihnen Vik Devereaux aus der Abteilung für Verbrechen gegen Kinder als Partner. Wir wissen noch nicht, wie alt das Opfer war. Verbocken Sie's bloß nicht.« Mit diesen Worten legte die stellvertretende Direktorin Holt auf.

Sayer wies den Techniker an, Dugald Tarlingtons fMRT selbstständig abzuschließen, dann verließ sie das Gefängnis und trat hinaus in den frischen Frühlingsabend. Sie atmete tief den Duft von Geißblatt ein, der von den Hügeln im Südwesten heranwehte. Ihr Handy klingelte schon wieder. »Nana« stand auf dem Display – ihre Großmutter. Sayer beschloss, dass sie im Moment nicht die Nerven hatte, sich mit der menschlichen Naturgewalt namens Sophia McDuff auseinanderzusetzen. Sie drückte den Anruf weg und genoss stattdessen die zu Kopf steigende Mischung aus Nervosität, Beklommenheit und freudiger Erregung, die sich zu Beginn eines neuen Mordfalls immer bei ihr einstellte. Nach einem raschen Blick auf ihr Navi setzte sie sich den Helm auf, ließ den Motor ihrer Maschine aufheulen und röhrte vom Parkplatz.

Washington, D. C.

Hinter dem Absperrband hatte sich bereits eine kleine Schar von Schaulustigen zusammengefunden, deren neugierige Gesichter in der Abenddämmerung im Licht der Einsatzfahrzeuge abwechselnd blau und rot aufleuchteten.

FBI Special Agent Vik Devereaux erwartete sie auf der Veranda des Hauses. Aufgrund seiner hellen Haut wirkte sein Gesicht beinahe wie ein weißer Ballon, der über einem zerknitterten schwarzen Anzug schwebte. Der Mann hatte dunkle Ringe unter den Augen und ging mit leicht gebeugten Schultern, doch trotz seiner Totengräber-Aura gelang es ihm irgendwie, das Klischee des verlotterten, aber zugleich attraktiven Ermittlers perfekt zu bedienen.

Sayer duckte sich, um unter dem Flatterband hindurchzuschlüpfen, und hob die Hand zum Gruß. »Tja, Vik, so wie's aussieht, arbeiten wir bei diesem Fall wohl zusammen.«

»Hey, Intelligenzbestie.« Vik nickte mit düsterer Miene. Seine Begrüßung war nicht unbedingt als Kompliment gemeint. Genau wie Sayer war auch Vik ein Special Agent in der zentralen Kriseninterventions-Einheit des FBI. Die einzelnen Abteilungen innerhalb dieser Einheit ermittelten in Fällen von Serienmördern oder entwickelten Strategien für Krisenereignisse wie Heckenschützen oder Amokläufe an Schulen. Zwar gab es bei der Behörde jede Menge Mitarbeiter mit Doktortitel, allerdings waren die meisten von ihnen Psychologen, und nur wenige sahen einen konkreten Nutzen darin, eine promovierte Neurowissenschaftlerin im Team zu haben. Dass Sayer noch dazu die FBI-interne Karriereleiter schneller hinaufstieg als mancher Kollege, war ihrer Popularität auch nicht gerade zuträglich. Aber Vik besaß einen guten Ruf und galt bei den Kollegen als extrem stressresistent. Er würde also hoffentlich damit klarkommen, bei ihrer Ermittlung die zweite Geige zu spielen.

»Was haben wir?«, fragte Sayer, während sie sich aus ihrer Lederjacke schälte und dann auf einem niedrigen Stuhl Platz nahm, um sich für das Betreten des Tatorts auszurüsten.

»Einen Albtraum«, antwortete er mit seinem leichten Cajun-Akzent. »Die Kampfmittelbeseitigung musste anrücken und das Gebäude durchsuchen, und die Jungs sind natürlich überall rumgelaufen – dann kamen noch die Notärzte, die die verletzten Kollegen von der Streife versorgen mussten. Ich habe schon überlegt, ob wir nicht vielleicht noch eine Tanztruppe einladen sollten, damit sie drinnen einen Stepptanz aufführt. Wenn wir schon mal dabei sind.« Er fuhr sich mit den Fingern durch die etwas zu langen dunkelbraunen Haare. »Wie auch immer, die Tote liegt noch drinnen. Wir warten darauf, dass Joan fertig wird und uns das Okay für den Transport gibt.«

»*Die* Tote?«

»Ja, das Opfer scheint weiblich zu sein. Möglicherweise noch ziemlich jung.«

»Ach du Scheiße«, sagte Sayer und stopfte ihre Locken unter ein eng anliegendes Kopftuch.

»Wem sagst du das? Das Haus ist praktisch leer, die ganze

Show findet unten im Keller statt. Ziemlich übel. Falls du irgendwelche Tricks kennst, um nicht kotzen zu müssen, sei froh.«

»Ach was.« Während ihres Studiums hatte Sayer oft mit Leichen gearbeitet. Der Anblick von Blut und Eingeweiden machte ihr nichts aus. Wie jeder, der von Berufs wegen mit dem Tod zu tun hatte, konnte sie in ihrem Kopf einen Vorhang zuziehen, der ihr emotionales Empfinden von dem Grauen, mit dem sie konfrontiert wurde, abtrennte. Das war furchtbar, aber notwendig, wenn man sein seelisches Gleichgewicht erhalten wollte. Sie hatte hautnah miterlebt, was aus Menschen wurde, deren Abwehrmechanismen nicht stark genug waren. Ohne sie konnte man einen Job wie ihren nicht ausüben – es sei denn, man war ein Psychopath.

»Also«, fuhr Vik fort und klappte sein Notizbuch auf. »Vor zwölf Tagen ging bei der Polizei ein Notruf ein. Ein junges Mädchen. Sie sagte, sie wisse nicht, wo sie sei, und dann brach die Verbindung plötzlich ab. Der Anruf konnte nicht exakt zurückverfolgt werden, aber er schien irgendwo hier aus der Nähe gekommen zu sein. Man hat also eine Streife hingeschickt, und die Kollegen haben sich umgesehen und an ein paar Türen geklopft. Sie dachten, es sei vermutlich bloß irgendein verstrahltes Junkiemädel, das auf einem schlechten Speedtrip die Cops gerufen hat. Das Haus machte einen unbewohnten Eindruck, deswegen sind sie wieder abgefahren und haben nichts weiter unternommen.«

»Oh Mann.« Sayer vergewisserte sich, dass sie keine losen Gegenstände am Körper trug, erst dann zog sie sich ein Paar Latexhandschuhe über.

»Ich weiß!«, sagte Vik gedehnt. »Und heute meldet sich dann ein Anwohner, weil es stinkt. Dieselben Kollegen von der Streife kommen zum zweiten Mal vorbei, um nach dem Rechten zu sehen, und treten die Tür ein. Der Gestank kommt aus dem Keller. Einer der beiden berührt auf der Kellertreppe einen Stolperdraht, und ein Gewehr geht los, erwischt den armen Teufel frontal aus nächster Nähe. Der andere hat auch ein paar Schrotkugeln abgekriegt, aber ihm geht es so weit gut – was man von seinem Partner weiß Gott nicht behaupten kann. Im Krankenhaus hieß es, sein Zustand sei bedenklich.«

Sayer und Vik gingen langsam den Flur entlang bis in die Küche, die sich im hinteren Teil des Hauses befand. Zwei Mitarbeiter der Kriminaltechnik knieten auf dem Boden und sicherten Spuren.

Oben an der Treppe zum Keller blieben sie stehen. Sayer spähte nach unten. Das Gewehr hing noch an der Decke, es würde später heruntergenommen werden. Flutlichter strahlten die hölzernen Stufen hinauf und warfen Sayers langen Schatten auf den blutigen Küchenfußboden. Der Geruch von Tod hing in der Luft wie altes Teeröl.

»Aber warum hat man uns um Hilfe gebeten? Ich hätte vermutet, dass das DCPD in so einem Fall lieber selbst ermitteln will, erst recht nachdem einer ihrer Kollegen schwer verletzt wurde.«

»Das wirst du gleich sehen. Es wurde noch nichts bewegt. Nicht mal der Hund«, sagte Vik.

»Der Hund?«

»Ich weiß! Sie haben da unten allen Ernstes einen Hundewelpen gefunden.«

»Einen Hundewelpen«, wiederholte Sayer, als sie den Fuß auf die Kellertreppe setzte.

Unten angekommen, fanden sie sich in einem großen, fensterlosen Raum wieder, dessen Betonfußboden und nackte Ziegelwände das Licht der Tatortleuchten zurückwarfen. Am hinteren

Ende des Raums stand Joan Warren, die leitende Rechtsmedizinerin des FBI, neben einem großen, von der Decke hängenden Käfig, den man eher in der Folterkammer unter dem Tower von London vermutet hätte als im Keller eines Reihenhauses. Er bot ausreichend Platz für ein großes Tier und bestand aus geschwärzten Eisenstäben, was ihm eine altertümliche, leicht schaurige Optik verlieh. Er hing an einer dicken schwarzen Eisenkette, die mit einem glänzenden neuen Haken an der Decke befestigt war.

Joan lehnte sich in den geöffneten Käfig und beugte sich über etwas am Käfigboden. Obwohl Sayer die Rechtsmedizinerin nur von hinten sehen konnte, vermutete sie, dass Joan dasselbe aufgeräumte Lächeln im Gesicht hatte wie an jedem Tatort. Von all ihren Kollegen in Quantico war Joan die Einzige, die keinen mentalen Vorhang zu benötigen schien, um mit Leichen zu arbeiten. Joan glaubte fest daran, dass Menschen nach ihrem Tod an einen besseren Ort kamen, und dementsprechend strahlte sie bei jeder Autopsie die heitere Zufriedenheit eines Menschen aus, der wusste, dass er lediglich die vergängliche Hülle des Mordopfers vor sich hatte, während dessen unsterbliche Seele längst in den Himmel oder ins Nirwana oder wohin auch immer aufgestiegen war. Sayer wünschte, sie hätte dieser Idee etwas abgewinnen können, dann wäre das alltägliche Grauen ihres Jobs vielleicht etwas leichter zu ertragen gewesen.

Fürs Erste ignorierte sie Joan sowie den Käfig und nahm stattdessen den Raum in Augenschein. Sie legte stets Wert darauf, sich zunächst einen Gesamteindruck vom Tatort zu verschaffen, ehe sie sich näher mit dem Opfer befasste. Ganz still stand sie da, nur ihre Finger glitten über die Schnur mit Bernsteinperlen in ihrer Tasche. Bis auf den Käfig war der Keller leer.

Zwei Kriminaltechniker kauerten nebeneinander am Fuß der

Treppe. Als sie die Köpfe hoben und Sayer mit einem angespannten Lächeln begrüßten, erkannte sie Ezra, einen jungen Mann mit blauen Haaren und mehreren Dutzenden von Piercings im Gesicht. Er hielt einen jungen Hund auf dem Arm, der bis zum Hals in einem Asservatenbeutel aus Stoff steckte und zappelte, während sein Kollege versuchte, das Gesicht des Tiers mit einer Fusselrolle zu bearbeiten.

Das Hündchen stieß ein spitzes Jaulen aus und wedelte trotz des Beutels wie wild mit dem Schwanz.

Ezra stöhnte genervt. »Hi, Special Agent Altair. Ich kann den Hund hier unmöglich weiter auf Spuren untersuchen. Ich hab ihn eingetütet, aber für den Rest müsste er ins Labor.« Der Hund winselte leise. Er hatte aufgehört zu zappeln, dafür versuchte er nun andauernd Ezras Hand zu lecken.

»Von mir aus, Ezra. Sie sind der Experte. Vielleicht kann einer von Ihnen ja mit dem Hund schon mal vorfahren, und die anderen machen hier weiter.«

Ein dritter Kriminaltechniker ging mit einer Kamera durch den Raum und machte Fotos. Immer wieder flammte sein Blitzlicht auf.

Mit einem tiefen Atemzug trat Sayer schließlich auf den Käfig zu. Damals, als sie noch ein Frischling an der FBI-Akademie gewesen war, hatte sie sich über jeden neuen Serienmörder-Fall, der ihres Weges kam, gefreut – ja, sie hatte regelrecht einen Kitzel der Erregung verspürt, die dunkle, unwiderstehliche Verlockung der Brutalität in all ihrer Entsetzlichkeit. Doch was früher ein Faszinosum gewesen war, rief inzwischen nur noch Abscheu hervor. Jedes neue Opfer riss ein kleines Loch in den Vorhang in ihrem Kopf, und so fiel es ihr zunehmend schwerer, ihre Gefühle auszublenden und die toten Frauen und Kinder, die den Weg der von ihr gejagten Monster pflasterten, mit analytischer Distanz zu betrachten.

»Ungewöhnlich.« Sie deutete auf den Käfig.

Vik ließ ihr den Vortritt. Er selbst hielt sich fürs Erste im Hintergrund. »Ja. Vielleicht lässt sich feststellen, wo er herkommt.«

Dies hier war ihr erster gemeinsamer Tatort, und Sayer war heilfroh, dass Vik nicht zu sehr an ihr klebte oder zu viel redete. Aufgrund ihres laufenden Forschungsprojekts hatte sie keinen festen Partner, daher wusste sie nie genau, was sie erwartete, wenn ihr jemand für einen Fall zugeteilt wurde. Es gab nichts Schlimmeres als Kollegen, die im Angesicht einer Leiche ohne Punkt und Komma quatschten.

»Jetzt weißt du, warum man uns gerufen hat.« Viks Stimme klang gepresst.

Sayer nickte, ohne ihn anzusehen, und trat neben die Rechtsmedizinerin.

»Ich habe schon gehört, dass du den Fall übernimmst.« Vom Aussehen her, fand Sayer, verkörperte Joan immer ein bisschen den Typ der perfekten Ehefrau: dunkelblond, akkurat frisiert, Strickjacken und knielange Röcke.

»Ja, sieht ganz danach aus.«

Die Rechtsmedizinerin hob den Kopf. »Gut.«

Sayer zwang sich dazu, ihren Blick auf die Tote zu richten. Obwohl der Verwesungsprozess schon weit fortgeschritten war, verrieten Kleidung und Haare eindeutig, dass es sich um eine Frau handelte. Sie trug schlichte Sneaker, die früher einmal weiß gewesen waren, eine verdreckte Jeans und ein violettes T-Shirt mit der Aufschrift *Diese Prinzessin rettet sich selbst* in grünen Druckbuchstaben. Sie hatte blondes, leicht verfilzt aussehendes Haar, von dem einige Strähnen durch die Gitterstäbe hingen. In einer

Ecke des Käfigs lag ein Haufen modriger Zeitungen, dort hatte das Mädchen offenbar ihre Notdurft verrichten müssen.

»Also, was haben wir?«

»Na ja, unter dem üblichen Vorbehalt ...«

»Ich weiß, dein endgültiger Bericht kommt noch.«

»Genau. Also, unter Berücksichtigung der Tatsache, dass es sich lediglich um eine allererste Einschätzung handelt ... würde ich sagen, sie ist zwischen sechzehn und zwanzig Jahre alt. Guter allgemeiner Gesundheitszustand. Vermutlich an Flüssigkeitsmangel verstorben.« Mit geübten Bewegungen stülpte Joan Asservatenbeutel über die Hände des Mädchens.

Sayer schwieg. Sie wusste, dass Joan von sich aus fortfahren würde, falls sie noch etwas hinzuzufügen hatte.

»Sieh dir die Bissspuren an ihren Armen und Beinen an.«

»War der Hund mit ihr im Käfig eingesperrt?«

»Ja – obwohl ich noch nicht abschließend sagen kann, ob es sich tatsächlich um Hundebisse handelt.«

Sayer verzog die Lippen zu einer Grimasse.

Joan redete weiter. »Ich würde schätzen, sie ist seit circa sechs Tagen tot.«

Sayer rechnete zurück. »Was meinst du, wie lange wäre sie ohne Essen und Trinken ausgekommen?«

Joan zuckte die Achseln. »Ohne feste Nahrung hätte sie problemlos mehrere Wochen überleben können. Was sie getötet hat, ist der Flüssigkeitsmangel. Wie lange es dauert, bis man verdurstet, hängt von vielen unterschiedlichen Faktoren ab. Welche Temperatur hier unten herrschte, wie ihre Konstitution war – da gibt es zu viele Variablen, als dass ich irgendwas Genaues sagen könnte. Meine –«

»Schon klar: deine vorläufige Einschätzung.«

»Wahrscheinlich knapp eine Woche. Fünf Tage, maximal sieben.«

Sayer rieb sich mit der Hand das Kinn. Also sechs Tage plus eine Woche. »Vor zwölf Tagen hat die Polizei den Notruf bekommen. Vielleicht wurde der Kidnapper ja durch das Auftauchen der Streife verscheucht und hat sich danach nicht mehr getraut zurückzukommen.«

»Vom Timing her würde es passen.« Joans schmales Gesicht war angespannt.

Nach abgeschlossener Inspektion des Tatorts verließen Sayer und Vik das Haus und standen zusammen draußen auf der Veranda. Sayers Handy klingelte, und sie warf einen schnellen Blick darauf. Schon wieder ein Anruf von ihrer Großmutter. Die Frau ließ einfach nicht locker. Bestimmt wollte sie, dass Sayer zum nächsten Familienessen kam. Doch statt sich von ihr ein schlechtes Gewissen machen zu lassen, schaltete Sayer den Klingelton kurzerhand aus.

»Wir sollten zurück ins Büro fahren«, meinte sie dann zu Vik. »Holt will ein Update, und ich wette, sie ist schon dabei, eine Sondereinheit zusammenzustellen.«

»Soll ich mir die Zeugenaussage von dem Cop besorgen?« Vik deutete zu Wilson Tooby hinüber, der, umringt von einem Krankenwagen sowie einem halben Dutzend Einsatzfahrzeugen, an der Stoßstange seines Autos lehnte. Selbst von der Veranda aus konnte Sayer sehen, dass seine Hände zitterten. Sein Gesicht war zu einer traurigen Maske verzerrt. Es war das Gesicht eines Mannes, der sich verzweifelt bemühte, nicht zu weinen.

»Nee, lass mal, ich rede schon mit ihm. Wir treffen uns dann in Quantico.«

Als Ermittler musste man vor allem eine gute Menschenkenntnis besitzen. Wilson stand unter Schock, daher war die Chance, dass er sich ihr öffnen würde, größer, als wenn Vik sein Glück versucht hätte.

»Officer Tooby?«

Der Mann unternahm den Versuch, die Hand zum Gruß zu heben, doch die Bewegung war kaum wahrnehmbar. »FBI?«

»Ganz genau, Sir. Special Agent Sayer Altair. Ich brauche noch Ihre Zeugenaussage, wenn Sie sich dazu in der Lage fühlen.«

»Sicher, sicher.« Es klang, als wollte er sich selbst bestärken.

Sayer lehnte sich neben ihm gegen den Streifenwagen, damit er sie beim Reden nicht anschauen musste.

»Sie haben also vor zwölf Tagen einen Notruf reinbekommen ...«, begann sie.

»Genauso war's. Ich hab gehört, da drinnen wurde ein totes Kind gefunden.« Er verstummte und blickte zu dem Reihenhaus empor.

Sayer schwieg eine Zeit lang, ehe sie ihm antwortete. »Ja, das stimmt. Das Opfer ist weiblich, nach den jetzigen Erkenntnissen knapp unter zwanzig.«

Danach war es mit Toobys Beherrschung endgültig vorbei. Die Tränen in seinen Augenwinkeln liefen über. »Das arme kleine Ding. Sie hat uns um Hilfe gerufen, und es wäre mein Job gewesen, sie zu retten. Sie saß die ganze Zeit da drinnen im Keller und hat gehört, wie wir an die Tür geklopft haben. Vielleicht hat sie schon geglaubt, dass ihr Albtraum endlich vorbei wäre. Dass wir runterkommen und sie befreien würden. Stattdessen bin ich einfach umgedreht. Ich hab das arme Mädchen sterben lassen, weil ich unbedingt nach Hause zu meinem Kind wollte.« Er ließ die Schultern hängen. »Und mein Partner. Er war ein Arsch, der mieseste Cop, den ich je als Partner hatte. Und dann rettet er mir aus

Versehen mein gottverdammtes Leben.« Er lachte. »Beschissener geht's doch gar nicht.«

Sayer legte ihm eine Hand auf den Unterarm. »Möchten Sie jetzt von mir hören, dass es nicht Ihre Schuld war? Dass Sie es schließlich nicht wissen konnten? Wenn Sie wollen, kann ich Sie gern mit ein paar hohlen Phrasen trösten.«

Erneut lachte er kurz auf. »Nein, ich brauch keine aufmunternden Worte, danke.«

Sayer und Wilson hockten nebeneinander auf der Motorhaube und schwiegen, bis sein Zittern sich wieder gelegt hatte. »Ich fürchte, ich hab Ihnen nicht viel zu erzählen«, sagte er.

»Als Sie zum ersten Mal hergekommen sind, ist Ihnen da nichts Verdächtiges aufgefallen?«

»Nichts. Wir haben mit dem Nachbarn und einem Käufer gesprochen.«

»Käufer?«

»Ja, da war so ein Typ, der die ganze Zeit um uns rumgeschlichen ist. Wirkte ziemlich nervös, aber ich wette, der war bloß in der Gegend, um sich irgendwo Stoff zu beschaffen.«

Sayer dachte nach. Dass mit Drogen gedealt wurde, war für die Gegend nichts Ungewöhnliches. Sie würde der Spur trotzdem nachgehen.

»Wir bräuchten ein Phantombild von dem Mann. Ich schicke Ihnen morgen unseren Zeichner vorbei. Sonst noch was?«

Wilson knetete zweimal seine Hände, ehe er sie sinken ließ. »Tut mir leid, Agent Altair, aber sonst hab ich nichts mehr zu bieten. Nur einen riesengroßen Haufen Schuldgefühle, den ich wahrscheinlich für den Rest meines Lebens mit mir rumschleppen werde.«

Sayer reichte ihm ihre Visitenkarte. »Okay, wenn Ihnen doch noch was einfällt, melden Sie sich.«

»Agent Altair«, rief er ihr nach, als sie sich bereits zum Gehen gewandt hatte.

Sie drehte sich um.

»Sagen Sie es mir? Ich meine, sagen Sie mir Bescheid, wenn … wie?« Er zeigte in Richtung Haus.

»Ich nenne Ihnen gern die Einzelheiten, wenn Sie sicher sind, dass Sie sie hören wollen.«

Er schloss die Augen und nickte. »Ich bin mir sicher.«

FBI-Hauptquartier, Quantico, Virginia

Sayer donnerte auf ihrer Maschine die Route 95 entlang in Richtung Quantico. Das FBI-Hauptquartier beherbergte die Trainingsakademie für angehende Agenten und daneben das Nationale Zentrum für die Analyse von Gewaltverbrechen, in dem Einsätze auf den Gebieten Terrorismusbekämpfung, Risikomanagement, Serienverbrechen sowie Verbrechen gegen Kinder koordiniert wurden. Sayer selbst gehörte der Einheit für Verhaltensanalyse an, wo sie unter anderem über die neurologischen Ursachen von Gewalt forschte.

Während der Fahrt drifteten ihre Gedanken immer wieder zu ihrer Forschungsarbeit ab. Sie hatte sich zum Ziel gesetzt, in den Gehirnen verurteilter Mörder eindeutige neurologische Defizite nachzuweisen. Bisher hatte sie die Gehirne von zwölf männlichen Versuchspersonen per fMRT untersucht, und zwei von ihnen widersprachen ihrer Theorie – wenn man Dugald Tarlington mitzählte, waren es womöglich sogar schon drei. Oder anders ausgedrückt: Ein Viertel ihrer Stichproben ließ sich nicht mit ihrer Arbeitshypothese in Einklang bringen – was vermutlich bedeutete, dass sie mit besagter Arbeitshypothese vollkommen auf dem Holzweg war.

Aber ihre Forschungen spielten im Moment keine Rolle. Sayer

besann sich wieder auf den Fall des toten Mädchens und wurde vom Zorn der Gerechtigkeit erfasst wie von einem inneren Feuer, das sie zu verschlingen drohte.

In Quantico passierte sie die Sicherheitskontrollen am Eingang und stellte ihr Motorrad auf dem halb leeren Parkplatz ab, dann machte sie sich auf den Weg zu Holt, die ihr Büro im obersten Stockwerk der Einheit für Verhaltensanalyse hatte. Holts Assistentin war gerade nicht an ihrem Platz, also steckte Sayer kurzerhand den Kopf durch die Tür.

»Na endlich.« Janice Holt hielt sich nicht lange mit höflichem Geplänkel auf. Ihre barsche Art, in Verbindung mit den kurz geschnittenen grauen Haaren, ihrem Raubvogelgesicht und den strengen Hosenanzügen aus den Achtzigern, führte dazu, dass Kollegen sie oft als alten Drachen bezeichneten – ein Spitzname, den sie mit Stolz trug.

»Also?«

»Eine Leiche, unter zwanzig, weiblich. Todesursache vermutlich Flüssigkeitsmangel. Sie wurde zusammen mit einem Tier in einen Käfig gesperrt und dort sich selbst überlassen.«

»Mit einem Tier?«

»Einem Hundewelpen.«

»Was sagt Ihr Bauchgefühl? Serienmörder?«

»Ich denke schon. Auf jeden Fall gibt es rituelle Elemente.« Sayer zögerte. »Es könnte sein, dass der Täter von den Streifenpolizisten verscheucht wurde, die nach einem eingegangenen Notruf beim Haus vorbeigefahren sind und sich umgesehen haben.«

»Notruf?«

»Ja, das Mädchen muss irgendwie an ein Telefon gekommen sein. Sie hat die Polizei gerufen, aber das Gespräch wurde unterbrochen. Die Kollegen von der Streife konnten bei ihrer Kontrolle nichts Ungewöhnliches entdecken, deshalb haben sie die Sache nicht weiterverfolgt.«

»Scheiße.«

»Sie sagen es. Wir glauben, dass er danach aus Angst nicht wieder an den Tatort zurückgekommen ist. Womöglich ist Töten also gar nicht sein primäres Ziel.«

»Selbst wenn, wäre das auch nicht gerade beruhigend«, konterte Holt. »Heute Abend können Sie nicht mehr viel tun. Ich stelle eine Sondereinheit zusammen, morgen um sechs findet das erste Meeting statt. Schließen Sie sich mit Joan und dem Labor kurz. Sagen Sie denen, ich will morgen früh erste Ergebnisse sehen. Und dann legen Sie sich ins Bett. Sie werden ab jetzt längere Zeit ohne Schlaf auskommen müssen.« Holt lächelte, was aufgrund ihrer faltigen Wangen jedoch eher so aussah, als würde ein Raubtier die Zähne blecken.

Sayer überquerte das weitläufige Gelände, tippte ihren persönlichen Zugangscode in eine Sicherheitstür ein und betrat das riesige, mit Spiegelglas verkleidete Gebäude, in dem das modernste forensische Labor der Welt untergebracht war.

Ihr erstes Ziel war der Trakt der Rechtsmedizin. Mehrere Sektionssäle säumten den schmalen, gelb gestrichenen Flur, der irgendwann einen Knick nach links machte. Sayer öffnete aufs Geratewohl die erste Tür und stieß sogleich auf Joan, die sich in der Mitte des sterilen Raums zusammen mit zwei Assistenten an einem verschlossenen Leichensack zu schaffen machte.

»Gibt's schon was Neues?«, fragte Sayer vom Türrahmen aus.

Joan machte eine abweisende Bewegung mit ihrer behandschuhten Hand. »Nein, wir sind gerade erst angekommen.«

»Holt hat gesagt, ihr sollt die Nacht durcharbeiten. Morgen um sechs ist die erste Besprechung der Sondereinheit.«

Joan schnaubte. »Als müsste man mir das bei so einem Fall noch extra sagen.«

Sayer lachte leise und ging dann weiter zur Kriminaltechnik. Sie bahnte sich ihren Weg durch das unübersichtliche Gewirr aus Laborräumen, bis sie Ezra gefunden hatte, der gerade damit beschäftigt war, eine Reihe Plastikbeutel auf einem großen Tisch aus Edelstahl anzuordnen. Mit seinen zahlreichen Augenbrauenpiercings und kobaltblauen Haaren hätte man ihn auf den ersten Blick niemals für einen Techniker der Spurensicherung gehalten, eher für einen Alternativen aus dem Szeneviertel Adams Morgan unten in D. C. – wobei sich Sayer natürlich bewusst war, dass dunkelhäutige Frauen Mitte dreißig in den Augen vieler Menschen auch nicht gerade dem typischen Bild eines FBI-Mitarbeiters entsprachen.

»Hi, Ezra. Schon Neuigkeiten?«, rief sie.

»Agent Altair«, grüßte sie der junge Kriminaltechniker mit einem breiten Lächeln. »Ich hab gerade damit angefangen, die Spuren vom Hund zu analysieren. Der Rest des Teams ist nebenan, falls Sie da mal nachfragen wollen, aber ich glaube nicht, dass schon irgendwelche Ergebnisse vorliegen.«

»Okay, richten Sie ihnen einfach aus, dass sie die Nacht durchmachen sollen, Anweisung von Holt. Morgen früh um sechs ist das erste Meeting der Sondereinheit, schreiben Sie also unbedingt alles auf, was Sie bis dahin rausfinden.«

»Wird gemacht.«

Sayer wandte sich zum Gehen.

»Ach, übrigens«, sagte Ezra noch. »Was soll ich eigentlich mit dem Hund machen?« Er deutete neben sich auf den Boden, wo das kleine Tier, zusammengerollt und an Ezras Füße gekuschelt, auf einem Handtuch lag. »Er ist ein bisschen dehydriert, aber ansonsten putzmunter. Wir müssen ihn bis zum Prozess behalten, nur für alle Fälle. Oben in D.C. gibt es eine Auffangstation für beschlagnahmte Tiere, aber ich schaffe es heute nicht mehr, da hinzufahren, und er kann unmöglich die ganze Nacht über hierbleiben. Während ich ihn auf Spuren untersucht hab, war es noch okay, aber jetzt kann ich ihn hier nicht mehr brauchen. Er könnte die Proben verunreinigen. Sie müssen sich um ihn kümmern.«

»Ich?«

»Es sei denn, Sie wollen Holt darum bitten?« Er zwinkerte ihr zu.

Sayer verzog das Gesicht. »Also gut, von mir aus, Sie Klugscheißer. Dann nehme ich das Vieh eben mit nach Hause und bringe es morgen zur Auffangstation.« Sie näherte sich dem Hund. »Äh … ist er auch brav?«

»Lammfromm.«

»Muss ich irgendwas zu ihm sagen oder …«

Ezra hielt in seiner Arbeit inne und sah sie an. »Sie hatten wohl noch nie einen Hund, was?«

»Nein.«

»Er braucht auf alle Fälle viel Wasser und wahrscheinlich auch noch was zu fressen. Ich hab ihm was von meinem Sandwich abgegeben, aber er ist ziemlich stark unterernährt. Und ein Bad würde ihm bestimmt auch nicht schaden.«

»In Ordnung. Ach, haben Sie eigentlich auch einen Abdruck von seinen Zähnen genommen? Joan hat Bissspuren am Opfer festgestellt, vielleicht kann die jemand abgleichen.«

»Klar. Aber ich glaube nicht, dass der Hund das Mädchen gebissen hat. Ich hab Haare in seinem Maul gefunden. Sahen nach Rattenhaaren aus, obwohl ich sie erst noch genauer untersuchen muss. Ich gehe jede Wette ein, dass der Hund das Mädchen gegen die Biester verteidigt hat. Deswegen hat er wahrscheinlich auch so lange überlebt. Viele leckere Rattennährstoffe.«

Sayer verdrehte die Augen, dann nahm sie etwas unbeholfen den schlafenden Welpen hoch. Er räkelte sich kurz und schmiegte sich in ihre Arme. Seine schlaksigen Glieder und die übergroßen Pfoten verliehen ihm das Aussehen einer schnarchenden Handpuppe.

Draußen auf dem Parkplatz legte sie den schlafenden Hund in den Beiwagen ihres Motorrades. Hoffentlich würde er ruhig liegen bleiben.

»Hey, Hund, das hier ist eine todschicke Vintage Silver Hawk, also bitte nicht zu viel sabbern.«

Daraufhin erwachte der Welpe, gab ein schläfriges, aber zugleich freudiges Fiepen von sich und setzte sich, den Blick geradeaus gerichtet, aufrecht hin, als hätte er sein Leben lang nichts anderes gemacht, als Motorrad zu fahren. Ein dünner Speichelfaden troff langsam aus seinem Maul auf den dunkelblauen Ledersitz. Mit einem Seufzen ließ Sayer den Motor an und lenkte ihre Maschine in Richtung Highway. Die Schlappohren des Hundes flatterten im Wind, und seine Zunge hing ihm aus dem Maul. Sayer hätte schwören können, dass er grinste.

Alexandria, Virginia

Der Mond schien auf den Bergen. Wie so oft hatte Sayer sich entschieden, für den Heimweg die einspurigen Straßen über Land zu nehmen. Hohe, mit Kudzu- und Geißblattranken bewachsene Bäume tauchten die Landschaft in verschiedene Schattierungen von Rauchblau. Das Dröhnen des alten Motorrads und das Pfeifen des Windes um ihren Helm übertönten alle anderen Geräusche und waren Balsam für ihre Nerven.

Sie hasste diesen Punkt in einer Ermittlung – wenn man unbedingt loslegen wollte, es aber noch nichts zu tun gab. Echte Ermittlungsarbeit hatte nur sehr wenig mit dem gemein, was in Fernsehserien gezeigt wurde. Dort brauchte man nur irgendetwas in einen Apparat zu stecken, und zehn Sekunden später hatte man wasserdichte forensische Beweise. Oder der Nachbar verfügte über ein lückenloses Gedächtnis und konnte sich noch ganz genau daran erinnern, wie der unbekannte Verdächtige beim Opfer an die Tür geklopft hatte. Oder eine Überwachungskamera hatte rein zufällig das Konterfei des Täters perfekt eingefangen. In Wahrheit brauchten die meisten Fälle ein oder zwei Tage, ehe sie überhaupt in Gang kamen. Bis dahin hatte man keine Hinweise, denen man nachgehen, und keine Zeugen, die man befragen konnte – schon gar nicht, wenn es wie jetzt mitten in der

Nacht war. Stattdessen war man zur Untätigkeit verdammt. Man konnte nichts tun, außer Däumchen zu drehen und abzuwarten, bis die ersten Ergebnisse eintrudelten. Das machte sie jedes Mal wahnsinnig.

Mit vor Müdigkeit brennenden Augen bog Sayer endlich in ihre Einfahrt ein. Ihr Apartment lag im ersten Stockwerk eines historischen Reihenhauses in einer der wenigen noch erhaltenen Kopfsteinpflasterstraßen der Stadt Alexandria.

Der Hund blieb kurz stehen, um sich in ihrem kleinen Garten zu erleichtern, dann folgte er ihr vergnügt die Treppe hinauf bis zu ihrer Wohnungstür.

Drinnen angekommen, warf Sayer zunächst eine Packung Hotdogs, die sie in ihrer ansonsten leeren Küche gefunden hatte, in die Mikrowelle. Dann sprang sie schnell unter die Dusche, während der Hund die Wohnung erkundete und halb ausgepackte Kartons sowie den schmalen, zerschlissenen Futon im Wohnzimmer beschnüffelte. Irgendwann steckte er die Nase auch in die Dusche, und nachdem er die Situation eine Weile mit schief gelegtem Kopf begutachtet hatte, sprang er mit einem begeisterten Satz zu ihr in die Kabine.

»Mensch, Hund, raus hier!«

Doch der Welpe wuselte ihr so aufgeregt um die Beine, dass er sie beinahe umwarf.

Schließlich gab Sayer nach, zumal der Hund dringend eine Wäsche nötig hatte. Sie seifte ihn gründlich mit Shampoo ein, und unter der Schmutzkruste kam sein silbergraues Fell zum Vorschein.

Sie trocknete sich und das Tier ab und aß eines der Hotdogs. Die restlichen warf sie dem Hund hin. Nachdem dieser alles restlos verschlungen hatte, sperrte sie ihn mit einer Schüssel Wasser für die Nacht ins Badezimmer.

Kaum hatte sie sich ins Bett gelegt und das Licht ausgeknipst, begann der Hund kläglich zu jaulen und an der Tür zu kratzen.

Kratz, kratz. Winsel, winsel.

Sayer schaute zu dem gerahmten Foto, das auf der Kiste neben ihrem Bett stand. Im Dunkeln konnte sie das Bild nicht erkennen, aber natürlich wusste sie, dass es Jake und sie bei einer Wanderung im Yosemite Nationalpark zeigte. Es schien ihr, als wären seitdem eine Million Jahre vergangen. Einen Augenblick lang gab sie sich der Erinnerung daran hin, wie es gewesen war, so tief mit einem anderen Menschen verbunden zu sein.

Das war vor der Nacht gewesen, in der sie den Anruf bekommen hatte, den jeder Angehörige eines Polizisten fürchtete – Agent tot. Jake war in Ausübung seines Dienstes ums Leben gekommen.

Sie schob die quälenden Gefühle beiseite und verbannte sie zurück hinter die Wand, die sie nach dem Tod ihrer Eltern in ihrem Herzen errichtet hatte. Die Wand, die sie vor gefährlichen Emotionen wie Liebe und Vertrauen schützte.

Sayer schloss die Augen und wartete auf den Schlaf.

Winsel. Kratz.

Zehn Minuten lang lauschte sie dem armen Tier, ehe sie frustriert die Bettdecke beiseitewarf. Sie setzte sich auf und ließ den Kopf in die Hände sinken. »Okay, Sayer. Dein Forschungsprojekt geht den Bach runter. Ein junges Mädchen wurde ermordet. Ein Officer ringt mit dem Tod. Du hast heute nicht einen, sondern gleich zwei erwachsene Männer weinen sehen. Und jetzt hast du auch noch diesen nervtötenden Köter am Hals, der dich um deinen wohlverdienten Schlaf bringt. Genau das Leben, das du dir immer erträumt hast.«

Sie stapfte zum Bad und riss die Tür auf.

»Also schön, du hast gewonnen, du blödes Viech.«

Mit einem aufgeregten Jaulen sprang der Hund auf ihre schmale Matratze. Nachdem er sich ein paarmal hin und her gedreht hatte, machte er es sich mit einem zufriedenen Knurren gemütlich.

Sayer rollte sich um seinen kleinen, warmen Körper zusammen und fiel in einen tiefen Schlaf.

Kriminaltechnisches Labor, Quantico, Virginia

Ezra saß immer noch im Labor, schüttete bitteren Kaffee in sich hinein und sah sich am Computer die Tatortfotos an. Mehr als einhundert Aufnahmen vom Käfig, vom leeren Keller und von dem toten Mädchen. Irgendwann warf er einen Blick zur Uhr. Schon fast vier, und er musste noch alles aufschreiben. Um sich wach zu halten, klopfte er mit seinem Zungenpiercing einen Rhythmus gegen seine Zähne, während er weiterhin auf den Monitor starrte.

Da sein Gehirn auf Autopilot geschaltet hatte, dauerte es eine Sekunde länger, bis ihm etwas auffiel. Kopfschüttelnd klickte er sich zum vorherigen Bild zurück und betrachtete es mit zusammengekniffenen Augen, um nachzuvollziehen, was genau ihm daran ungewöhnlich vorkam. Der Käfig nahm etwa die Hälfte des Bildausschnitts ein, aber an der Wand dahinter konnte man in der Fuge zwischen zwei Ziegelsteinen einen kleinen Lichtfleck erkennen. Ezra vergrößerte das Bild. Tatsächlich: Irgendetwas an der Wand reflektierte das Blitzlicht der Kamera, das hatte den Fleck verursacht.

»Hey, Cindy, komm her und sieh dir das an«, rief Ezra so laut, dass die Kollegen im Nebenraum ihn hören konnten.

Cindys Kopf erschien im Türrahmen. »Was gibt's denn?«

»Komm und schau dir mal das Foto hier an. Ich glaube, der Fotoblitz wurde von irgendwas an der Kellerwand zurückgeworfen.«

Sie beugte sich über seine Schulter, um besser sehen zu können, und Ezra musste unwillkürlich an die vergangene Nacht denken. Seit Kurzem schliefen sie miteinander, und er fragte sich, ob aus ihnen beiden womöglich mehr werden konnte. Sie roch nach abgestandenem Kaffee und Chemikalien, und er lächelte.

Er hob die Hand und strich ihr eine Strähne ihres dünnen blonden Haares hinters Ohr. Sie schlug seine Finger beiseite. »Nicht auf der Arbeit!« Dann widmete sie sich wieder dem Foto. »Ich glaub, du hast recht. Lass uns hinfahren und nachschauen.«

»Jetzt?«

»Na klar. Wir müssen heute im Laufe des Tages sowieso noch mal zum Tatort, da können wir genauso gut sofort fahren. Wenn wir was finden, nehmen wir es gleich in unseren Bericht für das Sechs-Uhr-Meeting mit auf. Es könnte doch wichtig sein.«

Nachdem sie Sayer eine kurze Nachricht auf die Mailbox gesprochen hatten, fuhren die beiden in ihrem Van zurück nach D. C.

Die Wohnstraße lag in tiefem Schlaf, als sie ankamen. Am Horizont waren bereits die ersten Vorboten des Sonnenaufgangs zu sehen.

Ein Polizist des DCPD saß in seinem Wagen und bewachte den Tatort. Er erkannte sie und nickte zum Gruß, als sie Kurs auf das Haus nahmen.

Ezra schob das herausgebrochene Türblatt beiseite, das im Eingang lehnte. Eine Ratte huschte über den Fußboden. Der Geruch von Tod hing noch in der Luft.

Im Licht ihrer Taschenlampe stiegen sie die knarrenden Stufen in den Keller hinab. Unten angekommen, schalteten sie die Tatortleuchten ein, die nach wie vor im Keller standen. Ezra hielt das ausgedruckte Foto in die Höhe, und gemeinsam gingen sie den Raum ab, bis sie die Stelle gefunden hatten, an der es aufgenommen war. Eilig trat Cindy an die Wand heran und entdeckte ein kleines Loch.

»Da ist wirklich was.« Obwohl sich außer ihnen niemand im Haus aufhielt, flüsterte sie.

»Was glaubst du, was es ist? Das Objektiv einer Kamera oder so? Aber wo sollte die installiert sein?« Ezra sah sich um. »Ich hab mir die Grundrisspläne angeschaut, das Nachbarhaus hat keinen Keller. Also, was ist dahinter? Vielleicht ist die Kamera drahtlos, aber selbst dann müsste sich irgendwo in der Nähe ein Empfängergerät befinden.«

»Ein Hohlraum in der Wand? Oder vielleicht gibt es von irgendwo anders im Haus einen Zugang?« Cindys Stimme kiekste vor Aufregung. Das hier war der Traum eines jeden Kriminaltechnikers – die große Entdeckung, die alle anderen übersehen hatten. Erneut machten sie eine Runde durch den Raum, diesmal in entgegengesetzter Richtung.

Neben der Sperrholzwand, mit der die Rückseite der Treppe verkleidet war, ging Cindy in die Hocke.

»Hey, schau dir das mal an.« Sie fuhr mit den Fingern den Spalt zwischen zwei Sperrholzplatten entlang.

Ezra hob den Kopf, gerade als sie gegen die Platten drückte.

»Nein, nicht!«, rief er.

Ein Paneel schwang nach innen auf.

Ezra hielt den Atem an.

Nichts geschah.

Er schnaufte. »Gott, Cindy, hast du vergessen, dass der Typ

eine Selbstschussanlage auf der Treppe installiert hat? Sei bloß vorsichtig!«

»Ja, tut mir leid.« Cindy sah kein bisschen so aus, als täte es ihr leid. Im Gegenteil, ihre Augen funkelten vor Aufregung über die von ihr gemachte Entdeckung. »Und jetzt komm her und sieh dir das an.«

Ezra zwängte sich neben sie in die Öffnung und spähte in den niedrigen Verschlag unter der Treppe. Im Betonboden war eine Falltür eingelassen.

Einen Moment lang starrten sie sie einfach nur an und überlegten, was sie als Nächstes tun sollten.

»Wir müssen Holt und Sayer anrufen«, sagte Ezra schließlich.

Gerade als er sein Handy zückte, hörten sie von unter der Falltür drei kurze Klopfgeräusche. Darauf folgten drei lange, dann wieder drei kurze. Das Ganze wiederholte sich mehrere Male.

»Was ist das?« Cindy legte den Kopf schief.

»Ist vielleicht jemand da unten und schlägt gegen ein Metallrohr oder so? Für Leitungsknacken ist es zu regelmäßig.«

Sie horchten eine Weile angestrengt, dann traf es Ezra wie ein Blitz. »Das ist SOS im Morse-Alphabet!«

»Was?«

»Ja, genau, SOS. Da unten ruft irgendjemand um Hilfe!«

Cindy kroch in den Verschlag und trat mit dem Fuß einmal kräftig gegen die Falltür. Der Widerhall hörte sich an, als würde eine tiefe Trommel angeschlagen.

Eine gedämpfte Mädchenstimme schallte durch den Fußboden zu ihnen herauf. »Ist da jemand? Bitte, helfen Sie mir!«

Cindy sah Ezra mit großen Augen an. »Sag du den anderen Bescheid, ich gehe runter.«

Bevor er ihr eine Warnung zurufen konnte, hatte Cindy bereits die Falltür aufgerissen.

Die Welt explodierte.

Sayers Wohnung, Alexandria, Virginia

Wumm, wumm, wumm!

Sayer setzte sich kerzengerade im Bett auf. Der Hund sprang hoch und schoss knurrend in Richtung Wohnungstür davon.

Wumm, wumm!

»Sayer?«, kam Viks Stimme von draußen.

Sie stapfte zur Tür und riss sie auf. Der Hund stand mit gesträubtem Nackenfell neben ihr.

»Was?«, blaffte sie.

Vik zögerte einen Moment lang. Er betrachtete ihre zerzausten Haare, den roten Flanellschlafanzug und schließlich den Hundewelpen, der sich knurrend gegen ihre Wade drückte.

»Äh.« Er musste sich ein Schmunzeln verkneifen. »Das Meeting der Sondereinheit fängt in vierzig Minuten an. Du bist nicht ans Telefon gegangen, da dachte ich mir, ich komme auf dem Weg nach Quantico schnell vorbei, um mich zu vergewissern, dass du wach bist. Und um dich zu fragen, ob du eine Mitfahrgelegenheit brauchst.«

Das Adrenalin, das durch ihre Adern rauschte, hatte sie hellwach gemacht. Sie blinzelte ein paarmal. »Ganz ruhig, Junge.« Sie legte dem Hund die Hand auf den Kopf. »Wie spät ist es denn?«

»Zwanzig nach fünf.«

»Was?« Seit Jake ums Leben gekommen war, hatte sie nie länger als bis vier Uhr geschlafen. Sie besaß nicht einmal einen Wecker. Ihr Handy zeigte sieben verpasste Anrufe und zwei empfangene Sprachnachrichten an – eine von Ezra, die andere von ihrer Großmutter. Zwar hatte sie den Klingelton ausgeschaltet, aber der Vibrationsalarm funktionierte einwandfrei. Sie konnte sich nicht entsinnen, jemals von einem Anruf nicht aufgewacht zu sein.

»Dann muss ich wohl verschlafen haben.« Sie trat beiseite und bedeutete Vik, hereinzukommen. »Das Angebot mit der Mitfahrgelegenheit nehme ich gerne an. Wir müssen ja nicht beide fahren. Magst du einen Kaffee?«

»Sicher.« Zögerlich betrat er ihre Wohnung.

»Super, dann kannst du schon mal einen aufsetzen, während ich mich anziehe.«

Sayer schloss die Tür zu ihrem Schlafzimmer. Vik sah ihr ungläubig nach, ehe er sich murrend in ihre Küche trollte und die Kaffeemaschine anwarf.

»Wann bist du eigentlich hier eingezogen?«, wollte er von ihr wissen, während er die halb ausgepackten Kisten und das kahle Wohnzimmer beäugte.

Aus dem Schlafzimmer kam Sayers Antwort: »Ich wohne seit fast drei Jahren hier.«

»Seit drei Jahren?«

Sayer kam ins Wohnzimmer. Sie trug jetzt schwarze Stiefel, enge Jeans, ein weißes Top und eine bordeauxfarbene Lederjacke.

»Sayer, dir ist schon klar, dass Erwachsene nicht so leben, oder?« Vik machte eine ausladende Handbewegung. »Ich bin eingefleischter Junggeselle, und selbst ich besitze mehr Möbel als du.«

»Na und? Nimm dir einen Kaffee, und dann nichts wie los.«

»Willst du vorher nicht wenigstens noch kurz den Hund rauslassen, damit er sein Geschäft verrichten kann?«

»Ach Mist, was mache ich bloß mit dem Vieh? Die Auffangstation ist doch bestimmt noch nicht geöffnet.« Sie öffnete die Wohnungstür, und der Hund flitzte hinunter in den Garten.

»Guten Morgen!«, kam eine Stimme von unten. Sayer trat auf den Balkon hinaus und winkte dem leicht untersetzten Mann mittleren Alters zu, der auf ihrer gemeinsamen Terrasse am Tisch saß. Es war Antonio de la Vega, ihr Nachbar aus dem Erdgeschoss. Er hatte eine Brille mit Drahtgestell auf der Nase und einen schwarzen Kaffee vor sich stehen. In der einen Hand hielt er ein Buch, die andere war in das Fell des kleinen Hundes vergraben.

»Seit wann haben Sie denn einen Hund?« Tino zauste dem Tier liebevoll die Ohren.

»Das ist nicht meiner. Hat mit einem Fall zu tun, an dem ich gerade arbeite. Ich bringe ihn heute noch in die Auffangstation des FBI.«

Ihr Nachbar schnappte entsetzt nach Luft. »Oh nein, nein, Sie können dieses entzückende kleine Geschöpf doch nicht einfach ins Tierheim abschieben!«

»Wir brauchen ihn noch für den Fall. Möchten Sie ihn vielleicht behalten?«

»Oh nein, tut mir leid, ich bin nicht ... Will sagen: Meine derzeitigen Lebensumstände erlauben es mir nicht, aber ...«

»Meine mir auch nicht.« Sayer pfiff den Hund zu sich, was dieser jedoch geflissentlich ignorierte.

»Warum lassen Sie ihn nicht hier unten bei mir? Heute kann ich mich gerne um ihn kümmern«, schlug Tino vor.

Erleichtert zwang sich Sayer zu einem Lächeln. »Das wäre fantastisch. Ich bin Ihnen was schuldig. Ich versuche, gleich heute Nachmittag jemanden herzuschicken, der ihn abholt.

Ihr Nachbar rümpfte missbilligend die Nase. »Ich kümmere mich gerne um ihn, also ziehen Sie los, und retten Sie die Welt, Dr. FBI.«

Sayer und Vik stiegen in Viks alten Nissan und machten sich auf den Weg nach Quantico. Die Fahrt verlief schweigend – bis zu dem Zeitpunkt, als das Klingeln ihrer beiden Handys die Stille zerriss.

Tatort in der P Street, Washington, D. C.

Sayer stand inmitten der verkohlten Überreste des Kellers und hörte kaum, was der Mann von der Kampfmittelbeseitigung zu ihr sagte. Sayer und Vik waren sofort an den Tatort gefahren. Bei ihrer Ankunft lagen Ezra und Cindy bereits im Krankenwagen und waren kurz vor der Abfahrt in die nächstgelegene Klinik.

Immer wieder wurde Sayers Blick von den Blutschlieren auf dem Betonfußboden angezogen, und sie dachte an Ezra. Sie mochte den jungen Mann wirklich gern.

»Der Sprengsatz war mit der Falltür gekoppelt, sodass er hochgeht, sobald jemand sie öffnet. Eine kleine, aber starke Ladung«, erklärte der Mann von der Kampfmittelbeseitigung gerade.

»Aber Sie haben den Raum unten gesichert?« Sayer beugte sich nach vorn und starrte in das Loch. Es war schwarz vom Ruß des Feuers, das dort nach der Explosion gebrannt hatte.

Noch ehe der Mann antworten konnte, sprang erneut die Audioaufzeichnung an. Erst mehrmals hintereinander das gegen ein Metallrohr geklopfte SOS, dann die verzweifelte Mädchenstimme. »Ist da jemand? Bitte, helfen Sie mir!«

»Und das läuft immer weiter?«, fragte Sayer.

»Ja, das Band war so geschaltet, dass es von selbst anspringt, sobald jemand die Sperrholzpaneele zum Hohlraum unter der

Treppe öffnet. Alle zwanzig Minuten geht es wieder von vorne los.«

»Was wohl auch der Grund ist, weshalb Ezra und Cindy die Falltür überhaupt erst geöffnet haben.« Abermals wanderte Sayers Blick zu dem Blut. »Also, was erwartet mich da unten?«

»Ziemlich kleiner Raum. Sieht aus wie ein alter Luftschutzkeller aus dem Kalten Krieg. Verfügt über einen verriegelbaren Durchgang zur Kanalisation. Zwei unserer Kollegen sind unten in den Röhren und schauen sich um, aber bislang deutet alles darauf hin, dass unser Täter auf diesem Weg kommen und gehen konnte, ohne von jemandem gesehen zu werden.«

Vik tauchte neben ihr auf. »Schauen wir uns das doch mal an.«

Er stieg mit tief zerfurchter Stirn die Leiter hinunter. Sayer folgte nur widerstrebend. Enge, unterirdische Räume behagten ihr nicht besonders.

Unten angekommen, bot ihnen der winzige Raum kaum ausreichend Platz, um nebeneinanderzustehen. Er war nur etwa drei Meter breit und hatte Wände und einen Boden aus Beton. Auf einer Seite war ein einzelner Abluftventilator installiert, und im Boden befand sich eine geöffnete Luke, bei der es sich nur um den kurz zuvor erwähnten Einstieg in die Kanalisation handeln konnte. In einer Ecke des Raums stand ein Klapptisch mit allerlei elektronischem Gerät.

An der Wand über dem Tisch hing ein Foto. Sayer erkannte auf den ersten Blick, dass darauf eine junge Frau in einem Käfig zu sehen war.

»Ich habe mit dem Techniker gesprochen, er meinte, das da seien Geräte zur Video- und Audioaufzeichnung«, klärte Vik sie auf. »Sie waren weit genug vom Feuer weg und wurden nicht beschädigt. Ziemlich teures Zeug, aber nicht so außergewöhnlich, dass man es bis zu einem bestimmten Händler zurückverfolgen könnte. Von hier aus hat er den oberen Kellerraum überwacht. Die Aufnahmen wurden auf der Festplatte da gespeichert, allerdings hätte der Täter sie auch von jedem beliebigen Ort aus streamen können.«

Sayer trat zur Wand und beugte sich vor, um das Foto aus nächster Nähe zu betrachten. Es war nicht die junge Frau, deren Leiche sie oben im Keller gefunden hatten. Andere Umgebung, andere Person. Ein zweites Opfer. Ein Mädchen mit eher dunklem Teint, in schwarzem T-Shirt und Jeans. Auf dem Foto machte sie noch einen halbwegs gesunden Eindruck. Sie schaute nicht direkt in die Kamera, doch bei genauem Hinsehen konnte Sayer die Tränen erkennen, die ihr die Wangen hinabliefen. Im Arm hielt sie ein kleines getigertes Kätzchen.

Angesichts ihrer zusammengesunkenen, kraftlosen Körperhaltung krampfte sich Sayers Magen schmerzhaft zusammen.

»Verdammt«, sagte sie. »Es gibt also mindestens noch ein weiteres Opfer.«

Unter dem Foto waren eine Reihe verschiedener Symbole in dunkelbrauner Farbe an die Wand geschmiert. Runen, japanische Kanji vielleicht? Womöglich mit getrocknetem Blut geschrieben?

»Was ist das hier, irgendwas Kultisches?« Sie zeigte auf die Symbole.

»Keine Ahnung«, antwortete Vik, der intensiv auf seiner Unterlippe herumkaute.

Sayer nickte bedächtig, während sie weiterhin das Foto und die rätselhaften Zeichen betrachtete.

»Lass uns die Spurensicherung holen. Ich will wissen, wie es Ezra und Cindy geht, und dann müssen wir zur Besprechung der

Sondereinheit, damit wir diesen Kerl an die Wand nageln können. Mit echten Nägeln.«

Vik gab ein zustimmendes Brummen von sich. »Eins noch. Der Techniker sagte, auf der Festplatte befinde sich nur eine einzige Datei. Sieht so aus, als hätte unser Freund einen kleinen Film für uns dagelassen.«

Sayer hatte den starken Verdacht, dass sie nicht sehen wollte, was für ein Film das war.

Unbekannter Ort

Das Mädchen versuchte die Augen zu öffnen. Sie hatte den beißenden Geschmack von Metall im Mund. Außer dem kläglichen Maunzen des Kätzchens war nichts zu hören.

Endlich gelang es ihr, eins ihrer Lider einen Spaltbreit aufzuzwängen.

Der dichte Qualm hatte sich längst verzogen, und das Monster war nun schon so lange nicht mehr wiedergekommen, dass sich ihre Kehle vor Durst zusammenzog. Ihre Gedanken kreisten nur noch um Wasser. Wasser, das über ihre aufgesprungenen Lippen lief, ihren ausgedörrten Mund benetzte, ihren übersäuerten Magen füllte. Ihr ganzer Körper krampfte und zitterte vor lauter Durst, als drohte er jeden Moment in sich zusammenzufallen.

Wenigstens musste sie nicht länger diese albtraumhaften Bilder anschauen. Ungeheuer mit gähnenden Schlünden und Raubkatzen mit riesigen Fangzähnen, die ihr das Fleisch von den Knochen rissen. Sie waren ihr so wirklich vorgekommen.

Aber jetzt war das Monster weg. Es hatte sie als Versagerin beschimpft und sie allein im Käfig zurückgelassen, wo sie nun sicher bald verdursten würde.

Auch ihr anderes Auge öffnete sich, und sie krümmte sich vornüber, um zu weinen, auch wenn keine Tränen mehr kamen.

In der Dunkelheit spürte sie nichts als den immer schwächer werdenden Herzschlag des Kätzchens in ihren Armen. Auch Bast hatte weder getrunken noch gefressen. Er würde als Erster sterben. Sie merkte noch, wie das Tier mit seiner kleinen, rauen Sandpapierzunge ihre trockene Haut leckte, dann glitt sie erneut in die Bewusstlosigkeit ab.

FBI-Hauptquartier, Quantico, Virginia

In Quantico angekommen, trennten sich Sayer und Vik. Sayer machte sich auf den Weg zur stellvertretenden Direktorin Holt, weil sie vor dem Meeting der Sondereinheit noch kurz unter vier Augen mit ihr sprechen wollte.

Sie spähte durch die halb geöffnete Tür in Holts Büro und fragte sich im ersten Moment, ob die Frau etwa im Sitzen an ihrem Schreibtisch schlief.

»Morgen.«

»Kommen Sie rein.« Holt sah abgekämpft aus, und ihr Körper war steif vor innerer Anspannung.

»Haben Sie schon was aus dem Krankenhaus gehört?«

Holts Miene verdüsterte sich. Sayer rutschte das Herz in die Hose.

»Cindy Fields war auf der Stelle tot. Ezra ist ...« Holt zögerte. »Ezra hat beide Beine verloren. Er ist noch im OP, aber bislang sieht es so aus, als würde er durchkommen.«

Sayer atmete zitternd aus und suchte Halt an einer Stuhllehne. Cindy hatte sie kaum gekannt. Eine schlanke, ernsthafte Person – das war eigentlich alles, was sie von ihr wusste. Und Ezra ... ein bisschen tollpatschig, aber ein hervorragender Kriminaltechniker und Klugscheißer vor dem Herrn.

»Verdammt!« Sayer hatte Mühe, sich zu beherrschen. In ihr kamen Gefühle hoch, die sie jeden Tag zu unterdrücken versuchte. Ihre Gedanken wanderten zu Jake.

Sie hatte in ihrer gemeinsamen Wohnung am Küchentisch gesessen, umgeben von den Spuren ihres Alltags, und irgendwelchen Papierkram erledigt. In der Spüle standen noch die schmutzigen Teller und ein leeres Weinglas von ihrem Essen am Abend zuvor. Hinter ihr an der Wand hingen Fotos von den ersten, glücklichen Tagen ihrer Beziehung.

Als das Telefon klingelte, hoffte Sayer, dass es Jake war. Sie wusste, dass er seinen verdeckten Einsatz so gut wie abgeschlossen hatte.

Sie wusste Bescheid, kaum dass sie die leise Traurigkeit in Holts Stimme hörte. Jake würde nie mehr nach Hause kommen. Er war während des Einsatzes getötet worden. Ein Held, der im Dienst für sein Land und das FBI sein Leben gelassen hatte. Sayer hatte nicht geweint. Nicht auf der Beerdigung. Nicht, als sie seinen Namen in der FBI-Ehrengalerie aufhängten. Nicht, als sie die schönen Fotos einpackte und Jakes Kleider der Wohlfahrt spendete. Seit dem Anruf vor drei Jahren hatte Sayer keine einzige Träne vergossen.

Doch der gewaltsame Tod einer Kollegin, noch dazu in einem Fall, den sie leitete, riss in ihrem Herzen eine fast verheilte Wunde wieder auf, und sie musste mit aller Gewalt einen Schluchzer zurückhalten.

Holt räusperte sich. »Wie auch immer. Es sieht ja ganz so aus, als hätten Cindy und Ezra eine wichtige Entdeckung gemacht. Die werden wir nutzen, um den Bastard zu finden, der einen meiner Leute auf dem Gewissen hat.« Holt kniff nachdenklich ein Auge zu. Sie schien etwas abzuwägen, und als sie zu einem Schluss gekommen war, fuhr sie fort: »Sie haben mir gezeigt, dass Sie einem Fall wie diesem gewachsen sind. Mehr noch: Sie haben stets vorbildliche Arbeit geleistet, und deshalb finde ich, dass es an der Zeit ist für eine Beförderung. Ab jetzt sind Sie offiziell Senior Special Agent Altair.«

All ihre Wut und Trauer und dann auch noch eine Beförderung – so viel konnte Sayer auf die Schnelle gar nicht verarbeiten.

Erneut sah Holt sie mit zusammengekniffenen Augen an. »Ich will das nicht bereuen. Ich habe Ihnen die besten Leute gegeben, die wir haben. Vik ist Ihr Partner, Ihnen steht ein komplettes Datenanalyse-Team zur Verfügung, und ich habe Andy als Ihren Profiler eingeteilt.«

Von jetzt auf gleich löste sich das Gefühlschaos in Sayers Innerem auf und machte der nackten Verzweiflung Platz. »Andy Wagner?«

»Ganz genau.«

Sayer stöhnte auf. Andy Wagner hielt sich für Gottes Geschenk an das FBI. Außerdem war er der festen Überzeugung, dass jede Frau, die nicht über seine geschmacklosen Scherze lachen konnte, eine verbitterte, humorlose Emanze war. Seit er kürzlich auch noch einen Buchvertrag an Land gezogen hatte, war seine Arroganz ins Unermessliche gestiegen.

Es würde ihm garantiert nicht schmecken, dass Sayer nun den gleichen Dienstrang hatte wie er.

»Sie arbeiten mit den Leuten, die ich Ihnen zuteile«, schickte Holt warnend hinterher.

»Jawohl, Ma'am.« Sayer schluckte ihren Ärger hinunter. Obwohl die Zusammenarbeit mit Andy eine Qual war, galt er als Rockstar der Profiler-Szene. Außerdem ritt er gerade auf einer Welle des Erfolgs. Er knackte einen Fall nach dem anderen, und

Sayer hätte sogar mit Satan persönlich zusammengearbeitet, wenn sie der Überzeugung gewesen wäre, dass der ihr dabei helfen konnte, das entführte Mädchen zu finden, bevor es verhungerte oder verdurstete ... falls es nicht schon längst verdurstet *war*.

Sie schlürfte die letzten Reste ihres Kaffees aus ihrem großen To-go-Becher und machte sich auf den Weg zum Besprechungsraum.

Vik und ein Datenanalytiker hatten bereits das Whiteboard aufgestellt, auf dem sie alle Informationen zu dem Fall sammeln würden. Der Analytiker ordnete gerade verschiedene Bilder vom Tatort darauf an, darunter auch eine Vergrößerung des Fotos vom zweiten Opfer, dem Mädchen, das irgendwo an einem unbekannten Ort ebenfalls in einem Käfig gefangen gehalten wurde. Sayer fragte sich, wer sie war und ob sie noch lebte. Ob sie jetzt gerade in ihrem dunklen Verlies hockte und Angst hatte. Oder war sie schon tot?

Ganz hinten am Tisch saß Joan. Die Rechtsmedizinerin sah müde aus, hatte aber einen Stapel Unterlagen bei sich. Ein gutes Zeichen.

Die übrigen Kollegen aus Sayers Sondereinheit sowie die fünf Polizisten, die vom DCPD abgestellt worden waren, hatten angespannte, wütende Mienen. Zweifellos waren ihre Gedanken bei Cindy und Ezra.

Nur Andy fehlte. Rockstar hin oder her, er kam zu spät zu ihrer Besprechung.

»Also gut, fangen wir an. Sie haben sich mit den grundlegenden Informationen vertraut gemacht?«, fragte Sayer in die Runde.

Alle nickten.

»Das hier ist jetzt kein gewöhnlicher Mordfall mehr. Es geht um etwas sehr viel Persönlicheres. Unser Täter hat mehrere Polizisten verletzt beziehungsweise getötet, deshalb ein Rat an alle: Seien Sie auf der Hut! Holt stattet uns mit allen Ressourcen aus, die wir benötigen, wir sollten daher strategisch vorgehen. Bis der Fall abgeschlossen ist, treffen wir uns jeden Morgen und Abend zu einer kurzen Besprechung, damit immer alle auf dem neuesten Stand sind. Der zweite Tatort im Haus in D. C. ist momentan noch in Arbeit. Die Kriminaltechnik will jemanden herschicken, sobald es die ersten Befunde gibt, und uns in Bezug auf alle Ergebnisse der Spurenanalyse aus dem Luftschutzraum zeitnah informieren.« Sayer holte tief Luft. »Ich habe einen unserer Zeichner zu Officer Tooby geschickt, damit er ein Phantombild des Mannes anfertigt, den er vor zwölf Tagen in der Nachbarschaft gesehen hat – auch wenn mir das ziemlich weit hergeholt erscheint, zumal der Täter ja höchstwahrscheinlich durch die Kanalisation ins Haus eingestiegen ist. Jetzt möchte ich gerne, dass jeder der Reihe nach vorträgt, was in seinem Team der derzeitige Stand ist. Darauf bauen wir dann unsere nächsten Schritte auf. Joan, fangen wir bei dir an. Bist du mit der Autopsie fertig?«

»Und ob. Kurzfassung: Das Opfer ist ein junges Mädchen, hellhäutig, schätzungsweise um die siebzehn. Ihrer Körpergröße und der Zahnbehandlungen nach würde ich sagen, dass sie vor ihrer Entführung eine gesunde, gepflegte junge Frau war.«

»Identität?«

»Noch unbekannt, was ich seltsam finde. Wenn sie aus geregelten Verhältnissen kommt, müsste man sie doch in der Vermisstendatenbank finden. Vielleicht hatte sie schon ihre eigene Wohnung. Wir suchen noch.« Joan fuhr fort. »Der Tod ist vor circa sechs Tagen eingetreten, plus minus ein Tag. Todesursache war Dehydration, verschärft durch akuten Nahrungsmangel und …«

Joan hielt inne. Ihre Lider zitterten einmal ganz kurz. Bei dem Anblick ging ein Ziehen der Angst durch Sayers Magen. Es war das erste Mal, dass sie bei Joan so etwas wie Abscheu wahrnahm.

Nach einem tiefen Atemzug setzte Joan erneut an. »Akuten Nahrungsmangel und Angst.«

»Angst als Todesursache?«, fragte Vik.

»Unter anderem. Ich konnte extrem hohe Cortisolwerte in ihrem Blut nachweisen – das ist ein Stresshormon. Alles weist darauf hin, dass ihr Stresslevel noch deutlich höher war als der, den man bei jemandem in ihrer Situation erwarten würde. Die einzige Erklärung für eine derart starke systemische Reaktion ist meines Erachtens nach chronische Angst.« Joan räusperte sich und strich den Ärmel ihres hellblauen Pullovers glatt. »Keine Anzeichen auf sexuellen Missbrauch oder anderweitige körperliche Misshandlung. Ein geringes Maß an Atrophie in den Muskeln sowie wunde Stellen an Beinen und Gesäß – beides lässt darauf schließen, dass sie mindestens drei Monate lang in dem Käfig gesessen hat.«

Einige Leute am Tisch stöhnten auf.

»Abgesehen von der Muskelatrophie und einem leichten Vitamin-D-Mangel waren nur noch mehrere Bissmarken an ihrem Körper festzustellen. Ich warte noch auf die Laborergebnisse, aber es sieht mir ganz nach Rattenbissen aus, und ich denke, sie wurden ihr post mortem zugefügt. Die Tiere haben ein bisschen an ihr herumgeknabbert, als sie bereits tot war.«

Joan blätterte in ihrem Bericht.

»Ist das alles?«, wollte Sayer wissen.

»Nein. Ich will nur sichergehen, dass ich nichts Falsches sage. Da gibt es nämlich noch eine Sache, die ich sehr ungewöhnlich fand.« Joan überflog, was sie geschrieben hatte. »Sie hat zwar bis vor Kurzem ausreichend Nahrung und Wasser erhalten, aber darüber hinaus wurden ihr regelmäßig hohe Dosen von N-Dimethyltryptamin, besser bekannt als DMT, verabreicht. Das hätte ich beinahe übersehen, weil die Toxikologie standardmäßig nicht auf das Mittel testet. Aber ich hatte da so ein Bauchgefühl, und dem bin ich nachgegangen.«

»Genau deshalb bist du ja auch die Beste, Joan. Und was ist jetzt dieses DMT?«, fragte Sayer.

»Ein Halluzinogen auf pflanzlicher Basis. Man kann es in geringen Dosen sogar im menschlichen Körper finden, außerdem ist es weltweit in etwa sechzig verschiedenen Pflanzen enthalten. Die bekannteste davon ist die Ayahuasca-Pflanze, die im Amazonasgebiet wächst. Schamanen dort verwenden sie für die Visionssuche oder bei religiösen Zeremonien. Es ist eine recht ungewöhnliche Substanz, ich hoffe also, die Information hilft euch weiter. Ich habe keine Einstichstellen gefunden, aber sie hatte hohe DMT-Werte im Blut. Vielleicht wurde es ihr zusammen mit der Nahrung verabreicht, wobei ich nichts in ihrem Magen gefunden habe, was diese These untermauern könnte.«

»Super, wir haben es also mit irgendeinem durchgeknallten Junkie zu tun, der Mädchen entführt und … was? Sie drogenabhängig macht?«, fragte Vik.

Joan schüttelte den Kopf. »DMT ist keine Straßendroge. Nach allem, was ich darüber gelesen habe, wird sie von vielen Menschen sogar als heilig betrachtet. Sie wird im Rahmen von Initiationsriten benutzt oder um sich in Trance zu versetzen.«

Sayer nickte. »Stimmt, ich habe an der Uni mal was zu dem Thema gelesen. Es gibt viele indigene Kulturen, die bei wichtigen Initiationsritualen psychotrope Substanzen einsetzen. Wenn ich mich recht erinnere, verwenden die Ureinwohner in der Sierra Madre zum Beispiel Peyote, aber DMT ist ähnlich.«

Joan befeuchtete einen Finger und blätterte weiter. »Das ist richtig. DMT wird von manchen Wissenschaftlern sogar als ›Bewusstseinsmolekül‹ bezeichnet, weil es die Weltsicht desjenigen, der es konsumiert, auf so drastische Weise beeinflussen kann, dass es, ich zitiere, ›das ganze Leben verändert‹.«

»Vielleicht hat die religiöse Komponente der Droge also eine tiefere Bedeutung.« Sayer notierte in krakeliger Schrift auf dem Whiteboard: *Droge: DMT, hohe Dosis; Bewusstseinsmolekül; Ritual?*

Joan beendete ihren Vortrag. »Das war es fürs Erste von meiner Seite. Die Ergebnisse des DNA-Tests liegen noch nicht vor, ich erwarte sie jede Minute.«

»Danke, Joan. Also. Von der Spurensicherung ist niemand hier, weil dort alle mit den neuen Befunden beschäftigt sind, die wir gerade reinbekommen haben. Aber Vik hat die Aufzeichnungen, die Ezra gemacht hat, ehe er und Cindy noch mal zum Tatort gefahren sind.«

Vik überflog Ezras Notizen, die nur eine einzige Seite umfassten. »Sieht so aus, als hätten die Notärzte und die Kollegen von der Kampfmittelbeseitigung den Tatort so stark verwüstet, dass die Kriminaltechnik immer noch dabei ist, die verschiedenen Spuren auseinanderzudividieren. Bislang gibt es einen einzigen klaren Befund aus dem Haus – oben im Erdgeschoss wurde ein Papiertaschentuch mit menschlichem Sperma gefunden, allerdings ist noch nicht geklärt, ob es in irgendeinem Zusammenhang mit der Tat steht.«

Sayer schrieb *Taschentuch, Spermaspuren* auf das Whiteboard.

»Ansonsten gibt es haufenweise verunreinigte Spuren und eine Menge verschiedener Haare und Schuhabdrücke, die erst mal zugeordnet werden müssen. Bislang keine ungewöhnlichen Fasern oder andere Auffälligkeiten. Moment mal, hier steht noch was: ›Fragt bei den Kollegen der Kampfmittelbeseitigung nach, ob sie in der Mitte des Raums eins ihrer Geräte aufgebaut haben. Es gab Abdrücke im Boden, die von einem dreibeinigen Stativ herrühren könnten. Größer als ein normales Kamerastativ. Vielleicht spielt es auch keine Rolle; die Abdrücke waren kaum sichtbar, und es sind mehrfach Leute drübergelaufen.‹« Vik sah auf. »Na, das könnte uns doch weiterhelfen.«

Sayer schrieb *Stativ in Raummitte; Gerät?* auf das Whiteboard.

»Irgendwas zum Käfig oder zu den Symbolen?«

Die Leiterin des Datenanalyse-Teams verzog das Gesicht. »Bisher noch nichts. Ich habe die Bilder erst vor einer Stunde reinbekommen und mich als Erstes darauf konzentriert, das Mädchen vom Foto zu identifizieren. Das Problem ist nur: Uns fehlt ein Zeitrahmen. Das Mädchen könnte genauso gut vor zehn Jahren gestorben sein, und der Täter hat einfach nur ihr Foto aufbewahrt.«

»Stimmt. Also schön, versuchen Sie es weiter, und holen Sie sich jemanden, der Ihnen helfen kann, die Symbole zu entschlüsseln.« Sayer ging unruhig vor dem größtenteils noch leeren Whiteboard auf und ab. »Viel ist das ja nicht. Sonst noch irgendwelche Ideen?«

Vik meldete sich. »Was den chronologischen Ablauf der Ereignisse betrifft, sieht es doch so aus, als hätte der Täter nach dem Notruf die Flucht ergriffen.«

»Ja, was bedeutet, dass er möglicherweise ziemlich nervös ist. Wir müssen behutsam vorgehen, ich will ihn kein zweites Mal verschrecken. Wenn er dem anderen Mädchen noch zu essen gibt, soll das bitte auch so bleiben – idealerweise bis wir bei ihm vor der Haustür stehen.«

Sayer hielt am Kopfende des Tischs an und blickte reihum jedem der Anwesenden in die Augen. Sie nahm bei ihnen dieselbe Wut und Entschlossenheit wahr wie bei sich selbst. »Überlegen wir, was wir als Nächstes tun.« Sie setzte sich wieder in Bewegung. »Datenanalyse-Team, Sie arbeiten weiter an der Identifizierung der Opfer, und besorgen Sie sich Unterstützung zur Recherche, was den Käfig und die Symbole an der Wand betrifft.«

»Ich suche in ViCAP, vielleicht finde ich da was Nützliches«, antwortete die Teamleiterin. Die Datenbank des Programms zur Erfassung von Gewaltverbrechern, in der man Fälle nach Kriterien wie Tatmethode und Opfertypus filtern konnte, würde ihnen helfen, ähnliche Verbrechen zu identifizieren – falls es welche gab.

Sayer schritt langsam vor dem Whiteboard auf und ab. »Vik und ich machen den Eigentümer des Hauses ausfindig und prüfen, ob es sich lohnt, in der Richtung weiterzuermitteln. Vielleicht finden wir dabei auch heraus, wer überhaupt alles von der Existenz des Luftschutzkellers gewusst haben kann.«

Als sie gerade eine kurze Atempause machte, kam Andy hereingewirbelt. Seine geröteten Wangen harmonierten ausgezeichnet mit seinem bordeauxfarbenen Anzug, der vermutlich mehr gekostet hatte als Sayers ganze Wohnung. Seine auf Halbmast hängenden Lider, das kantige Kinn und die schmalen Lippen verliehen ihm einen Ausdruck permanenter Selbstverliebtheit. »Ich entschuldige mich fürs Zuspätkommen. Ich habe noch an meinem Profil gefeilt.«

Niemand antwortete, als der gedrungene Profiler gegenüber von Joan am Tisch Platz nahm.

»Andy, wir sind fast fertig. Wollen Sie uns vielleicht an Ihren Gedanken teilhaben lassen?«

»Selbstverständlich.« Er stand sofort wieder auf und ging nach vorne, wobei er sich ein wenig zu dicht neben Sayer stellte. Verärgert über seine raumgreifende Art, wich sie einen Schritt zur Seite aus.

»Natürlich kam das alles sehr kurzfristig, trotzdem freue ich mich außerordentlich über den Fall. Ich habe erst kürzlich angefangen, mich mit Serienmördern zu befassen, die ihre Opfer nicht sexuell missbrauchen. Das ist viel seltener, als Sie vielleicht denken. Die meisten Serienmorde weisen eine wie auch immer geartete sexuelle Komponente auf – allerdings gab es bislang auch einige wenige Fälle, bei denen das anders war und die ich gerade analysiere. Was unseren Fall so ungewöhnlich macht, sind in erster Linie die unterschiedlichen Ethnien der Opfer.«

»Und? Ihr Täterprofil?«

»Basierend auf dem relativ humanen Umgang mit den Opfern, den Jungtieren sowie dem fehlenden sexuellen Missbrauch in Verbindung mit dem eindeutig hohen Planungsniveau, würde ich die Behauptung wagen, dass unser Täter meint, seine Opfer vor irgendetwas beschützen zu müssen. Ihnen eine sichere Zuflucht, ja, vielleicht sogar ein glückliches Zuhause zu bieten. Unsere Tote ist weiß, aber das andere Opfer hat eine dunklere Hautfarbe, möglicherweise stammt sie aus Mexiko oder dem Nahen Osten. Mordserien mit Opfern unterschiedlicher ethnischer Herkunft sind außerordentlich rar, daher vermag ich keine gesicherte Aussage über den ethnischen Hintergrund unseres Täters zu treffen. Ich nehme aber an, dass er weiß ist, über einen hohen IQ verfügt und zwischen fünfundzwanzig und fünfunddreißig Jahre alt ist. Ein Einzelgänger, alleinstehend. Womöglich hat er sich früher Kinder gewünscht, und aus irgendeinem Grund blieb ihm dieser Wunsch verwehrt. Von den Menschen in seinem Umfeld wird er vermutlich als eine eher traurige, mitleiderregende Gestalt wahrgenommen, jedoch nicht als gefährlich. Suchen Sie also nach Berufen, in denen Menschen alleine arbeiten.«

Nachdem er geendet hatte, warf Andy ein gewinnendes Lächeln in die Runde.

»Ausgezeichnet, danke«, sagte Sayer, während sie auf die Tafel schrieb: *Einzelgänger, 25–35, evtl. weiße Hautfarbe.* »Damit gibt es bereits zwei ungewöhnliche Aspekte an unserem Fall: kein sexueller Missbrauch und Opfer verschiedener Hautfarbe. Andy, ich möchte, dass Sie sich vor allem auf zwei Kernpunkte konzentrieren: Viktimologie und Pathologie. Warum hat der Täter gerade diese Opfer ausgewählt? Welche Ähnlichkeiten bestehen zwischen ihnen? Und welches Krankheitsbild steckt dahinter? Das Verhalten des Täters legt nahe, dass es sich bei seinem Tatmuster um eine konkrete Fantasie handelt, die er wieder und wieder auslebt. Vielleicht kommen Ihnen dazu noch weitere Ideen.«

Andy nickte, offenkundig verstimmt darüber, dass Sayer ihm Anweisungen erteilte. »Eigentlich hatte ich vor, mich zunächst vorrangig auf die Viktimologie zu konzentrieren. Die ist am wichtigsten«, sagte er mit Nachdruck.

Ehe Sayer darauf reagieren konnte, gab Joans Handy einen Signalton von sich. Sie warf einen Blick auf das Display. »Oh, die Ergebnisse vom DNA-Test sind da. Scheint so, als hätten wir das Opfer identifiziert.«

Sie überflog die Nachricht, während alle anderen im Raum sie aufmerksam beobachteten.

»Oh nein!«

»Was ist?«

»Die DNA passt zu einem Vermisstenfall vom vergangenen Frühjahr. Oder sollte ich lieber sagen: zu *dem* Vermisstenfall vom vergangenen Frühjahr?«

»Vergangenes Frühjahr? Das ist ein ganzes Jahr her. Moment mal ... doch nicht etwa ...?«

»Doch. Die DNA stimmt mit der von Gwendolyn Van Hurst überein.«

Abermals ging ein kollektives Stöhnen durch den Raum. Sie alle erinnerten sich noch gut an den Fall der vermissten Tochter des beliebten Senators Charles Van Hurst aus Georgia. Erst hatte er seine Ehefrau bei einem schrecklichen Unfall verloren, dann war wenige Wochen später seine Tochter spurlos verschwunden. Er war sogar als potenzieller Präsidentschaftskandidat im Gespräch. Nichts war hinderlicher für Ermittler als ein Fall, der in den Medien einschlug wie eine Bombe. Und dieser Fall war ein Nuklearsprengkopf.

Sayer überlegte angestrengt, während sie sich ihre Perlenschnur durch die Finger gleiten ließ. »Also gut, ich rede mit Holt. Wir brauchen jemanden, der den Kontakt zur Presse hält. Danach fahren Vik und ich sofort zum Senator und sprechen mit ihm. Andy, während Sie an Ihrem ausführlichen Profil arbeiten, können Sie morgen auch gleich zum Tatort nach D. C. fahren und den Kollegen vom DCPD erklären, worauf sie bei der Nachbarschaftsbefragung besonders achten müssen? Ein paar Polizisten sollen sich auch die Häuser in der Umgebung der nächstgelegenen Kanalausstiege vornehmen, vielleicht hat dort jemand was gesehen. Ach ja, und besorgen Sie sich die Aufzeichnungen der Überwachungskameras, damit wir sie auswerten können. Und überprüfen Sie das mit dem Zugang zur Kanalisation.«

Andy machte ein mürrisches Gesicht, nickte aber. »Wird erledigt, Special Agent Altair.«

Joan hob einen Finger. »Ab jetzt heißt es Senior Special Agent. Haben Sie noch nicht davon gehört?«

Andys Gesicht war eine ausdruckslose Maske, lediglich die Farbe seiner von Natur aus rosigen Wangen vertiefte sich ein wenig. Er blinzelte eine Weile stumm vor sich hin, während an seiner Stirn eine Ader pochte.

»Glückwunsch, Altair«, knurrte er schließlich.

»Danke schön.« Sayer schenkte ihm ein strahlendes Lächeln. »Wenn Sie die Nachbarschaftsbefragung koordinieren, kommen Sie hoffentlich auch an einige brauchbare Zeugenaussagen – nur fürs Erste, bis uns mehr Informationen vorliegen, mit deren Hilfe Sie Ihr Profil weiter verfeinern können. Gut«, schloss Sayer und wandte sich wieder an alle. »Eine allerletzte Sache: Ezra ... Er ist momentan noch im OP, aber die Ärzte denken, dass er durchkommt. Er ... hat leider beide Beine verloren. Wir sammeln für ein Geschenk und möchten jeden ermutigen, ihm eine Karte zu schicken. Er hat keine Familie in der Nähe, deshalb hat Holt einen Freiwilligendienst ins Leben gerufen, damit gut für ihn gesorgt ist. Wenn Sie ihn im Krankenhaus besuchen möchten, hängt im Kaffeeraum eine Liste aus, auf der Sie sich eintragen können. Das Labor hat die ersten anderthalb Wochen bereits komplett belegt.« Sayers Stimme brach.

Alle saßen schweigend und mit betroffenen Mienen da.

»Hören Sie mir jetzt gut zu!« Sayer wollte ihren Leuten keine Gelegenheit geben, in Schwermut zu verfallen. »Man wird uns bei diesem Fall noch genauer auf die Finger schauen als sonst. Wir können uns keine Fehler erlauben. Ich habe sämtliche Spuren in sämtlichen Laboren als eilig gekennzeichnet. Wir lassen alles direkt im Haus erledigen, das gestaltet die Arbeitsabläufe effizienter. Vik und ich sind offiziell die Clearingstelle, es ist also wichtig, dass wir jede Information zu sehen bekommen. Legen Sie alles in *Rapid Start* ab, und laden Sie regelmäßig Ihre Ermittlungsergebnisse hoch.« *Rapid Start* war ein digitales Fall-Management-System, das es den beteiligten Ermittlern ermöglichte, Informationen digital zu verarbeiten und auszutauschen. »Sie wissen genau, wie schnell man eine Verbindung übersehen kann, wenn man nicht Zugriff auf alle relevanten Daten hat – also achten Sie darauf! Hoffen wir, dass wir den Fall noch heute im Laufe des Tages knacken und das vermisste Mädchen pünktlich zur Schlafenszeit wieder zu Hause ist. Tun wir es für Cindy und Ezra.«

»Für Cindy und Ezra«, wiederholte Joan.

Ein Techniker steckte den Kopf zur Tür herein. »Agent Altair, wir sind mit dem Video aus dem Bunker fertig. Wollen Sie es sich gleich hier anschauen?«

Sayer schluckte, brachte aber ein knappes Nicken zustande. Es wurde Zeit zu sehen, was der Mörder für sie am Tatort zurückgelassen hatte.

• • •

Alle nahmen wieder Platz. Das Licht wurde heruntergedimmt, und der Techniker machte sich am Beamer zu schaffen, um ihn aufzuwärmen. Wenig später ging die Lampe an, und das erste Standbild des Videos wurde sichtbar. Sayer kniff die Augen zusammen. Sie hatte keine Ahnung, was sie da sah.

Ein Großteil des Bildausschnitts wurde von dem Käfig eingenommen. Gwendolyn Van Hurst lag mit geschlossenen Augen am Käfigboden. Der kleine Hund hatte sich neben ihr zusammengerollt, den Kopf auf ihrem Bauch, die Augen weit aufgerissen. Der Raum um sie herum war nichts als ein verwirrender Strudel aus Licht und Schatten – noch dazu unscharf, weil es sich um ein angehaltenes Bewegtbild handelte.

»Haben Sie es sich schon angeschaut?«, wollte Sayer vom Techniker wissen.

Der nickte finster.

»Was genau soll das darstellen?«

»Soweit ich es mir zusammenreimen konnte, werden die Schwarz-Weiß-Bilder, die man hier sieht, mit einem Projektor an die Wände geworfen.« Er deutete auf den Rand des Bildschirms. »Ich glaube, er steht ungefähr dort. Er muss ziemlich groß sein, es sieht so aus, als würde er ein Rundum-Bild-projizieren, deshalb wirkt der Raum auch so hell. Eine Art 360-Grad-Video.«

Jetzt sah Sayer es auch.

»Dann war es bestimmt der Projektor, der mitten im Raum auf dem dreibeinigen Stativ gestanden hat«, warf Vik ein.

»Macht Sinn.« Sayer stand auf und schrieb *360°-Projektor* an das Whiteboard.

»So ein Gerät hat sicher nicht jeder. Jemand soll das recherchieren. Und den Käfig auch.«

»Alles klar, wird gemacht. Sind Sie dann so weit?«, fragte der Techniker.

»Los.«

Das Video begann.

Das Mädchen bewegte sich nicht.

Rauchschwaden wie von einer Trockeneismaschine schwebten durchs Bild.

»Rauch?«, fragte Sayer in die Runde, um zu hören, ob irgendjemandem etwas dazu einfiel.

»DMT-Dampf«, sagte Joan. »Ich wette, auf dem Weg wurde ihr die Droge verabreicht. Das DMT wurde mittels eines Vaporisierers im Raum verteilt, und sie hat es eingeatmet.«

Durch den Dunst wurden die an die Wände projizierten Bilder sichtbar, und die Härchen auf Sayers Armen stellten sich auf.

Eine merkwürdige Ansammlung menschlicher Gestalten vor einem schwarzen Hintergrund wanderte vorbei, verbunden durch verschlungene weiße Linien, die wie Nabelschnüre aussahen. Die zentrale Figur war ein stilisierter Mann, der, eingerahmt von einem Kranz aus Symbolen, vor einem Baum auf der Erde kniete. Er hielt ein langes, mit Dornen gespicktes Seil in der Hand, das mitten durch seine Zunge hindurchging. An dem Baum wuchsen Menschenköpfe wie Früchte. Ein anderes Bild stellte zwei sitzende Männer dar, die Körbe voll mit zusammengerolltem Papier in den Händen zu halten schienen. Über ihnen ringelte sich eine Schlange. Auf dem letzten Bild schließlich standen zwei Männer Rücken an Rücken, mit einem weißen Tuch gefesselt. Ein Stück darunter war eine weiße, türartige Öffnung zu sehen, in der ein Hund stand.

»Das kommt mir irgendwie bekannt vor …« Sayer durchforstete ihr Gedächtnis, um das Bild einzuordnen. »Ich hab's. Das sind Maya-Zeichnungen.«

»Meinst du die alten Maya aus Mexiko?«, fragte Vik.

»Ja, genau! Das sind Maya-Glyphen.«

In dem Video stupste der kleine Hund das im Käfig liegende Mädchen an und leckte ihr über das Gesicht. Schlagartig verstummten die Gespräche im Raum, und alle wandten sich wieder dem Geschehen am Bildschirm zu, gegen jede Vernunft hoffend, das Mädchen möge wiederaufstehen.

Ihre Finger zuckten. Ihr Brustkorb hob und senkte sich.

Einmal.

Zweimal.

»Sie lebt noch«, wisperte Sayer, weil sie nicht laut zu sprechen wagte.

»Sehen Sie ganz genau hin«, kam auf einmal eine roboterhafte Stimme aus den Lautsprechern, sodass alle vor Schreck zusammenfuhren. »Dies ist nun der Augenblick, in dem sie hinter den Schleier tritt.«

Wie gebannt starrte Sayer auf den Bildschirm. Das Mädchen hob kaum merklich die Hand, ließ sie jedoch gleich darauf wieder fallen. Ihr Brustkorb hob und senkte sich, hob und senkte sich. Ein leichtes Beben ging durch ihren Körper. Dann lag sie still.

Das Bild wurde schwarz, und sie saßen im Dunkeln.

Einige Sekunden lang herrschte beklommenes Schweigen, während alle versuchten, die grauenhaften Bilder zu verdauen.

Irgendwann schaltete der Techniker das Licht wieder ein. Sayer holte geräuschvoll Luft. »Also gut. Das war ...« Sie konnte nicht weitersprechen, weil ihr bitter schmeckende Galle die Kehle hochstieg. Sie hatte schon viele Morde aufgeklärt, aber noch nie zuvor hatte sie den exakten Moment miterlebt, in dem ein Opfer starb. Dass es ein vergleichsweise friedlicher Tod gewesen war, machte es kein bisschen besser.

»Also gut«, setzte sie ein zweites Mal an und gab sich einen Ruck. »Andy, finden Sie raus, weshalb er wollte, dass wir das sehen. Und warum hat er uns nur dieses eine Video hinterlassen? Datenanalyse-Team, Sie versuchen zurückzuverfolgen, woher der Projektor kommt. Andy leitet die Nachbarschaftsbefragung, er kann auch den Fortgang der Spurenanalyse im Blick behalten. Vik und ich fahren gleich zu Senator Hurst und befragen ihn. Vielleicht kannte Gwen den Täter. Danach befasse ich mich mit diesen Maya-Symbolen und suche mir jemanden, der die Glyphen interpretieren kann. Ich will alles über jeden Aspekt dieses Videos wissen. Sonst noch was?« Sie blickte in die Runde. Überall finstere, bestürzte Gesichter. »Wenn das fürs Erste alles war, dann an die Arbeit.« Das Rascheln von Papier war das einzige Geräusch, als die Mitglieder der Sondereinheit nacheinander den Raum verließen.

Irgendwann blieben nur noch Sayer und Andy zurück.

Andy starrte auf das Whiteboard, ein erregtes Funkeln in seinen blauen Augen. »Das ist wirklich ein außergewöhnlicher Fall.«

»Ja. Hoffentlich bekommen Sie Gelegenheit, ihn in Ihr Buch aufzunehmen, wenn wir den Kerl gefasst haben. Noch mehr Lorbeeren für Sie.«

Andy ging nicht auf ihren Sarkasmus ein. »Ja, er wäre wirklich eine gute Ergänzung. Vorausgesetzt, wir klären ihn auf.« Er warf Sayer einen Blick zu. »Ihnen ist klar, dass der Fall eigentlich mir gehören müsste?«

Sayer drehte sich zu ihm um. »Wenn Sie meinen. Holt hat ihn mir zugeteilt.«

Andy verdrehte die Augen. »Klar. Glauben Sie, ich weiß nicht, wie das hier läuft? Frauen sind doch alle gleich.«

»Wir Frauen?« Sayer stieg die Zornesröte ins Gesicht.

»Mir ist schon klar, was Holt macht. Sie baut sich ihr eigenes kleines Imperium auf.«

»Imperium? Ist das Ihr Ernst?« Sayer wusste nicht, ob sie sich darüber ärgern oder ihn auslachen sollte.

Andy lächelte, sichtlich zufrieden über seinen erfolgreichen Provokationsversuch. Er wandte sich um, feuerte im Gehen allerdings noch einen letzten Schuss ab. »Ach, übrigens – wie läuft's eigentlich mit Ihrem Forschungsprojekt?«

Sayer biss sich so heftig auf die Innenseite ihrer Wange, dass sie zu bluten begann. Sobald Andy verschwunden war, sammelte sie ihre Sachen ein und verließ den Raum.

Rock Creek Parkway, Washington, D. C.

Sie waren unterwegs zu Senator Van Hurst. Vik, der am Steuer saß, hatte einen angespannten Zug um seine verquollenen Augen. Sayer rieb ihre Perlenschnur zwischen den Fingern und dachte an Ezra, Cindy und an das arme Mädchen, das möglicherweise irgendwo da draußen in einem Käfig saß. Ein Mädchen, dessen Leben an einem seidenen Faden hing. Es war Sayers Aufgabe, dafür zu sorgen, dass dieser Faden nicht riss.

Nach einigen Minuten des Schweigens fragte Vik: »Bist du gläubig?«

»Was? Wie kommst du denn darauf?«

»Das ist doch ein Rosenkranz, oder nicht?« Er deutete auf ihre Perlen.

»Oh.« Sayer lachte. »Nein, die sind einfach nur zur Beruhigung. Damit meine Hände was zu tun haben. Und sie helfen mir beim Denken. Mein … Vater hat sie mir aus Griechenland mitgebracht, kurz bevor er gestorben ist.«

Vik nickte verständnisvoll. »Wenn du nicht religiös bist, warum hast du dann so ein großes Interesse daran, Mörder zu heilen?«

»Sie zu heilen?«

»Ja, das ist es doch, was du mit deiner Forschung erreichen willst, oder nicht?«

»Nein, darum geht es nicht bei meinem Projekt.« Sayer bemerkte, wie fest Vik das Lenkrad umklammert hielt und dabei immer wieder die Finger anspannte. »Hast du ein Problem mit mir, Vik?«

»Nicht mit dir als Ermittlerin. Wahrscheinlich habe ich einfach nur noch nicht ganz verstanden, wieso Holt dich so toll findet.«

Sayer überlegte kurz. »Bist du sauer, weil du nicht die Leitung des Falls bekommen hast?«

»Nein, so was ist mir scheißegal. Ich brauche vielleicht ein bisschen länger, um die Karriereleiter hochzuklettern, aber so wie es läuft, ist es vollkommen okay für mich. Hauptsächlich geht es mir darum, dass deine Forschung rein akademisch ist. Sie hat keinerlei Nutzen für die Praxis. Sie hilft uns nicht dabei, Mörder zu fassen. Du vergleichst keine DNA, du erstellst keine Profile ... Das bedeutet nicht, dass du keine gute Agentin bist, ich bin einfach nur der Ansicht, dass du mit deinen MRTs und dem ganzen theoretischen Kram unsere Ressourcen verschwendest.« Vik lenkte den Wagen fachmännisch durch den dichten Verkehr auf der I 95.

»Tja, was soll ich sagen? Danke für deine schonungslose Ehrlichkeit!«

»Wir arbeiten zusammen. Ich finde, da sollten wir ehrlich zueinander sein.«

Sayer atmete tief durch. Sie spürte den Stress als kleine heiße Knoten im Nacken und zwischen den Schulterblättern. Hinter ihren Augen pochte ein leichter Kopfschmerz.

»Willst du wissen, worum es bei meinem Forschungsprojekt wirklich geht?«

»Ja, will ich«, sagte Vik.

»Ich möchte begreifen, wie aus jemandem ein Mörder wird und wie es gelingen kann, solche Leute frühzeitig zu identifizieren. Wenn wir rausfinden, weshalb Menschen morden, können wir ihre Taten vielleicht verhindern. Stell dir eine Familie mit zwei Kindern vor. Beide werden zu Hause misshandelt. Ein Kind bleibt vollkommen unauffällig, aber das andere nimmt irgendwann eine Waffe mit in die Schule und erschießt zehn seiner Mitschüler. Wieso? Wie kommt es, dass ein Kind normal heranwächst und das andere in der Schule Amok läuft?«

»Wahrscheinlich ist mir das egal. Für solche Taten gibt es keine Rechtfertigung. Punkt.«

»Richtig. Es geht mir ja auch nicht darum, das Verhalten dieses Kindes zu entschuldigen. Aber was, wenn ich eine Fehlfunktion in seinem Gehirn nachweisen könnte?«

»Wie sollte die denn aussehen?«, fragte Vik, kurz bevor er vom Rock Creek Parkway in eine noble Wohngegend im Nordwesten von D. C. abbog.

»Willst du das wirklich jetzt hören?«

»Ja, will ich. Dann muss ich wenigstens nicht ständig an das Mädchen denken, das irgendwo da draußen in einem Käfig hockt.«

»Also gut. Jeder Teil des Gehirns ist für eine andere Aufgabe zuständig. Da gibt es zum einen das Großhirn mit seinen vier Lappen. Das ist der faltige Hauptteil mit den vielen Windungen, an den wir klassischerweise denken, wenn wir uns unser Gehirn vorstellen.« Sie tippte sich an die Stirn. »Es ist zuständig für Impulskontrolle, Emotionen, Urteilsvermögen – gewissermaßen all die komplexeren Aufgaben.«

»So wie Textaufgaben in Mathe ...«, meinte Vik.

Sayer lachte. »Genau. Darunter gibt es noch einen winzig kleinen Teil namens Kleinhirn. Das Kleinhirn ist hauptsächlich zuständig für Motorik, Gleichgewichtssinn und so weiter. Und dann gibt es noch den Hirnstamm, der für all das zuständig ist, was bei uns automatisch abläuft: Atmung, Herzschlag, Körpertemperatur. Wenn der Hirnstamm nicht mehr aktiv ist, gilt der Mensch als tot.«

»Okay, mit anderen Worten: Unsere Gehirne sind komplexe Organe.«

»Und wie!« Aus Sayers Augen leuchtete die Begeisterung eines Menschen, der sein Fachgebiet liebt. »Du hast ja keine Ahnung! Zum Beispiel gibt es etwas, das nennt man entwicklungsbedingte Agnosie. Mal angenommen, du hörst auf, dein linkes Bein zu benutzen. Du ignorierst es einfach komplett. Nach einer gewissen Zeit führt das dazu, dass du die Fähigkeit verlierst, es zu steuern. Aber noch viel interessanter ist, dass du irgendwann sogar anfangen würdest zu glauben, dass es gar nicht zu deinem Körper gehört. Ich habe mal eine Frau kennengelernt, die immer wieder versucht hat, ihr Bein aus dem Bett zu schubsen, weil sie der felsenfesten Überzeugung war, dass jemand ihr das abgetrennte Glied eines anderen unter die Decke gelegt hatte!«

»Irre.« Vik schüttelte sich.

»Ich interessiere mich hauptsächlich für zwei Areale des Gehirns, zum einen den Orbitalcortex, der auf emotionalen Prozessen basierende Handlungen steuert – Empathie, Mitgefühl und so weiter –, und zum anderen die Amygdalae, das sind zwei kleine Bündel von Einzelkernen im Temporallappen.«

»Amygda-was?«

»Amygdalae. Sie spielen eine wichtige Rolle bei der emotionalen Bewertung von Situationen. Wer aktive Amygdalae hat, ist sehr empathisch. Menschen mit überdurchschnittlich großen Amygdalae sind solche, die Fremden eine Niere spenden oder mit *Ärzte ohne Grenzen* in Kriegsgebiete gehen. Wenn man hingegen nur erbsengroße Amygdalae hat, ist man mit hoher Wahrscheinlichkeit ein Psychopath. Nach solchen Zusammenhängen suche ich.«

»Und wenn du sie findest, was dann? Der Mensch ist doch nicht nur eine Fleischpuppe, die das tut, was sein Gehirn ihm befiehlt. Ich habe einen freien Willen, ich treffe meine eigenen Entscheidungen. Was ändert es, wenn jeder Serienkiller da draußen genau die gleichen Hirndefekte aufweist?«

»Die Sache ist noch viel komplizierter. Unsere Gehirne, ja sogar unsere Gene, werden durch unser Leben und unsere Erfahrungen geformt.« Sayer rieb sich heftig die rechte Schulter, wo sie eine zunehmende Verhärtung spürte – wohl ein Zeichen dafür, dass sie eigentlich lieber nicht an ihr ins Schwimmen geratenes Forschungsprojekt denken wollte.

»Du meinst also, es gibt gewisse Ereignisse in ihrem Leben, die ihre Gehirne schrumpfen lassen?«

»Sozusagen. Man weiß bereits, dass manche Menschen eine biologische Veranlagung zur Gewalt haben. Es gibt Gene wie zum Beispiel das sogenannte Krieger-Gen, die eindeutig mit gewalttätigem Verhalten in Zusammenhang gebracht werden können. Wenn man dieses spezielle Gen in sich trägt, ist die Wahrscheinlichkeit, dass man irgendwann im Laufe seines Lebens gewalttätig wird, höher als bei anderen. Aber es gibt auch jede Menge Menschen, die das Krieger-Gen in sich tragen und nie gewalttätig werden. Es wurde gewissermaßen nicht aktiviert. Mit Gehirnen ist es genauso. Selbst wenn ein Kind mickrige Amygdalae und einen trägen präfrontalen Cortex hat, kann sein Gehirn andere Areale aktivieren, um empathisches Handeln zu ermöglichen –

sofern dieses Kind in einem liebevollen Zuhause aufwächst. Aber wenn dieses Kind in ein Umfeld verpflanzt wird, in dem es keine Liebe und Geborgenheit erfährt, sondern Gewalt und Missbrauch, kann es zu einem gewalttätigen Mörder heranwachsen. Das ist ein komplexes Zusammenspiel von Erbanlagen und Sozialisation.«

»Trotzdem: Was ändert das?« Vik sah sie an. Aus seiner Miene sprach keine Ablehnung, sondern reine Neugier.

»Wenn es uns gelingt, exakt nachzuvollziehen, wie diese Prozesse ablaufen, dann können wir solche Menschen vielleicht identifizieren, bevor sie sich zu Mördern entwickeln.«

»Aber wie soll man das jemals messen können? Außerdem kann man einen Menschen ja nicht einfach einsperren, nur weil sein Gehirn nicht dem Durchschnitt entspricht.«

»Nein, natürlich nicht. Es geht darum, Wege zu finden, wie sich solche Prozesse aufhalten lassen. Ich rede hier von Kindern. Wenn man ein gefährdetes Kind bereits im Grundschulalter erkennen würde, könnte man gegensteuern, indem man es beispielsweise an bestimmten sozialen Programmen teilnehmen lässt und seine Eltern zu Elternkursen schickt. Es geht um Prävention – darum, dem Kind zu helfen, bevor es groß wird und jemanden tötet.«

Vik schwieg fast zehn Minuten lang. Sayer ließ ihm den Raum zum Nachdenken. »Na, das ergibt schon ein bisschen mehr Sinn«, räumte er schließlich ein. »Obwohl ich glaube, dass du dabei was Wesentliches außer Acht lässt.«

»Was denn?«

»Das Böse. *Possédé* hat Mamere immer dazu gesagt – besessen. Manche Menschen werden einfach böse geboren, und keine Liebe und Aufmerksamkeit der Welt können sie jemals zum Guten erziehen. Du weißt schon – diese Kinder, die auf den ersten Blick ganz normal erscheinen, die behütet und liebevoll aufgewachsen sind und trotzdem kleine Katzen töten, Feuer legen … und irgendwann jemanden umbringen.«

Sayer seufzte. »Ja, du hast recht. Für die interessiere ich mich ganz besonders. Hätte man etwas für diese Kinder tun können, wenn man nur frühzeitig eingegriffen hätte? Oder waren sie vom Tag ihrer Geburt an dazu verdammt, zu Mördern zu werden?«

Mit diesem heiteren Gedanken im Hinterkopf bogen Sayer und Vik in die lange Zufahrt zu einem riesigen Anwesen im Kolonialstil ein. Das Haus der Van Hursts.

»Und jetzt müssen wir einem Vater mitteilen, dass seine Tochter tot ist …«, murmelte Sayer halblaut.

Vor dem Eingang stand ein Mann in einer gebügelten kakifarbenen Hose und einem marineblauen Polohemd. An der Hüfte trug er ein Halfter mit Pistole.

»Unser Personenschützer-Begrüßungskomitee?«

»Ja«, sagte Vik. »Ich glaube, nach dem Verschwinden seiner Tochter hat Senator Van Hurst einen privaten Sicherheitsdienst beauftragt.«

Der Leibwächter beobachtete, wie sie näher kamen, grüßte sie jedoch nicht, sondern hob lediglich das Kinn, als sie an ihm vorbeigingen.

Sie drückten auf die Klingel. Während sie warteten, nahm Sayer bei Vik eine kleine Veränderung wahr. Seine Körperhaltung war ihr gegenüber nicht mehr so abweisend wie zuvor, und seine Schultern hatten sich entspannt. Hoffentlich bedeutete das, dass zwischen ihnen wieder alles im Lot war.

Anwesen von Senator Van Hurst, Nordwesten von Washington, D. C.

Eine kraushaarige Frau in einer adretten Hausangestellten-Uniform öffnete ihnen die Tür. »Haben Sie Gwen gefunden?«, fragte sie.

»Entschuldigen Sie, Ms ...«

Der blassen Frau schien bewusst zu werden, dass sie ihnen den Zutritt zum Haus versperrte. Sie trat beiseite und machte eine halbe Verbeugung. »Es tut mir leid, es ist nur ... Ich bin Maxine. Ich führe Mr Van Hursts Haushalt und war früher Gwens Nanny ...«

»Maxine, würden Sie den Agents bitte etwas zu trinken anbieten und sie ins Wohnzimmer begleiten?«, kam eine tiefe Stimme von oben.

Vor einer großen Treppe im ersten Stock stand Charles Van Hurst. Seine Haltung war aufrecht, sein Blick wach, die Haare saßen perfekt. Sayer begriff sofort, weshalb manch einer ihn mit Kennedy verglich.

»Sie müssen Maxine entschuldigen«, sagte er, während er die Treppe herunterkam. »Sie hat Gwen genauso sehr geliebt wie wir alle.«

Maxine konnte sich ein Stirnrunzeln nicht verkneifen, murmelte jedoch: »Hätten Sie gerne etwas zu trinken?«

»Nein, danke. Aber nachdem wir mit Mr Van Hurst gesprochen haben, würden wir uns gerne auch noch mit Ihnen unterhalten, wenn Sie nichts dagegen haben.«

»Natürlich!« Maxine öffnete eine Tür aus Mahagoniholz und bedeutete ihnen, in den Salon zu gehen, bevor sie geschäftig davoneilte.

Vik und Sayer ließen Van Hurst vorangehen. Vor einem gigantischen marmornen Kamin blieb er stehen und wies auf ein Sofa. Er benahm sich wie ein Mann, der eine Audienz gab.

»Ich habe bereits mit Ihrer Vorgesetzten gesprochen.«

Sayer zog erstaunt die Augenbrauen hoch.

»Die stellvertretende Direktorin Janice Holt und ich kennen uns schon seit vielen Jahren. Wir haben beide in Georgetown Jura studiert und waren im selben Jahrgang.« Er schenkte ihnen ein Lächeln, das seine strahlend weißen Zähne entblößte. »Janice hat mich bereits darüber informiert, dass Sie meine Tochter gefunden haben. Jetzt möchte ich gerne von Ihnen hören, was Sie zu tun gedenken, um das Schwein zu fassen, das sie auf dem Gewissen hat.« Er wandte sich mit seiner Ansprache direkt an Vik.

Sayer öffnete den Mund, machte ihn wieder zu und öffnete ihn dann ein zweites Mal. Sie wollte lieber nichts Unüberlegtes sagen.

»Nun, Senator, ich bin mir sicher, die stellvertretende Direktorin Holt hat Ihnen auch erklärt, dass sich unsere Ermittlungen noch im Anfangsstadium befinden. Aber wir werden jedem Hinweis nachgehen.«

Im ersten Moment wirkte Van Hurst irritiert, dass nicht Vik seine Frage beantwortete, sondern Sayer. Doch er hatte sich recht schnell wieder gefangen. »Ja, ja, sparen Sie sich Ihre abgedroschenen Phrasen. Ich habe bereits dafür gesorgt, dass Sie so viel Personal bekommen, wie Sie brauchen. Das FBI tut gut daran, mir meine Bitten nicht abzuschlagen. Der Mann, der meiner armen Gwennie das angetan hat, wird zur Rechenschaft gezogen werden, dafür werde ich persönlich sorgen. Man stelle sich nur vor – er hat meinen kleinen Engel unter Drogen gesetzt! Er hat sie in einen Käfig gesperrt!«

»Ja, Sir«, sagte Sayer ruhig, obwohl sie insgeheim schockiert war, dass Holt Van Hurst derart viele Details über den Fall verraten hatte. Für gewöhnlich wurden solche Informationen streng unter Verschluss gehalten, wenigstens zu Beginn einer Ermittlung. »Wir haben die Aussage, die Sie letztes Jahr kurz nach Gwendolyns Verschwinden gemacht haben, aber wir würden gerne noch mal ausführlich mit Ihnen sprechen, um sicherzustellen, dass wir auch nichts übersehen haben.«

»In Ordnung. Ich kann meine Aussage abtippen und Ihnen ins Büro schicken lassen.«

»Wir würden es lieber von Ihnen persönlich hören. Und zwar jetzt.«

Van Hurst winkte ab. »Tut mir leid, im Moment habe ich keine Zeit. Ich kann wohl kaum meine eigene Pressekonferenz verpassen. Wenn Sie auf einer mündlichen Aussage bestehen, müssen wir einen Termin dafür vereinbaren. In der Zwischenzeit dürfen Sie sich gerne Gwens Zimmer anschauen und meine Angestellten befragen. Sie alle haben von mir die Anweisung erhalten, sich in jeder nur erdenklichen Weise kooperativ zu verhalten.«

»Äh … Pressekonferenz, Sir?«

Van Hurst fixierte Sayer mit einem harten Blick, wie ein Hund, der ausloten will, wie aggressiv sein neuer Artgenosse ist. »Ja. Ich werde gleich mit der Presse über Gwen sprechen. Dass Sie sie endlich gefunden haben, ist ein großer Schritt für mich.«

»Sir, wir möchten Sie bitten, damit noch zu warten, bis wir …«

Doch Van Hurst ließ sie nicht ausreden. »Zu spät. Ich habe bereits eine Pressemitteilung herausgegeben, und ich habe die Absicht, das Interesse der Medien zu unserem Vorteil zu nutzen. Ich habe um Hinweise bezüglich des Käfigs, dieser seltsamen Droge und sogar des Hundes gebeten. Irgendjemand da draußen wird schon etwas wissen. Es gibt keinen Grund, weshalb man die Ermittlungen nicht ein wenig beschleunigen sollte.«

Sayer hatte Mühe, ihre Verärgerung im Zaum zu halten. »Bei allem Respekt, Senator Van Hurst, wenn Sie zum jetzigen Zeitpunkt solche Details preisgeben, kann das nicht nur unsere Ermittlungen gefährden, Sie setzen damit auch das Leben einer weiteren jungen Frau aufs Spiel. Wenn wir den Mörder wissen lassen, dass wir ihm auf der Spur sind, wird er womöglich aus Angst untertauchen und das andere Mädchen, das er derzeit noch gefangen hält, sich selbst überlassen.«

»Anderes Mädchen?« Van Hurst zog kurz die Brauen zusammen. »Verdammt! Von einem zweiten Opfer hat Janice gar nichts erwähnt.« Im nächsten Moment wandte er sich mit anklagender Miene an Sayer. »Das wird Sie lehren, mir in Zukunft keine Informationen mehr vorzuenthalten. Ich muss über alles Bescheid wissen, ansonsten kann ich Ihnen nicht helfen.« Van Hurst hielt kurz inne und dachte nach. »Na ja, ich wusste nichts von dem anderen Mädchen, insofern kann mir niemand einen Strick daraus drehen.«

Er sprach ohne jede Spur von Besorgnis oder Mitgefühl, und Sayer erkannte voller Abscheu, dass es bei dieser Pressekonferenz mindestens genauso sehr um seine bevorstehende Präsidentschaftskandidatur ging wie darum, Gwens Mörder zu finden. Die Wahlen rückten näher, und der Fall würde ihm deutlich mehr Aufmerksamkeit einbringen.

»Sir, Sie haben kein Recht ...«, begann Sayer.

»Ich habe jedes Recht«, blaffte Van Hurst. »Gwen war sehr lange verschwunden, und ich habe aufgehört zu trauern. Ich will nicht, dass ihr Tod umsonst war.«

Blind vor Wut sprang Sayer auf. »Sie wollen den Tod Ihrer Tochter für eine Pressekonferenz ausschlachten? Sie wollen das Leben eines unschuldigen Kindes gefährden, nur um Ihre eigene Agenda voranzutreiben?«

Van Hursts Miene, eben noch kühl und erhaben, war nun zu einer Maske des Zorns verzerrt. »Wie können Sie es wagen!«

Vor Wut keuchend, standen er und Sayer einander gegenüber.

Vik ließ sich tiefer in die Polster des Sofas sinken. Sein Blick ging langsam zwischen den beiden hin und her.

»Darüber werde ich mit Janice noch ein Wörtchen reden«, knurrte Van Hurst. »Solche Anschuldigungen werde ich mir nicht gefallen lassen. Ich bin hier schließlich derjenige, der alles verloren hat. Alles! Und jetzt verlassen Sie auf der Stelle mein Haus! Wenn das FBI Sie als leitende Ermittlerin abgesetzt hat, dürfen Ihre Nachfolger gerne wiederkommen und sich mit meinem Personal unterhalten. Bis dahin: Raus!« Während des Sprechens gelang es ihm, seine Wut zu zügeln. Am Ende war er wieder ganz ruhig.

Er zog sein gebügeltes Hemd glatt und verließ mit raschen Schritten den Raum, wobei er versehentlich Maxine anrempelte, die hinter der Tür gestanden hatte.

Die Haushälterin eilte auf die beiden zu. »Es tut mir so leid! Die ganze Sache hat Mr Van Hurst wirklich sehr mitgenommen. Er kann seine Gefühle nicht so gut ausdrücken, deshalb verhält er sich so, aber er hat seine Tochter aufrichtig geliebt«, beschwor Maxine Vik und Sayer, während sie sie gleichzeitig zur Tür hinauskomplimentierte. »Bitte, lassen Sie sich durch sein Benehmen nicht davon abhalten, denjenigen zu finden, der das getan hat.«

Vik stand neben Sayer auf der Veranda vor dem Haus, als die Tür hinter ihnen ins Schloss fiel. »Das hätte unter Umständen ein klein wenig besser laufen können. Du wärst dem Kerl ja fast an die Gurgel gesprungen«, meinte er mit einem schiefen Grinsen.

»Scheiße« war Sayers einziger Kommentar dazu, ehe sie zum Wagen stapfte, die Tür aufriss, einstieg und dann die Tür mit einem lauten Knall wieder zuwarf.

Vik nahm ruhig auf dem Fahrersitz Platz, und sie saßen etwa eine Minute lang da und schwiegen.

Sayer kämpfte gegen die Gefühle an, die in ihr tobten. Sie wusste, sie hätte anders mit der Situation umgehen sollen, aber ihr Verstand hatte einfach ausgesetzt. Verdammt, sie musste wirklich ihre Aggressionen in den Griff bekommen. Würde Holt sie jetzt von dem Fall abziehen? Egal. Fürs Erste würde sie einfach weiter ihren Job machen.

Sie las ihre E-Mails. »So wie's aussieht, wohnen die Eigentümer des Hauses in der P Street irgendwo in Europa und wissen nichts über die Immobilie. Sie waren noch nicht ein einziges Mal hier; wenn wir Fragen haben, sollen wir uns an den Immobilienmakler wenden, der das Objekt für sie betreut. Komm, lass uns schnell hinfahren und den Mann vernehmen – bevor ich gefeuert werde.«

Capitol Hill, Washington, D. C.

Nur wenige Meilen vom Anwesen der Van Hursts entfernt lag die andere Seite von Capitol Hill, die sich genauso gut auf einem anderen Planeten hätte befinden können: Brachflächen, heruntergekommene Wohnblocks, leer stehende Backsteinhäuser. Real Star Immobilien befand sich in einer schmalen Seitenstraße hinter einem Kwik Konvenience Minimarkt. Sayer und Vik folgten dem grünen Hinweisschild mit der gelben Sternschnuppe bis zu einer Tür, die zusätzlich durch ein verschlossenes Gitter gesichert war. Sayer klopfte hart dagegen, was in der feuchten, betongepflasterten Gasse einen tiefen, metallischen Widerhall erzeugte.

Sie warteten in der muffigen Luft, bis die innere Tür ein Stück geöffnet wurde. Ein grünes Augenpaar betrachtete sie misstrauisch durch den Spalt.

»Kann ich Ihnen helfen?«

»Jawohl, Sir. Agents Altair und Devereaux vom FBI. Wir ermitteln in einem Mord, der sich in einer von Ihnen betreuten Immobilie ereignet hat, deshalb würden wir uns gerne mit Ihnen unterhalten.«

Eine lange Pause trat ein.

»Könnten Sie mir bitte Ihre Dienstausweise zeigen?«

Sayer klappte ihre Brieftasche auf und hielt ihre Marke in den dunklen Türeingang.

Erneut eine Pause, dann ein scharfes Schnappgeräusch, als ein Schloss geöffnet wurde. Noch ein Schnappen. Und noch eins.

Als die Tür endlich aufging, trat ihnen ein schlanker Mann entgegen. Er sah aus wie ein Filmstar mit seinen intensivgrünen Augen, der Hipster-Brille, den dichten schwarzen Haaren und einem strahlend weißen Lächeln. »Bitte, kommen Sie doch herein.«

Sayer und Vik betraten ein kleines Büro, das vollgestopft war mit alten braunen Möbeln und einem Resopalschreibtisch.

»Ein Mord in einer meiner Immobilien?«

»Ja, Mr …?«

»Oh, entschuldigen Sie!« Er verbeugte sich hölzern. »Franklin Winters, Real Star Immobilien.«

»Es geht um das Haus in der P Street, im Südosten.« Sayer deutete vage in die entsprechende Himmelsrichtung.

Washington, D. C. ist in einem Schachbrettmuster angelegt, wobei die nach Buchstaben benannten Straßen in Ost-West-Richtung und die nummerierten Straßen in Nord-Süd-Richtung verlaufen und einige breitere Alleen diagonal vom Kapitol ausgehen. Während die besseren Wohngebiete im Nordwesten liegen, beherbergt der Südosten die ärmsten Bezirke der Stadt, darunter auch einige, die fast schon wie Slums in der Dritten Welt anmuten. Real Star Immobilien hatte sich eindeutig auf die weniger prestigeträchtigen Adressen spezialisiert.

»Ach ja, das steht schon eine ganze Zeit lang leer. Wie kann ich Ihnen da behilflich sein, Agent Altair?«

Sayer ließ sich auf dem Kunstleder-Sofa nieder, das unter

ihrem Gewicht quietschte. »Zunächst einmal brauchen wir mehr Informationen über den Eigentümer.«

Franklin Winters nickte übertrieben. »Ich suche liebend gern die entsprechenden Informationen für Sie heraus, allerdings kann ich Ihnen schon jetzt sagen, dass die Besitzverhältnisse absolut unübersichtlich sind. Früher gehörte das Haus einem älteren Herrn aus Europa. Er hat irgendwo oben im Norden gewohnt, Boston vielleicht, ich weiß es nicht mehr genau. Er hatte das Haus geerbt, ist aber vor etwa zwei Jahren verstorben, und jetzt können sich seine Kinder nicht einigen, was mit dem Objekt passieren soll. Einer der Brüder hat kürzlich einen Handwerker beauftragt, das Haus in Schuss zu bringen. Wahrscheinlich hoffen die Erben, dass sie es dann gewinnbringend verkaufen können, was natürlich Unsinn ist.«

»Wie viele Geschwister haben denn geerbt?«

»Sieben, wenn ich mich recht entsinne. Das müsste ich nachschauen.«

Vik stöhnte.

Franklin fuhr fort. »Aber keiner von denen ist hier in den Staaten. Die wohnen quer über ganz Europa verstreut: Luxemburg, Monaco, was weiß ich – an Orten, die ich nicht mal auf einer Landkarte finden würde.«

»Wir bräuchten trotzdem ihre Kontaktdaten. Nächste Frage: Wann waren Sie zuletzt in dem Haus?«

»Ich?« Die Frage schien Winters zu überraschen. »Bin ich denn ein Verdächtiger?«

»Nein, Sir. Aber wir müssen Sie das fragen. Außerdem hilft es uns vielleicht dabei, den chronologischen Ablauf zu rekonstruieren.«

»Ich ... ich war schon seit Ewigkeiten nicht mehr dort. Ich

kann Ihnen gar nicht genau sagen, wann. Vielleicht vor etwas über einem Jahr.« Franklin zögerte, und der Blick seiner grünen Augen zuckte unruhig durch den Raum. »Ich war insgesamt überhaupt nur dreimal da. Es steht schon so lange leer …«

Um ihm keine Zeit zum Nachdenken zu geben, schob Sayer sofort die nächste Frage hinterher. »Und als Sie das letzte Mal dort waren, sind Sie da auch im Keller gewesen?«

»Was? Nein! In die Keller meiner Objekte würde ich niemals auch nur einen Fuß setzen, selbst wenn Sie mich dafür bezahlen würden. Man weiß ja nie, wer oder was da unten vielleicht auf einen lauert. Moment mal – wurde im Keller jemand umgebracht?«

»Wer hätte alles von dem Luftschutzraum wissen können?« Sayer beobachtete wachsam seine Reaktion.

Franklin machte große Augen. »Luftschutzraum? Das stand in keinem der Exposés, die ich vorliegen habe. Aber … wie gesagt, ich war ja auch nie im Keller.«

Sein Erstaunen wirkte echt, und in Gedanken ließ Sayer ihn auf ihrer nicht vorhandenen Liste von Verdächtigen einige Plätze nach unten rücken.

Sie wusste, dass praktisch jeder Mensch in einer Verhörsituation nervös wurde. Sein huschender Blick konnte ganz einfach damit zu erklären sein, dass er sich unwohl fühlte, weil er sich im Visier des FBI befand – eine Erfahrung, die für niemanden angenehm war.

Er ging rasch zu seinem Aktenschrank und zog eine dünne Mappe heraus. »Nein, in den Unterlagen steht nichts von einem Luftschutzraum. Ich wusste nicht, dass das Haus so was hat.«

Sayer warf einen Blick auf das Blatt Papier, das er ihr hinhielt, und winkte ab. »Nach Ihrem Kenntnisstand wusste also niemand über den Luftschutzraum Bescheid?«

»So ist es. Ich frage mich, ob der ursprüngliche Besitzer überhaupt davon wusste. Ich glaube nicht, dass er das Gebäude jemals betreten hat.«

Sayer runzelte die Stirn. Dieser verdammte Fall wollte einfach nicht in Gang kommen. Sie wusste, wie es mit Ermittlungen war: Entweder nahmen sie relativ schnell Fahrt auf, oder das Momentum verpuffte gleich wieder. Und diese Ermittlung hier dümpelte vor sich hin wie ein Segelboot bei Flaute.

»Fällt Ihnen sonst noch irgendetwas ein, Mr Winters?«

Der Mann legte den Kopf schief und schien ernsthaft über etwas nachzudenken.

»Egal, was es ist«, drängte Sayer. »Man weiß nie, was vielleicht noch wichtig werden könnte.«

Franklin lächelte unbehaglich. »Na ja, eine Sache wäre da noch, aber es kommt mir ein bisschen unfair vor.«

»Unfair?«

»Der Handwerker. Der wirkte auf mich irgendwie komisch.«

»Komisch?«

»Ein besseres Wort fällt mir nicht ein. Er war so fleischig und ... windig.« Franklin lachte leise auf. »Das klingt albern, aber es stimmt. Er kam mir windig vor.«

»Danke, dass Sie es uns gesagt haben.« Mit einem Hauch Erregung in der Stimme wandte Sayer sich an Vik. »Ein Handwerker, der im Haus zu tun hatte, könnte doch vielleicht von dem Luftschutzraum gewusst haben.«

Vik brummte zustimmend.

»Wir brauchen seinen Namen und die Namen der Hausbesitzer. Außerdem noch die Namen aller, die Interesse an dem Objekt gezeigt haben.«

Franklin schnaubte. »Das war niemand. Die Erben haben das Haus zu einem Preis gelistet, der doppelt so hoch ist wie sein Wert«, sagte er, während er eine Liste für sie ausdruckte. »Ich glaube, den Namen des Handwerkers habe ich nie gehört, aber ich rufe den Bruder in Europa an, der ihn beauftragt hat, sobald es dort Morgen ist.«

Sayer und Vik bedankten sich bei Franklin und kehrten zu ihrem Wagen zurück. Sayers Handy klingelte, und sie warf einen Blick auf das Display. Nana. Sie leitete den Anruf auf ihre Mailbox um.

»Wir sollten unseren neuen Freund, diesen Handwerker, ausfindig machen und schauen, was er zu sagen hat.«

Weniger als eine Minute später bekam Sayer eine SMS von Holt. *Quantico. Jetzt.*

»Kacke«, knurrte Sayer. »Sieht so aus, als hätte der gute Senator bereits mit Holt gesprochen. Sie will, dass wir sofort zurück ins Büro kommen. Beten wir, dass Sie dir die Leitung übergibt, nachdem sie mich von dem Fall abgezogen hat.«

Vik schnaubte und ließ den Motor seines alten Nissan aufheulen, ehe sie sich auf die Fahrt nach Virginia machten.

Büro der stellvertretenden Direktorin Holt, FBI-Hauptquartier, Quantico, Virginia

»Er will, dass ich Ihnen den Fall wegnehme«, raunzte Holt.

Die stellvertretende Direktorin des FBI saß an ihrem Schreibtisch. Die Mittagssonne, die hinter ihr durchs Fenster schien, verlieh ihrem Kopf silbrige Flügel. Ihre Augen blitzten, und einen Moment lang stellte Sayer sich vor, dass Holt eine Walküre war, wenngleich eine Walküre mit ziemlich dicken Backen und einem roten Hosenanzug aus den Achtzigerjahren. »Der Schwachkopf konnte einfach seine Klappe nicht halten.«

Sayer atmete auf. Holt war nicht wütend auf sie, sondern auf Van Hurst.

»Und Sie ...« Holt erhob sich. »... Sie hatten sich nicht unter Kontrolle. Sie müssten die Spielregeln doch kennen. Zu den Politikern, die die Geschicke dieser gottverlassenen Stadt lenken, muss man immer freundlich sein.« Holt tigerte kopfschüttelnd auf und ab.

»Ich ...«, setzte Sayer an.

»Nein, sagen Sie kein Wort. Ich weiß ganz genau, warum Sie sich mit Van Hurst angelegt haben. Er war immer schon ein rücksichtsloser Egoist, aber so was Abscheuliches hat er bisher noch nie gemacht. Leider ändert das alles nichts daran, dass er Vorsitzender des Sonderausschusses für Geheimdienstfragen im Senat ist. Rein zufällig ist das der Ausschuss, in dem über den Etat des FBI entschieden wird. Er. Entscheidet. Über. Unseren. Etat.« Holt blieb stehen und zeigte mit dem Finger auf Sayer. »Haben Sie auch nur den Schimmer einer Ahnung, wie viel Macht ihm das verleiht? Ich habe ihm einen riesengroßen Knochen hingeworfen, indem ich ihn über den Stand unserer Ermittlungen informiert habe. Ich hätte nicht im Traum daran gedacht, dass er gleich hingeht und eine Pressekonferenz einberuft. Das war mein Fehler. Aber Sie ... Sie haben den hungrigen Bären auch noch gereizt.«

»Ich ...«

»Hören Sie auf zu reden. Ich sage Ihnen, was jetzt passieren wird. Wir gehen zu dieser Pressekonferenz.«

»Aber ...«

»Mund halten! Was ich damit meinte, war: *Sie* gehen zu dieser Pressekonferenz. Und Sie werden gute Miene zum bösen Spiel machen. Sie werden mit den Journalisten reden, als wäre die Pressekonferenz unsere gemeinsame Idee gewesen. Alle sollen glauben, dass wir mit dem ehrenwerten Herrn Senator Hand in Hand arbeiten. Wenn Sie auch nur ein Wort darüber verlieren, was Van Hurst für ein machtgeiles Arschloch ist, sind Sie den Fall los, noch ehe Ihre Worte das Mikrofon vor Ihrer Nase erreicht haben. Ganz im Ernst: Wenn Sie das vermasseln, sind Sie draußen.«

Schweigend stand Sayer auf. Holt ließ endlich ihren Finger sinken.

»Kriegen Sie das hin?«

»Ich ... also, Sie wissen ja, dass Pressearbeit nicht gerade meine Stärke ist.«

Holt erschauerte, als sie sich an Sayers letzten Ausfall vor laufender Kamera erinnerte. Sie hatte nicht einmal zehn Sekunden gebraucht, um vom Medienliebling zu einer Aussätzigen zu werden. Wie sich herausstellte, konnten die Presseleute es nicht besonders gut leiden, wenn man einem ihrer Kollegen die Faust ins Gesicht rammte.

Holt überlegte kurz, fuhr dann jedoch mit ihrer Tirade fort. »Ihr Pech, Sayer. Was in der Vergangenheit vorgefallen ist, interessiert mich nicht. Es wird Zeit, dass Sie Ihre Frau stehen und mit solchen Situationen umzugehen lernen. Ich versuche, Ihre Karriere zu fördern. Sie müssen einen Waffenstillstand mit der Presse schließen, sonst werden Sie es nie weiter bringen als bis zum Senior Special Agent. Dies ist der ideale Zeitpunkt, um den Schaden, den Sie damals angerichtet haben, wieder auszubügeln. Fassen Sie sich kurz ... Es arbeiten eine Menge Leute an dem Fall, wir gehen jeder Spur nach und haben alles im Griff. Vermitteln Sie Vertrauen, Sicherheit, und geben Sie um Himmels willen keine konkreten Informationen preis. Senator Van Hurst hat schon viel zu viel gesagt. Ich habe ihm mitgeteilt, dass ich Sie vorerst nicht von dem Fall abziehen kann, er rechnet also mit Ihnen. Beeilen Sie sich, die Pressekonferenz fängt bald an.«

Sayer und Vik fuhren auf direktem Weg zum Konferenzzentrum, wo Van Hurst bereits vor einem Saal voller Reporter Hof hielt. Die Gwendolyn-Van-Hurst-Story war eine große Sache – genau wie die Geschichte des mächtigen, aber verzweifelten Vaters, der demjenigen, der seine geliebte Tochter getötet hatte, wortreich Vergeltung androhte. Mehr als hundert Journalisten drängten sich im Raum, alle auf der Jagd nach guten Fotos oder aussagekräftigen O-Tönen.

Sayer und Vik betraten das Podium, gerade als Van Hurst am Rednerpult in Tränen ausbrach, während hinter ihm ein riesengroßes Bild von Gwendolyn an die Wand geworfen wurde. »Er hat sie in einen Käfig gesperrt. Hat sie verhungern und verdursten lassen. Ich biete einhunderttausend Dollar Belohnung für denjenigen, der Informationen hat, die zur Verhaftung des Täters führen.« An dieser Stelle musste Van Hurst, von Gefühlen überwältigt, abbrechen. Sayer verkniff sich mit Mühe ein Augenrollen. Noch vor wenigen Stunden war er eiskalt wie ein Fisch gewesen, und jetzt stand er hier und schluchzte sich die Seele aus dem Leib. Ganz abgesehen davon, dass der ohnehin schon komplizierte Fall durch Auslobung einer derart hohen Belohnung endgültig zum Albtraum werden würde. Statt Hinweisen nachzugehen und den Mörder zu überführen, würde sich Sayer nach dem Alleingang des Senators vor allem mit Schadensbegrenzung befassen müssen.

»Ah, das FBI ist da, um uns über den aktuellen Stand der Ermittlungen aufzuklären.« Van Hurst wischte sich eine Träne weg und breitete die Arme aus, um Sayer ans Rednerpult zu bitten. »Dies hier ist Special Agent Altair, sie leitet die Ermittlungen.« Er schenkte ihr ein Lächeln.

Sayer versuchte es zu erwidern, auch wenn es sich anfühlte, als hätte sie Ballons in den Backen, die ihr Gesicht zu einer seltsamen Grimasse verzerrten. Sie kämpfte erfolgreich gegen den Drang an, ihn zu korrigieren und darauf hinzuweisen, dass sie inzwischen *Senior* Special Agent war.

Van Hurst beugte sich schniefend über das Mikrofon. »Agent Altair, bitte sagen Sie uns alles über die neuesten Entwicklungen in dem Fall.« Dann trat er mit einer großen Geste beiseite und überließ Sayer den Platz am Mikrofon.

Sie räusperte sich verlegen. »Vielen Dank, Senator Van Hurst.« Sie wandte sich den versammelten Reportern zu. »Wir und der Senator werden eng zusammenarbeiten, um sicherzustellen, dass derjenige, der für diese Tat verantwortlich ist, zur Rechenschaft gezogen wird. Die Sondereinheit hat gerade erst ihre Arbeit aufgenommen, aber wir ermitteln mit Hochdruck und ziehen alle Register.«

»Gibt es schon Verdächtige?«, rief ein Reporter.

»Zum jetzigen Zeitpunkt gibt es noch keine Verdächtigen. Wie gesagt, die Ermittlungen stehen noch ganz am Anfang.«

Mehrere Journalisten riefen durcheinander.

»Nimmt das FBI den Fall auch ernst?«

»Welche Spuren haben Sie?«

»In welchem Zustand war Gwendolyn, als sie gefunden wurde?«

Sayer bat mit erhobener Hand um Ruhe. »Wie ich eben sagte, wir stehen noch ganz am Anfang. Wir gehen jedem Hinweis nach …«

»Aber eben haben Sie doch behauptet, Sie hätten noch keine Hinweise.«

Sayer biss sich auf die Lippe. »Es gibt einige vielversprechende Ansatzpunkte, darunter auch eine Person von besonderem polizeilichem Interesse, allerdings befinden sich die Ermittlungen, wie gesagt, noch in einem frühen Stadium …«

»Dann haben Sie also doch einen Verdächtigen! Wen? Was können Sie uns über den Mörder sagen?«

Ein Reporter aus der hintersten Reihe rief: »Was ist mit dem Handwerker? Ist er eine Person von besonderem polizeilichem Interesse?«

Sayer presste ganz fest die Lippen zusammen, um zu verhindern, dass ihr vor Schreck die Kinnlade herunterfiel. Sie versuchte zu erkennen, welcher Reporter die Frage gestellt hatte, doch im Gedränge war es unmöglich, ihn auszumachen. Nach ihrem

Kenntnisstand wusste außer den Mitgliedern der Sondereinheit niemand von der Existenz des Handwerkers.

»Ich wiederhole: Es gibt zum gegenwärtigen Zeitpunkt noch keine Verdächtigen«, sagte sie nach einer langen Pause, doch sie hörte bereits das aufgeregte Murmeln der Journalisten, die eifrig in ihre Handys tippten. Sie wusste, dass in diesem Moment hundert Rechercheure damit beauftragt wurden, den Handwerker ausfindig zu machen. Es würde ein Wettrennen um die Informationen geben: Wer fand den Namen des Mannes als Erster heraus? Wer war als Erster bei ihm? Wem gelang es, ihn zu interviewen, bevor er realisierte, dass er Verdächtiger in einem Mordfall war? Die Medienmaschinerie lief bereits auf Hochtouren, und Sayer schwante, dass irgendjemand gewaltigen Mist gebaut hatte.

»Keine weiteren Fragen!«, sagte sie, ehe sie rückwärts vom Podium abging und dabei vor lauter Frust die Fingernägel in ihre Handflächen grub.

Vik stand mit erhobenen Augenbrauen neben der Bühne. »Das lief ja super.«

»Ach, halt bloß den Mund!« Sayer stakste an ihm vorbei. Als sie versuchte, durch die Hintertür ins Freie zu gelangen, versperrte Van Hurst ihr den Weg.

»Agent Altair, ich weiß es wirklich zu schätzen, dass Sie gekommen sind. Holt hat mir versichert, dass Sie sich während der gesamten Ermittlungen kooperativ zeigen werden. Also: Wer ist dieser Handwerker?«

Sayer stach mit dem Zeigefinger gegen Van Hursts Brust. »Er könnte ein ernst zu nehmender Verdächtiger sein, aber jetzt wird er wahrscheinlich Lunte riechen und untertauchen, noch bevor wir überhaupt wissen, wer er ist – und das haben wir ganz allein Ihrer Schnapsidee von dieser Pressekonferenz zu verdanken.«

Van Hurst antwortete mit ruhiger Miene: »Ich bin nicht derjenige, dessen Leute Informationen über den Mann haben durchsickern lassen. Das geht auf Ihr Konto, Agent Altair. Und jetzt fangen Sie endlich an zu arbeiten, und schnappen Sie den Mann, der meine Gwennie getötet hat.«

Er gab ihr den Weg frei.

Als Sayer nach draußen trat, klingelte ihr Handy.

»Was zum Henker war das denn?«, brüllte Holt.

»Ganz offensichtlich gibt es bei uns eine undichte Stelle.« Beim Wagen angekommen, blieb Sayer stehen, heilfroh, dass ihr keine Reporter aus dem Saal gefolgt waren.

Holts Stimme wurde auf einmal ganz leise und sanft, was Sayer sehr beängstigend fand. »Das war untragbar. Stopfen Sie das Leck, oder Sie sind draußen! Verstanden?«

Sayer würgte den Kloß in ihrem Hals hinunter, und es gelang ihr, ein »Verstanden« hervorzustoßen, ehe sie auflegte.

Sie warf einen Blick auf Vik, der an der Fahrertür stand. Er hatte noch immer die Augenbrauen hochgezogen und grinste breit. »Wohin jetzt, Tiger?«

Grummelnd stieg Sayer ins Auto. »Wahrscheinlich sollten wir so schnell wie möglich diesen Handwerker auftreiben. Hoffen wir mal, dass er keine Nachrichten schaut, sonst ist er bestimmt schon auf halbem Weg nach Mexiko.«

Haus von Hal Dillinger, Blue Ridge Mountains, Virginia

Sayer starrte aus dem Küchenfenster und vermied es, Blickkontakt zu Hal Dillinger aufzunehmen, der es als »der Handwerker« schon jetzt zu ungewollter Berühmtheit gebracht hatte. Das Datenanalyse-Team hatte knapp eine Stunde gebraucht, um seine Adresse herauszufinden, und Sayer hatte es mit Müh und Not vor der Presse zu seinem ländlich gelegenen Cottage geschafft.

Dillinger, ein leicht ungepflegt aussehender Ire, dem an der linken Hand zwei Finger fehlten, schob eine Mappe aus braunem Kraftpapier über den Tisch. »Klar bin ich in die Stadt und hab mir das Haus angesehen. Aber ein Schritt in den Eingangsflur, und ich hab den Job abgelehnt. Konnte auf den ersten Blick sehen, dass der Auftrag für mich und meine Jungs eine Nummer zu groß war.« Er schlug die Mappe auf, die mehrere Quittungen enthielt. »Wie gesagt, ich war die letzten Monate beim Wildnistraining mit meinen Jungs. Alle Unterlagen dazu sind hier drin. Wir waren seit März in Colorado.«

Sayer holte tief Luft und betrachtete dann die zerknitterten Papiere, die schwarz auf weiß belegten, dass Dillinger unmöglich Gwendolyn Van Hursts Mörder sein konnte. Dann ging ihr Blick abermals zum Fenster. Vor Dillingers prächtigem Garten hielt gerade der nächste Übertragungswagen, dessen Dachantenne sich wie ein hungriger Saugrüssel in den Himmel reckte. Mehrere atemlose Reporter standen bereits an der ländlichen Straße und blickten mit ernsten Mienen, wie es sich für Berichterstattung über Morde gehörte, in diverse Kameras.

Hal Dillinger mochte aussehen wie ein Motorradrocker, aber im Herzen war er ein echter Menschenfreund. Er leitete eine Schule für gefährdete Jugendliche aus schwierigen Verhältnissen, die aus ihrem städtischen Umfeld aufs Land verpflanzt wurden. Sogar die Polizei kannte ihn, weil er beim Trainieren der Hundestaffel half. Ein rundum anständiger Typ. Sayer versuchte sich den pulsierenden Kopfschmerz wegzureiben, der von ihren Schläfen bis in ihre Schultern ausstrahlte.

Vik nahm die Mappe an sich. »Was dagegen, wenn ich die für eine Weile behalte?«

Hal Dillinger hob die Hände. »Tun Sie, was Sie tun müssen. Wollen Sie auch eine Speichelprobe oder so was?« Er wirkte ein wenig verwundert über den Zirkus draußen vor seinem Fenster.

Sayer stand auf. »Das wird nicht nötig sein, Mr Dillinger. Es tut mir wirklich sehr leid, dass die Medien Wind von Ihnen bekommen haben, ehe wir die Chance hatten, mit Ihnen zu sprechen. Das nehme ich auf meine Kappe.« Sie wies auf die Mappe in Viks Händen. »Das müsste ausreichen, um Ihr Alibi zu bestätigen. Sobald Sie als Verdächtiger ausgeschlossen werden konnten, geben wir eine Pressemeldung raus. Dann verlieren auch die Journalisten ganz schnell das Interesse an Ihnen.«

Dillinger lachte leise. »Hört sich doch gut an, Agent Altair. Ehrlich gesagt hatte ich seit Jahren nicht mehr so viel Trubel. Vielleicht gehe ich raus und knurre sie ein bisschen an, solange sie mich noch für einen Killer halten.« Er zwinkerte.

Sayer rang sich ein Lächeln ab. »Wir melden uns dann wieder.«

Sayer und Vik machten den Spießrutenlauf an den Reportern vorbei, die vor dem Grundstück auf sie lauerten.

»Hat Dillinger Gwendolyn Van Hurst umgebracht?«

»Welche Beweise gibt es, die ihn mit dem Mord in Verbindung bringen?«

Hartnäckig »Kein Kommentar« murmelnd, bahnten sie sich den Weg zu ihrem Wagen.

FBI-Hauptquartier, Quantico, Virginia

Nachdem sie sämtliche Belege akribisch geprüft hatten, war Sayer endgültig davon überzeugt, dass Dillinger unschuldig war.

»So ein Scheibenkleister.« Vik schnitt eine Grimasse, als er sich auf den Stuhl neben ihrem Schreibtisch fallen ließ.

»Du sagst es.« Sayer starrte die noch dünne Fallakte an.

Vik streckte die Hand aus und angelte sich die handgeschriebene, von Hal Dillinger unterzeichnete Zeugenaussage vom Schreibtisch. »Er ist also nicht unser Mann.«

»Nee.«

»Und was jetzt?«

Sayer schnaubte. »Gute Frage. Jetzt nehmen wir uns die Hauseigentümer vor. Wir klappern die Nachbarschaft ab und drücken die Daumen, dass irgendjemand was gesehen hat. Wir finden raus, wer alles von dem Luftschutzraum wusste, was diese Symbole zu bedeuten haben, wo der Käfig herkommt, wer sich mit Bombenbau auskennt und wer in der Lage ist, sich DMT zu beschaffen. Wir kommen dahinter, warum wir das zweite Mädchen immer noch nicht identifiziert haben, und dann identifizieren wir sie. Mann, dieser Fall ist so was von beschissen.« Sayer stellte sich das Mädchen in ihrem Käfig vor – zu Tode verängstigt und vielleicht kurz davor, qualvoll zu verdursten. Sie ließ das Bild ganz bewusst zu. Es fachte die Wut und die Abscheu in ihrem Innern noch ein bisschen weiter an. Gut so. Wütend war sie immer in Bestform.

»Ja ...« Vik nickte und kaute auf seiner Lippe.

»In einer Stunde ist das Meeting der Sondereinheit. Dann schauen wir mal, wo wir stehen.«

»Übrigens – ich habe mich ein bisschen über Van Hurst umgehört«, sagte Vik.

»Ach ja?«

»Ja.«

»Und?«, fragte Sayer ungehalten.

»Nichts Interessantes. Berichten zufolge ist er ein guter Senator und hat seine Tochter wirklich geliebt. Sieht so aus, als wären sie eine glückliche Familie gewesen, bevor seine Frau gestorben und Gwen verschwunden ist.«

»Du hast eine Quelle, die den Van Hursts so nahesteht, dass sie was über die persönlichen Beziehungen zwischen den einzelnen Familienmitgliedern weiß?«

Vik lachte leise. »Du bist in dieser Stadt nicht die Einzige mit Insiderwissen.«

»Schon. Aber ich bin hier aufgewachsen. Du bist jetzt wie lange in D. C.? Seit zehn Jahren?«

»Nicht mal. Seit sechs. Davor war ich in New Orleans.«

»Deine Heimatstadt, oder?«

»Bien sûr, mon amie. Ich bin Cajun durch und durch. Habe in New Orleans gelebt, bis ich vierzehn war. Der Devereaux-Clan ist ... nicht gerade klein.« Wieder lachte er. »Deshalb habe ich fast überall irgendwelche Verwandten.«

Du hast Verwandte hier in Washington? Deine Eltern oder ...« Sayer verstummte. Sie brannte darauf, mehr über ihren neuen

Partner zu erfahren. Vik war ein ausnehmend ruhiger, entspannter Typ – ganz anders als die meisten FBI-Agenten.

Er machte ein nachdenkliches Gesicht, ehe er schließlich antwortete. »Ich bin bei meiner Mutter und Mamere, meiner Großmutter, aufgewachsen, aber die sind inzwischen beide tot. Als ich vierzehn war, sind meine Schwester und ich nach Houston umgezogen, weil es in New Orleans ... gewisse Probleme gegeben hatte. Meine Schwester lebt jetzt in Virginia, aber weiter im Süden. Meine Verwandten hier sind alle nur Cousins dritten Grades oder so was Ähnliches. Ich stehe ihnen nicht wirklich nahe, aber wir Devereauxs halten immer zusammen.«

Etwas an Viks Geschichte löste bei Sayer eine Erinnerung aus. »Oh mein Gott, du warst der Junge aus New Orleans, der damals dem Kassierer das Leben gerettet hat?«, fragte sie staunend.

Sie war siebzehn gewesen, als es passiert war. Das ganze Land hatte sich in den Teenager verliebt, der während eines Überfalls von der Überwachungskamera eines kleinen Supermarktes eingefangen worden war. Der Junge hatte sich zwischen den Räuber und den Kassierer gestellt und so lange auf den Räuber eingeredet, bis dieser schließlich geflohen war. Der Kassierer hatte später ausgesagt, dass der Räuber kurz davor gewesen sei, auf ihn zu schießen, und der Junge ihm mit seinem Eingreifen das Leben gerettet habe. Der Junge hieß Devereaux mit Nachnamen.

Vik schnitt eine Grimasse. »Ja, das war ich.«

»Mann, Vik, ich erinnere mich noch an die Sache. Das war unglaublich mutig von dir. Der Kerl hätte sonst geschossen.« Sayer konnte nicht fassen, dass sie nichts von Viks Vergangenheit geahnt hatte. Die meisten Leute beim FBI hätten permanent mit einer solchen Heldentat geprahlt.

»Tja, das ist kompliziert ...« Vik winkte bescheiden ab. »Wie auch immer, wir sind dann zu unserer Tante nach Houston gezogen, nachdem …«

Sayers Handy gab ein Geräusch von sich. Vik schien froh über die Unterbrechung. Er machte nicht den Eindruck, als wollte er noch weiter über seine Vergangenheit reden.

Sayer hatte drei Anrufe verpasst, während sie bei Dillinger gewesen waren. Auf ihrer Mailbox warteten zwei Nachrichten von Joan und eine von Nana.

Zwei Nachrichten aus der Rechtsmedizin. Sayer setzte sich kerzengerade hin und spielte die Nachrichten ab, sodass Vik mithören konnte.

»Sayer, ich habe da was. Komm ins Labor, sobald du Zeit hast.«

Dann kam die zweite Nachricht. *»Sayer, wo steckst du denn? Ich habe was Wichtiges rausgefunden … Komm einfach so schnell wie möglich runter!«*

Sayer war der angespannte Unterton in Joans Stimme nicht entgangen. Mit einer Mischung aus Aufregung und Furcht machten Vik und sie sich auf den Weg.

• • •

Als sie den langen Gang zu Joans Labor entlangeilten, trat Andy Wagner aus einer Tür und wäre um ein Haar mit Sayer zusammengestoßen.

»Oh, Entschuldigung!«

»Passen Sie doch auf, Andy!«

Die zwei standen sich einen Moment lang gegenüber. Andys Blick huschte zwischen Sayer und der Decke hin und her.

»Entschuldigung … ich war … ich meine, ich habe mich in der Tür geirrt … Ich wollte noch meinen Bericht für das Meeting zu

Ende schreiben.« Mit diesen Worten floh Andy zurück in Richtung der Büros.

Sayer und Vik tauschten einen verdutzten Blick.

»Was war das denn?«

»Keine Ahnung.« Vik zuckte mit den Schultern.

Als sie die dicke Metalltür zum Labor aufstießen, sprang Joan von ihrem Stuhl hoch.

»Na endlich!« Sie trat an ihren Schreibtisch. Ihre normalerweise perfekt frisierten Haare waren zu einem unordentlichen Pferdeschwanz zusammengezurrt, und sie hatte dunkle Ringe unter den Augen.

»Tut uns leid, Joan. Was hast du rausgefunden?«

»So viel vorweg: Das Taschentuch mit den Spermaspuren war eine Sackgasse. Die DNA passte zu der eines Drogensüchtigen, der vor drei Monaten an einer Überdosis gestorben ist.« Als sie Sayers Enttäuschung bemerkte, schenkte sie ihr ein dünnes Lächeln. »Aber dann haben wir das hier gefunden.«

Sie führte die beiden zu einem der langen stählernen Tische. Darauf lagen, in schnurgeraden Reihen angeordnet, zahlreiche Fotos, allesamt Nahaufnahmen von Gwendolyn Van Hursts Leiche: bleiche, aufgedunsene Haut, gesplitterte Fingernägel, ausgetrocknete Lippen.

Joan hob eins der Fotos auf und reichte es Sayer, dann trat sie einen Schritt zurück, als wollte sie möglichst viel Abstand zwischen sich und das Foto bringen.

Sayer sah eine Schliere, die in einem seltsamen Blauviolett leuchtete. Sie blinzelte ein paarmal und versuchte herauszufinden, wie sie das Foto halten musste. Erst nachdem sie es gedreht hatte, erkannte sie menschliche Haut und ein paar Sommersprossen.

Vik reckte den Hals, um ihr über die Schulter zu spähen.

»Was ist das?«, wollte er wissen.

»Etwas, worauf ich heute Morgen gestoßen bin.«

»Ist das auf ihrer Haut?« Sayers Zunge fühlte sich auf einmal geschwollen an.

»Ja, ist es. Hier ist noch eine bessere Aufnahme.«

Joan gab ihnen ein weiteres Foto. Dieses zeigte den gesamten Kopf- und Schulterbereich des Opfers. Kaum sichtbar direkt unterhalb des Haaransatzes leuchtete auch hier eine Schmierspur auf der blassblauen Haut.

»Das war in ihrem Nacken. Als wir sie reinbekommen haben, habe ich sie standardmäßig auf eine Vergewaltigung untersucht, aber weil ich keine Anzeichen für sexuellen Missbrauch finden konnte, habe ich es nicht für nötig gehalten, den gesamten Körper unter UV-Licht zu betrachten. Das habe ich heute Morgen nachgeholt – und trotzdem hätte man die Stelle leicht übersehen können ... so klein, wie sie ist.«

»Und das ist ...?«

»Menschliches Sperma. Das habe ich mir schon bestätigen lassen. Die Menge war ausreichend groß, um eine Probe zu nehmen. Ich habe sie zur DNA-Analyse geschickt. Das komplette Paket.«

Sayers Herzschlag beschleunigte sich. DNA direkt auf dem Körper des Opfers zu finden, war mit das Beste, worauf man spurentechnisch hoffen konnte. »Aber wann ist es da hingekommen? Falls es stimmt, dass er nach dem Besuch des DCPD Angst gekriegt hat und nicht mehr an den Tatort zurückgekehrt ist, muss es irgendwann vorher auf ihre Haut gelangt sein.«

»Das ist eine sehr gute Frage, Sayer. Es hat sich noch nicht so stark zersetzt, wie ich es nach zwei Wochen erwarten würde. Vielleicht haben wir uns also geirrt.«

»Verdammt«, brummte Vik.

Sayer wollte gerade etwas erwidern, als ihr Handy einen Ton von sich gab. Sie hatte schon wieder zwei Sprachnachrichten bekommen – eine war von ihrer Großmutter, die andere von einem gewissen Dr. James Batra vom Smithsonian Museum. Sie hörte nur die zweite Nachricht ab.

»Also, der Kunsthistoriker im Smithsonian ist bereit, sich kurzfristig mit mir zu treffen. Ich fahre schnell hin und schaue mal, ob er mir irgendwelche Informationen über die Maya-Symbole aus dem Video geben kann.« Sie legte Vik die Hand auf die Schulter. »Magst du vor dem Meeting vielleicht noch beim Datenanalyse-Team nachfragen, ob sie was Neues rausgefunden haben?«

Er stöhnte, nickte jedoch. »Ich bin gefahren, du kannst mein Auto haben.« Er warf ihr die Schlüssel zu. Bei der Aussicht darauf, Viks alte Rostlaube nehmen zu müssen, zog Sayer eine Grimasse.

Smithsonian Museum Support Center, Suitland, Maryland

Ein älterer Wachmann öffnete Sayer das Tor zu einem der riesigen Lagerhäuser, in denen die Sammlungen der Museen aufbewahrt wurden, die zum Smithsonian gehörten. Zwei im hinteren Bereich der hohen Decke angebrachte Neonröhren warfen scharfkantige Schatten in den Raum. Der Geruch von Staub, vermischt mit einer beißenden chemischen Note, verfolgte Sayer wie ein Tier auf Beutejagd. Polierte hölzerne Schubfächer säumten die Wände vom Boden bis zur Decke, und in der Mitte des Raums standen mehrere Tische aus Edelstahl. Auf einigen von ihnen lagen Gegenstände, die man jedoch nicht erkennen konnte, weil sie mit Tüchern zugedeckt waren.

Sayer spielte mit dem Gedanken, die Ecke eines Tuchs anzuheben, um zu sehen, was sich darunter befand, doch dann ging ihr auf, dass es sich womöglich nicht um harmlose Artefakte, sondern um menschliche Überreste handelte. Trotz ihrer Arbeit fühlte sie sich in Gegenwart von Leichen – selbst wenn sie nur noch aus Knochen bestanden – immer ein wenig unwohl. Manchmal fragte sie sich, ob der Vorhang in ihrem Kopf wirklich so dicht und undurchdringlich war, wie sie glaubte.

Während sie auf Dr. James Batra wartete, seines Zeichens Experte für alte Kunst und Kurator der anthropologischen Sammlung des Smithsonian Museum,' murmelte Sayer leise vor sich hin, was sie alles noch erledigen musste. »Gwendolyn Van Hursts Fallakte lesen. Das unbekannte Mädchen identifizieren. Rausfinden, wo der Käfig herkam. Die in Blut geschriebenen Symbole identifizieren. Maya-Bilder aus dem Video zuordnen ...«

»Agent Altair?« Ein Mann trat auf sie zu. Er war schätzungsweise Anfang vierzig und trug ein zerknittertes, aber eindeutig teures Hemd. Sein längliches Gesicht war im klassischen Sinne attraktiv, doch zugleich sah man ihm an, dass er viel Zeit im Freien verbrachte. Eine derart wettergegerbte Haut bekam man jedenfalls nicht von gelegentlichen Wochenendausflügen an den Strand.

»Dr. Batra?«

»Special Agent Altair.« Er neigte den Kopf zum Gruß. »Sagen Sie ruhig James zu mir.«

Nach einem festen Händedruck bedeutete er ihr, ihm in ein kleines Büro zu folgen, das von dem großen Hauptraum abging.

In der fensterlosen Kammer bedeckten turmhohe Papierstapel so ziemlich jede Oberfläche, und Regale voller in Leder gebundener Bücher säumten die Wände. Hinter Dr. Batras Schreibtisch hing eine Reihe hölzerner Masken aus aller Herren Länder – Furcht einflößend und faszinierend zugleich.

»Bitte, nehmen Sie Platz. Kann ich Ihnen einen Kaffee oder irgendwas anderes zu trinken anbieten?«

Sayer entschied sich für einen verschlissenen Ledersessel, der wie Butter um sie herum zu schmelzen schien, als sie sich darin niederließ. »Nein, danke, ich habe gleich noch ein Meeting. Also, was können Sie mir über die Bilder sagen, die ich Ihnen geschickt habe?«

James nahm hinter seinem Mahagonischreibtisch Platz und schenkte ihr ein warmes Lächeln. »Lang- oder Kurzfassung?«

»Fangen wir ruhig mit der Kurzfassung an, und ich stelle Ihnen dann Fragen dazu.«

Er stellte in einer typischen Akademikergeste seine schwieligen Finger auf. »Die Bilder, die Sie mir geschickt haben, drehen sich alle um den alten Maya-Mythos von den Göttlichen Zwillingen Hunahpú und Ixbalanqué.«

»Göttliche Zwillinge?«, wiederholte Sayer, während sie Notizen in ihr Smartphone tippte.

»Ja«, bestätigte James. »Sie waren zwei Halbgötter, die in der Maya-Mythologie alle möglichen Abenteuer erlebt haben. Sie waren Jäger, Magier und Schriftgelehrte. Die Darstellungen, die ich von Ihnen bekommen habe, beziehen sich aber alle auf einen ganz bestimmten Mythos.«

»Könnten Sie den vielleicht kurz für mich zusammenfassen?«

»Natürlich. Es ist praktisch die zentrale Geschichte der beiden Zwillinge. Im Wesentlichen handelt sie davon, wie Hunahpú und Ixbalanqué in die Unterwelt hinabsteigen und die Herren des Todes besiegen.«

Sayers Nackenhaare stellten sich auf. »Aha. Reden Sie weiter.«

James erhob sich und zog ein ledergebundenes Buch aus einem der Regale. Dann schob er seinen Stuhl neben Sayers Sessel und schlug das Buch auf einer Seite auf, auf der eine Abbildung von zwei Männern zu sehen war, die vor einem Gott saßen.

»Ach, das ist ja eins der Bilder aus dem Video.«

»Genau. Die Geschichte beginnt damit, dass der spätere Vater der Zwillinge von den Herren von Xibalba – so nannten die Maya ihre Unterwelt – mittels einer List besiegt und umgebracht wurde. Die Götter des Todes hängten seinen abgeschlagenen Kopf in einen Baum, wo eine Jungfrau ihn fand. Der Kopf spuckte in ihre Hand, und kurz darauf gebar sie die Göttlichen Zwillinge.«

»Ein toter Kopf spuckt ihr in die Hand, und …« Sayer verstummte.

Um James' Augen herum erschienen Lachfältchen. »Und sie wurde schwanger, ganz genau. Als die beiden Jungen heranwuchsen, wollten sie den Tod ihres Vaters rächen.« James klopfte auf das Buch in seinem Schoß, aus dem daraufhin eine Staubwolke aufstieg. Sayer musste husten.

»Was Sie hier sehen, ist eine Darstellung der Zwillinge, wie sie sich gerade mit dem Herrn der Unterwelt treffen. Es ist schwer zu erkennen, aber hier, neben dem Gott, hängt der Schädel ihres Vaters.«

»Sie treffen sich also mit dem Gott, der ihren Vater getötet hat.« Sayer tippte, so schnell sie konnte.

»Exakt. Und sie forderten sämtliche Herren von Xibalba zu einem Ballspiel heraus – genau wie ihr Vater es einst getan hatte. Und weil die Herren der Unterwelt ziemlich arrogant waren, gingen sie darauf ein – unter der Bedingung, dass die Zwillinge zuvor eine Reihe von Prüfungen bestehen mussten.«

»So ähnlich wie Herkules in der griechischen Sagenwelt?«, fragte Sayer.

James begann über das ganze Gesicht zu strahlen, was ihn zwanzig Jahre jünger aussehen ließ. »Sie haben es erfasst!«

Sayer schmunzelte über James' fast kindliche Begeisterung und versuchte nicht darüber nachzudenken, wie attraktiv er auf einmal wirkte. Sie wünschte, ihr Job würde derart positive Gefühle in ihr auslösen, statt ihr permanent wie ein Klumpen brennendes Pech im Magen zu liegen.

»Also«, nahm James den Faden wieder auf. »Die Göttlichen

Zwillinge stiegen in die Unterwelt hinab, wo sie verschiedenen Prüfungen unterzogen wurden. Im Haus der Kälte, im Haus der Messer, im Haus der Düsternis, im Haus des Feuers und so weiter. Alles lief glatt, bis sie zum Haus der Fledermäuse kamen. Die Brüder versteckten sich vor den tödlichen Fledermäusen und erlegten eine nach der anderen mit ihren Blasrohren.«

Er blätterte eine Seite weiter und zeigte ihr das nächste Bild.

»Sehen Sie, das hier ist Hunahpú mit seinem Blasrohr. Aber bevor sie alle Fledermäuse erlegt hatten, steckte Hunahpú den Kopf aus dem Versteck, und eine Fledermaus trennte ihm mit ihren messerscharfen Flügeln den Kopf ab.«

»Aha ...«

»Der andere Zwilling, Ixbalanqué, war also allein, als das Ballspiel begann. Und zu seinem Entsetzen musste er feststellen, dass die Götter den Kopf seines Bruders als Ball benutzten!«

»Oh Gott! Maya-Mythen sind ja noch grausamer, als ich in Erinnerung hatte. Einer der Brüder ist also tot«, sagte Sayer.

»Ja! Aber warten Sie ab! Ixbalanqué nahm den Kopf seines Bruders und setzte ihn wieder auf dessen Körper. Dadurch stellte er fest, dass beide Zwillinge die Fähigkeit besaßen, Tote wieder zum Leben zu erwecken. Zusammen gewannen die Brüder das Ballspiel. Die Götter waren zornig, weil sie sich um ihren Preis, die Köpfe der beiden, betrogen fühlten, aber zugleich staunten sie auch über die außergewöhnlichen Fähigkeiten der Zwillinge.«

»Die Macht der Wiedererweckung?«, fragte Sayer. Womöglich standen die Themen Zwillinge und Auferstehung von den Toten in irgendeiner Weise mit der Pathologie ihres Mörders im Zusammenhang.

»Genau. Die Zwillinge konnten alles und jeden aus dem Tod ins Leben zurückholen. Die Herren von Xibalba baten darum, diese wundersame Magie einmal mit eigenen Augen erleben zu dürfen, also töteten die Zwillinge verschiedene Tiere und erweckten sie danach wieder zum Leben. Mehr noch: Sie töteten sich sogar gegenseitig. Sie legten sich hin und ließen sich vom jeweils anderen zerstückeln, um danach wieder lebendig gemacht zu werden. Die Herren von Xibalba waren so begeistert, dass sie irgendwann riefen: ›Und jetzt versucht es bei uns!‹ Also töteten die Zwillinge die zwei höchsten Herren von Xibalba – nur dass sie sie danach natürlich nicht wieder zum Leben erweckten, wie man sich denken kann. Da mussten die restlichen Herren erkennen, dass sie geschlagen waren.«

James klappte das Buch zu. Abermals stieg eine Staubwolke auf, von der Sayers Augen tränten.

»Und das, Agent Altair, ist die Geschichte, wie die Götter des Todes besiegt wurden.«

»Sehr interessant.« Sayer ließ sich durch den Kopf gehen, was sie soeben erfahren hatte. »Haben Sie was dagegen, wenn ich Ihnen noch mehr Fragen über die Maya stelle?«

»Ganz und gar nicht.« James machte es sich mit einem entspannten Lächeln auf seinem Stuhl bequem. Er fuhr sich mit der Hand durchs Haar, und Sayer stieg ein leichter Duft von Sandelholz in die Nase.

»Haben die Maya hin und wieder auch Drogen genommen?«

»Drogen?«

»Ja, wie DMT oder andere Halluzinogene.«

»Ja! Sehr oft sogar!« Abermals sprang James auf, um irgendein Buch zu holen.

»Sehen Sie hier?« Er deutete auf das Bild einer auf der Seite liegenden Gestalt, die ein trichterförmiges Glas in der Hand hielt, während ihr eine Flüssigkeit über den Rücken zu laufen schien. »Das ist ein Klistier.«

»Ein Klistier ...«, wiederholte Sayer.

»Ja, die Maya haben vor bestimmten Ritualen manchmal Drogen-Einläufe gemacht – obwohl das nicht der einzige Weg war, auf dem sie solche Substanzen zu sich genommen haben. In jedem Fall spielten Halluzinogene und andere Arten der Bewusstseinsveränderung bei ihren Ritualen eine wichtige Rolle.«

»Können Sie das näher ausführen?«

»Aber sicher doch! Das primäre Ziel der meisten Maya-Rituale war es, Pforten zu anderen Welten zu öffnen, durch die die Priester mit Göttern oder mit ihren toten Ahnen in Verbindung treten konnten.«

Sayer dachte eine Zeit lang nach. »Und was haben Drogen damit zu tun?«

»Na ja, wenn man seinen Bewusstseinszustand verändert ...«

»Moment, ich nähere mich dem Ganzen eher aus einer neurologischen Perspektive ...«

»Sie sind Neurologin?«, staunte James.

»Neurowissenschaftlerin. Mein Fachgebiet sind die Zusammenhänge zwischen Neurologie und abweichendem Verhalten.«

James' Lächeln wurde noch breiter – etwas, das Sayer zuvor gar nicht für möglich gehalten hätte. »Dann sollte ich Sie streng genommen wohl nicht mit Agent Altair ansprechen, sondern mit Dr. Altair.«

»Mir ist beides recht. Wenn Sie also von einer Veränderung des Bewusstseinszustands reden, dann meinen Sie damit ...?«

»... etwas, das Bewusstseinsveränderungen hervorruft, was Halluzinogene natürlich mit einschließt, allerdings kann man solche Zustände auch durch rhythmisches Tanzen, Trommeln oder Chanten erreichen. Stellen Sie sich beispielsweise einen Mönch vor, der Choräle singt. Er verändert seinen Bewusstseinszustand dabei auf radikale Weise.«

»Aber warum war das bei Maya-Ritualen so wichtig?«

»Darf ich Ihnen als Neurowissenschaftlerin die Frage stellen, was passiert, wenn ein Mönch meditiert oder eine Nonne betet?«

Sayer dachte an das Seminar zum Thema Neurologie religiöser Handlungen zurück, das sie einmal belegt hatte. »Na ja, Teile ihrer Präfrontallappen sind dann nicht aktiv.«

»Genau. Die Teile des Gehirns, die für die Unterscheidung zwischen Selbst und Anderem zuständig sind, hören auf zu arbeiten. Sie erleben das Gefühl, eins mit dem Universum zu sein – eine Erfahrung, die sich für sie vollkommen real anfühlt.«

»Richtig. Und die Maya haben dasselbe gemacht?«

James hob die Schultern. »Ich habe es stark vereinfacht ausgedrückt, aber im Wesentlichen schon, ja. Es ging darum, ein Erleben des Heiligen hervorzurufen. Sie müssen sich nur mal mit einem Althippie unterhalten, der gerade eine Handvoll Pilze gegessen hat. Der wird Ihnen auch erzählen, dass er sieht, wie sich Türen öffnen, dass er sich eins fühlt mit dem Kosmos und auf einmal mit seinen Urahnen oder anderen Verstorbenen sprechen kann. Die Bands von damals hießen ja nicht ohne Grund *The Doors* oder *The Grateful Dead*.« Er lachte über seinen eigenen Witz.

Sayer dachte über Halluzination, Trance und Ekstase als elementare Bestandteile religiöser Erfahrung nach. Schon eine einfache Form der Meditation kann Erfahrungen des Göttlichen hervorrufen, ein Bewusstsein von der Existenz numinoser Mächte außerhalb unseres Selbst. Verändern Menschen ihren Bewusstseinszustand mithilfe starker Drogen oder sogar durch Schmerzen, beginnen sie geometrische Figuren zu sehen – blitzende Rauten, Raster, sich wiederholende Linien. Genau solche abstrakten Darstellungen kann man überall auf der Welt in uralten Felszeichnungen finden. Bei intensiveren Halluzinationen tritt die Realität vollständig in den Hintergrund, man sieht Tore oder Übergänge und hat das Gefühl, in eine andere Wirklichkeit einzutreten. Konnte es sein, dass der Mörder versucht hatte, genau diesen Effekt zu erzielen?

Widerstrebend verabschiedete sich Sayer von James und seiner guten Laune, um den anderen so schnell wie möglich zu berichten, was sie in Erfahrung gebracht hatte. Was für ein seltsamer Fall.

FBI-Hauptquartier, Quantico, Virginia

Sayer schwirrte noch der Kopf, als sie zum abendlichen Meeting der Sondereinheit nach oben in den Besprechungsraum eilte. An der Tür blieb sie stehen. Sie musste sich kurz sammeln, ehe sie zu einem Raum voller Menschen sprechen konnte.

Drinnen hatten sich fast zwanzig Kollegen versammelt. Sie waren für die Suche nach dem entführten Mädchen aus verschiedenen Abteilungen abgezogen worden.

Als Sayer den Raum betrat, saßen Vik und Joan bereits am Tisch, der mit einer dünnen Schicht handgeschriebener Notizen, Fotos und Fallprotokolle bedeckt war. Hinter ihnen standen mehrere Agenten, Kriminaltechniker sowie zwei Polizisten des DCPD und warteten darauf, dass es losging.

Sayer warf einen Blick auf ihr Handy. »Es ist schon spät, legen wir also gleich los. Dillingers Alibi hat sich bestätigt, der Handwerker ist nicht unser Mann.« Sie warf einen Blick auf den Bericht des DCPD. »Die Nachbarschaftsbefragungen scheinen ja auch nichts ergeben zu haben.« Sie sah sich suchend nach Andy um, doch der war auch diesmal nicht pünktlich erschienen.

Sie nahm eine dünne Mappe in die Hand. »Ein Kollege aus unserem Büro in London führt Telefonbefragungen mit den Eigentümern des Hauses in der P Street durch, hat aber bislang noch nichts Wesentliches in Erfahrung gebracht. Offenbar konnten sich einige von ihnen nicht mal daran erinnern, dass sie ein Haus geerbt haben. Im letzten Jahr ist jedenfalls keiner von ihnen in die Staaten gereist oder hatte telefonischen Kontakt mit irgendjemandem im näheren Umkreis von D. C.«

Als Nächstes nahm sie eine etwas dickere Mappe vom Tisch und stellte erstaunt fest, dass sie von der Spurensicherung kam.

»Tja ...« Ratlos, womit sie anfangen sollte, blätterte sie die Seiten um.

Daraufhin ergriff einer der Kriminaltechniker das Wort. »Wir schieben alle rund um die Uhr Dienst. Es ist das erste Mal, dass einer aus unserer Abteilung verletzt wurde, und wir sind ... Das hat uns ganz schön mitgenommen.«

»Und das hier sind Ihre bisherigen Ergebnisse?« Sayer wedelte mit der Mappe, die mehr als einhundert Seiten stark war.

»Ja, wir analysieren jeden Befund vom Tatort. Bislang gab es noch keine nennenswerten Ergebnisse, aber keiner von uns will nach Hause gehen, bis auch das letzte Beweisstück aufgenommen, analysiert und in den Computer eingegeben wurde.«

»Also gut, dann ... Ach, verdammt!«

Stille senkte sich über den Raum. Sayer ließ einige Zeit verstreichen, während alle an Cindy und Ezra dachten. Als sie schließlich das Schweigen brach, war ihre Miene finster und entschlossen. »Okay, es ist schon spät. Machen wir mit den Symbolen unter dem Foto unserer Unbekannten weiter.«

Eine junge Datentechnikerin rückte ihren Stuhl dichter an den Tisch heran und räusperte sich nervös. »Wir wissen leider immer noch nichts Näheres über die Herkunft der Symbole. Dafür gibt es eine erste Spur, was den Käfig angeht. Wir sind mit der Suche noch nicht sehr weit gekommen, aber möglicherweise stammt er aus einem Kontingent, das vor vier Jahren aus Russland importiert wurde. Wir verfolgen die entsprechenden Papiere zurück, um rauszufinden, wo sie herkommen.« Die Datentechnikerin deutete auf eine Reihe von Kollegen, die sich hinter ihr zusammendrängten.

Unwillkürlich musste Sayer daran denken, wie stark sich einige Aspekte der Polizeiarbeit im Laufe der Jahre verändert hatten. Früher hätten sie Dutzende von Streifenpolizisten gebraucht, die einen Fachhändler nach dem anderen abklapperten, bis sie bei irgendeinem von ihnen fündig wurden. Mittlerweile ließen sich dieselben Informationen in der Hälfte der Zeit ermitteln, dazu brauchte man nicht mehr als ein Zimmer voller Computerfreaks.

Die junge Frau fuhr fort. »Ähnliche Mordfälle haben wir nirgendwo gefunden. Wir haben in den gesamten USA gesucht, aber es gab keine Taten, die unserer auch nur im Entferntesten ähnlich sind. Das Mädchen konnten wir auch noch nicht identifizieren.«

Ein Raunen erhob sich im Raum.

»Aber eine Sache haben wir immerhin: Wir wissen jetzt, wann das Foto aus dem Luftschutzraum aufgenommen wurde.«

»Wie denn? Ich dachte, es wäre ein Polaroid«, sagte Sayer.

»Ja, das stimmt auch. Aber ich habe das Bild vergrößert. Sehen Sie hier.« Die junge Frau ging zu dem Foto, das am Whiteboard hing, und deutete auf einen verschwommenen Fleck in einer Ecke. »Das ist eine Zeitung. Mithilfe eines Algorithmus konnte ich den Bildausschnitt mit alten Seiten der *Washington Post* abgleichen. Das Foto wurde am neunzehnten Oktober aufgenommen, also vor etwa sechs Monaten.«

Alle stöhnten auf.

»Irgendeine Ahnung, warum sich das Mädchen nicht in der

Datenbank befindet? Jemand muss sie doch vermissen?«, fragte Sayer.

»Nicht unbedingt. Vielleicht ist Frauenhandel im Spiel, oder sie kommt aus dem Ausland – es gibt viele Gründe, weshalb sie vielleicht nicht als vermisst gemeldet wurde. Wir bleiben auf jeden Fall dran und suchen auch nach Verbindungen zum ersten Opfer.«

»Alles klar, danke. Ach so, eine kurze Sache noch für jeden hier in der Sondereinheit. Ich möchte darum bitten, dass wir unsere Opfer, wann immer es geht, beim Vornamen nennen.«

Eine unbehagliche Stille senkte sich über den Raum.

Sayer fuhr fort. »Ich weiß, wir machen es alle so – wir sagen ›das Opfer‹ oder benutzen ihren Nachnamen. Das ist ein Mechanismus, um Distanz zu schaffen, um sie nicht zu nah an uns ranzulassen. Aber ich halte das für gefährlich. Ich *will* nämlich, dass wir sie an uns ranlassen. Ich will, dass wir immer wieder ihre Namen sagen. Also, von jetzt an heißt sie für uns nur noch Gwendolyn oder Gwen.«

Um den anderen keine Gelegenheit zu geben, sich von den mangelnden Ermittlungsfortschritten oder ihrer Ermahnung entmutigen zu lassen, redete sie gleich weiter »Gut. Nächster Punkt. Ich habe nur eine Sache zu berichten, und zwar, dass ich mehr über die Maya-Bilder rausgefunden habe.«

Sie schaltete den Overheadprojektor ein.

»Ich habe mich mit einem Experten vom Smithsonian unterhalten. Er meinte, dass auf all diesen Bildern die sogenannten Göttlichen Zwillinge dargestellt sind, zwei Halbgötter, über die es im mythologischen Kosmos der Maya viele Geschichten gibt. Die Bilder, die wir im Video mit Gwen gesehen haben, zeigen die Zwillinge, wie sie ins Reich der Toten hinabsteigen, um die Herren der Unterwelt zu besiegen.«

»Oh Mann«, murmelte Vik.

Sayer fasste alles zusammen, was James ihr über Maya-Mythologie und Maya-Rituale erzählt hatte.

»Also«, schloss sie, »ich habe den Eindruck, dass das Zwillings-Motiv eine wichtige Rolle beim Krankheitsbild unseres Täters spielt. Mit diesem Gedanken im Hinterkopf sollten wir uns die Themen der einzelnen Legenden um die Göttlichen Zwillinge einmal näher ansehen.«

Sayer trat ans Whiteboard und schrieb *Sieg über den Tod; Zwillinge; Tore zur Unterwelt* darauf.

»Was noch?«

»Durch List und Klugheit einen stärkeren Feind besiegen«, rief Vik.

»Würde zu den Sprengfallen und der Selbstschussanlage passen. Vielleicht hält er sich für oberschlau und denkt, er kann uns ein Schnippchen schlagen ...«, spekulierte einer der Polizisten vom DCPD.

»Sehr gut. Sonst noch was?«

»Die Liebe der Zwillinge?«, schlug Joan vor.

»Liebe?«, fragte Sayer nach.

»Ich erinnere mich an den Mythos aus einer Vorlesung am College. Die beiden haben immer zusammengehalten. Irgendwann wurden sie sogar zu Sonne und Mond. Sie waren Partner.«

»Okay. *Partnerschaft und Liebe*. Weitere Ideen?«

Schweigen.

»Gut. Kann sein, dass das Thema Zwillinge hier eine zentrale Rolle spielt. Die Verwendung psychotroper Substanzen stellt eine ziemlich eindeutige Verbindung zum Maya-Ritual her. Was will unser Täter? Vollzieht er kultische Handlungen? Will er so was wie ein moderner Maya-Priester werden? Wäre es eventuell sinnvoll, Kontakt zur Maya-Community hier in D. C. aufzunehmen? Das sind die Fragen, über die wir unbedingt nachdenken müssen. Und zu guter Letzt …« Sayer fischte ein Hochglanzfoto aus ihren Unterlagen. »… müssen wir uns über das hier unterhalten.« Sie befestigte das Bild der Spermaspur in Gwens Nacken am Whiteboard. Im dämmrigen Licht des Besprechungszimmers leuchtete sie ihnen förmlich entgegen.

»Die DNA wird derzeit noch analysiert, der Befund wirft aber in jedem Fall eine neue Frage auf. Es könnte sein, dass das Sperma dorthin gekommen ist, als Gwen bereits tot war. Das wiederum würde bedeuten, dass unsere ursprüngliche These falsch ist. Vielleicht haben die Streifenpolizisten den Täter doch nicht verscheucht oder zumindest nicht dauerhaft. Vielleicht ist er doch noch mal an den Tatort zurückgekehrt.«

Schweigen.

Alle im Raum betrachteten das Foto. Genau in diesem Moment platzte Andy herein.

»Entschuldigung. Ich habe mich mit dem Handwerker beschäftigt, bin aber zu dem Schluss gekommen, dass er nicht unser Mann sein kann.«

Sayer konnte sich ein Augenrollen nicht verkneifen. »Vielen Dank für diese bahnbrechende Erkenntnis.«

Mit einem Stirnrunzeln kam Andy nach vorn und stellte sich neben sie. Er zupfte seinen Blazer zurecht, der sich über seiner Leibesmitte spannte, und schob sich die dichten kastanienbraunen Haare aus der Stirn.

Sayer machte eine theatralische Geste mit der Hand. »Bitte, teilen Sie Ihre neuesten Erkenntnisse mit uns.«

»Ich habe mein Profil noch weiter verfeinert und dabei alles mit einbezogen, was wir bislang wissen. Dieser Kerl ist beängstigend schlau. Jemand, der solche Sprengfallen baut, muss natürlich über ein gewisses Maß an Intelligenz verfügen, das ist klar, allerdings meinte die Kampfmittelbeseitigung, dass man sämtliche Zutaten für den Bombenbau völlig problemlos im Internet beziehen kann – er muss also mitnichten ein Sprengstoffexperte sein. Der Grad an vorausschauendem Handeln und seine Brutalität allerdings legen nahe, dass wir es mit jemandem zu tun haben, der hervorragend organisiert ist und für alles einen Plan hat.«

Andy schritt langsam vor dem Tisch auf und ab wie ein Professor im Hörsaal. Dabei kam er so dicht an Sayer vorbei, dass diese sich auch diesmal wieder genötigt fühlte, einen kleinen Schritt zurückzuweichen.

»Die meisten Mörder sind unorganisiert und impulsgesteuert. Wir alle kennen den Typ Mann, der in einem plötzlichen Zornesausbruch seine Frau erschießt, oder klassische Fälle von Gewalt im Straßenverkehr, bei denen ein Verkehrsteilnehmer einen anderen im Affekt überfährt. Selbst der Mann, der nach Hause fährt, seine Schusswaffe aus dem Schrank holt und dann loszieht, um wahllos auf fremde Menschen zu schießen, hat letztlich Probleme mit der Impulskontrolle, mit der Bewältigung seiner Aggressionen. Neunundneunzig Prozent aller Morde gehen auf das Konto solcher Individuen. Die meisten Serienmörder hingegen folgen nicht einem solchen plötzlich auftretenden aggressiven Impuls. Sie töten, um ein tiefer sitzendes psychologisches Bedürfnis zu befriedigen. Sie stellen ein ganz bestimmtes Szenario nach oder nehmen einen ganz bestimmten Personentyp ins Visier. Ihre Taten stehen normalerweise immer im Zusammenhang mit ihrer ganz persönlichen Geschichte, ihren eigenen wahnhaften Vorstellungen und Trieben. Diese Individuen besitzen mitunter einen extrem hohen IQ, sind aber für gewöhnlich nicht in der Lage, ihre Psychopathologie dauerhaft vor anderen zu verbergen.«

Andy stellte sich jetzt direkt vor Sayer, ehe er sich erneut an die Gruppe wandte. »Und dann gibt es zu guter Letzt noch den wirklich seltenen Serientäter-Typus, der so hochintelligent ist, dass er über lange Zeiträume hinweg eine Fassade der Normalität aufrechterhalten kann, mittels derer er alle Menschen in seinem Umfeld manipuliert. Diese Täter wirken oft ernst und sympathisch. Sie sind attraktiv und in der Regel gut angepasst. Manchmal haben sie sogar eine Familie und feste Arbeit. Das sind die Ted Bundys dieser Welt. Ich bin bereit, meine gesamte Karriere darauf zu verwetten, dass wir es in diesem Fall mit jemandem zu tun haben, der sogar noch intelligenter ist, als Ted Bundy es war.«

»Und das Neue im Vergleich zu Ihrem bisherigen Profil ist …«, fragte Sayer.

»Seine hohe Intelligenz. Außerordentlich hoch. Aber ganz egal, wie klug und rational er vorgeht, wir dürfen nicht vergessen, dass es sich um ein schwer gestörtes Individuum handelt. Es gibt etwas, das sein Verhalten grundlegend beeinflusst. Sobald wir wissen, was es ist, werden wir auch seine Psychopathologie verstehen.«

»Aha.« Sayer kritzelte *intelligent* und *schwere psychische Störung* ans Whiteboard unter die bereits vorhandene Liste mit den Eigenschaften des Täters.

»Er ist definitiv ein Serientäter mit viel Erfahrung«, fuhr Andy fort. »Das hier kann unmöglich sein erster Mord gewesen sein.« Er wandte sich an das Datenanalyse-Team. »Falls Sie es noch nicht getan haben, sollten Sie unbedingt nach ähnlichen Verbrechen suchen. Die Vorgehensweise muss dabei nicht exakt die gleiche sein, allerdings sollte es einige wiederkehrende Elemente geben –

Tiere, Käfige, Mädchen, die für lange Zeit gefangen gehalten wurden: Drogen, alte Symbole und so weiter.«

Mit ausdruckslosem Gesicht erwiderte Sayer: »Mensch, Andy, darauf wären wir von alleine niemals gekommen. Vielen, vielen Dank für Ihre guten Ratschläge. Die Kollegen klemmen sich bestimmt sofort dahinter.«

Er lächelte.

»Ach, übrigens, Andy!«, Sayer erwiderte sein Lächeln. »Was ist eigentlich mit dem Sperma, das an Gwendolyns Leiche gefunden wurde? Ändert die neu hinzugekommene sexuelle Komponente nicht einiges?«

Sein Lächeln verflog, während er verunsichert das Foto von der Spermaspur betrachtete. »Ich ... davon wusste ich noch gar nichts.« Er ließ den Blick durch den Raum schweifen. »Ich würde sagen, ich schaue mir erst mal ganz in Ruhe an, was Joan rausgefunden hat, und dann melde ich mich wieder.«

Sayer versuchte sich ihre Schadenfreude nicht allzu sehr anmerken zu lassen. Trotzdem genoss sie es, zu sehen, wie der sonst so von sich eingenommene Andy angesichts dieser neuen Information ins Schwimmen geriet.

Doch schon im nächsten Augenblick schlug Andys Verlegenheit in Feindseligkeit um, und er funkelte Sayer an, als wäre sie für sein Versagen verantwortlich.

»Also gut, der Tag ist zu Ende.« Sie ignorierte ihn ganz bewusst und schaute stattdessen auf ihr Handy. Es war kurz vor Mitternacht. »Schlafen Sie ein paar Stunden. Morgen werden Vik und ich uns auf Gwendolyn Van Hursts Verschwinden konzentrieren. Wir müssen noch mal alle Zeugen befragen, den chronologischen Ablauf rekonstruieren und sämtliche Alibis überprüfen. Während der ursprünglichen Ermittlung wurde nie festgestellt, wo genau sie entführt wurde. Vielleicht gelingt es uns, rauszufinden, wann und wo er sie sich geschnappt hat, das könnte uns einen ersten Ansatzpunkt liefern. Lassen Sie sich heute Nacht noch mal alles durch den Kopf gehen. Gibt es eventuell etwas, das ich vergessen habe? In welche anderen Richtungen sollten wir noch ermitteln? Und wenn Ihnen einfällt, wie wir die Identität des anderen Mädchens feststellen können, spendiere ich Ihnen einen Hawaii-Urlaub, sobald der Fall abgeschlossen ist. Um Punkt sieben treffen wir uns wieder hier.«

Alexandria, Virginia

Vik setzte Sayer zu Hause ab. Todmüde schleppte sie sich die Stufen zu ihrer Wohnung hoch. Sie wollte nur noch einen Happen essen und dann so schnell wie möglich ins Bett. Das war auch der Grund, weshalb sie beinahe nicht rangegangen wäre, als das Handy in ihrer Tasche vibrierte. Doch auf dem Display stand »DCPD«, und wenn es mit dem Fall zu tun hatte, durfte sie den Anruf auf keinen Fall ignorieren. Vielleicht gab es endlich eine erste brauchbare Spur.

»Agent Altair«, meldete sie sich unwirsch.

»Ms Altair?«

»Wer ist da?«

»Mein Name ist Officer Berry vom Washington, D. C. Police Department. Ich rufe wegen einer gewissen Sophia McDuff an.«

Sayer packte die Angst. Nana. »Was ist passiert?«

»In unserer Gewahrsamszelle sitzt eine Ms McDuff. Sie meinte, wir sollten Sie anrufen, auch wenn es schon spät ist.«

»Sie haben meine Großmutter eingesperrt? Sophia McDuff, zweiundsiebzig Jahre alt, Witwe des ehemaligen Senators. *Die* Sophia McDuff?« Sayer sprintete bereits zu ihrem Motorrad.

»Ja, Ma'am. Ihr wird Körperverletzung zur Last gelegt. Unter uns gesagt: Man wird keine Anklage gegen sie erheben, trotzdem möchten Sie doch bestimmt nicht, dass sie bei uns in der Zelle übernachten muss.«

»Verdammt noch mal, das ist doch vollkommen absurd. Ich bin gleich da. Welches Revier?«

Weniger als eine halbe Stunde später hielt Sayer vor dem Betonziegelgebäude des Polizeireviers an. So viel zu ein paar Stunden Schlaf.

Die junge Polizistin vorn am Empfang zog die Augenbrauen hoch, als Sayer sich ihr vorstellte.

»Sophia McDuff ist Ihre Großmutter?«

Sayer kannte die schrägen Blicke. Die McDuffs waren ihre Großeltern mütterlicherseits und so weiß, wie man nur weiß sein konnte. Sayers Vater hingegen stammte aus dem Senegal, und von ihm hatte sie den schmalen Körperbau und die dunkle Hautfarbe geerbt. Nach dem Unfalltod ihrer Eltern waren Sayer und ihre Schwester zu ihren Großeltern gekommen. Sie waren daran gewöhnt, dass die Leute sich wunderten, wieso der konservative weiße Senator zwei schwarze Kinder bei sich im Haus hatte.

Sayer maß die Polizistin mit einem strengen Blick. »Ja, sie ist meine Großmutter. Was ist vorgefallen?«

Nachdem die Frau ihre anfängliche Skepsis überwunden hatte, beugte sie sich verschwörerisch über den Tresen. »Ihre Großmutter wurde von einem Wachmann festgehalten, nachdem sie einen Mann niedergeschlagen hatte. Sie behauptet, er hätte am Dupont Circle bereits mehrere ältere Leute überfallen.« Die Polizistin schien beim Reden nicht einmal Luft holen zu müssen. »Dort in der Nähe gibt es wohl einige Seniorenheime, und irgendein gemeiner Verbrecher hatte es auf die alten Herrschaften abgesehen. Er hat sie niedergeschlagen und dann ausgeraubt. Einige seiner Opfer wurden dabei offenbar schwer verletzt. Wie auch immer, jedenfalls hat Ihre Großmutter ihn wohl in flagranti erwischt und verprügelt – so schlimm, dass er sogar stationär im Krankenhaus behandelt werden muss.« Sie feixte, ehe sie fast ohne Pause hinterherschob: »Ist das nicht das Aberwitzigste, was Sie je gehört haben? Ich wette, der Kerl wird in seinem ganzen Leben keine alten Damen mehr überfallen.« Die Polizistin lachte leise, aber Sayer war zu sehr mit ihrer eigenen Wut beschäftigt, um die Geschichte lustig zu finden. So was konnte sie jetzt wirklich nicht brauchen.

Doch ihre Wut verrauchte, kaum dass sie Nana sah. Normalerweise war Sophia McDuff trotz ihres fortgeschrittenen Alters noch äußerst vital und strahlte förmlich von innen heraus. Jetzt allerdings wirkte sie zerknittert und erschöpft, und ausnahmsweise sah man ihr an, dass sie über siebzig war. Ihre Haut war fahl, beinahe durchscheinend, ihre Augen eingesunken, und sie trug ein altes Hauskleid. Was? Moment mal! Nie im Leben hätte Nana, die Witwe des ehemaligen Senators Charles McDuff, freiwillig diese gelb- und orangefarben geblümte Scheußlichkeit von einem Kaftan angezogen.

»Nana?« Plötzlich in Sorge, sprang Sayer auf.

Die ältere Frau begegnete ihrem Blick, und als Sayer das schelmische Funkeln in ihren Augen sah, fiel ihr ein Stein vom Herzen.

»Mensch, Nana, was machst du denn für Sachen?«

Doch Sophia McDuff stolzierte trotz ihrer Müdigkeit hoch erhobenen Hauptes auf den Ausgang zu. »Nun, ich habe oft genug versucht, dich um Hilfe zu bitten, aber du warst ja zu beschäftigt, also habe ich die Sache selbst in die Hand genommen.«

»Du … hast …«, stammelte Sayer, während sie ihrer Großmutter nach draußen zu ihrem Motorrad folgte.

Nana kletterte in den Beiwagen, zog anmutig den Kaftan um

ihre Beine zurecht und setzte sich ohne ein weiteres Wort den Motorradhelm auf.

Sayer stülpte sich ihren eigenen Helm über und schluckte die Mischung aus Besorgnis und Wut herunter, die in ihr brodelte. Sie schaltete das Helmmikro ein und sagte: »Du bist also verhaftet worden ... Magst du mir vielleicht erklären, wie es dazu gekommen ist?«, ehe sie den Motor anließ.

»Ich nehme an, du hast meine Nachrichten von letzter Woche nicht bekommen? Zwei meiner Bekannten aus Vintage Gardens sind überfallen worden, eine liegt immer noch mit einer Kopfverletzung im Krankenhaus. Die Ärzte wissen nicht, ob sie sich je wieder ganz davon erholen wird.«

»Und deshalb hast du dir gedacht, du knöpfst dir den Kerl einfach selber vor? Ganz allein?«

»Na ja, vorher habe ich natürlich bei dir angerufen und dich gebeten, die Sache in die Hand zu nehmen. Bei deinen Freunden ein paar Strippen zu ziehen.«

»Nana, ich arbeite gerade an einem Fall. Ich habe den Kopf voll.«

»Eben. Und weil ich nichts von dir gehört habe, habe ich beschlossen, selbst zu ermitteln. Verdeckt.«

Sayer hielt an einer Ampel und sah ihre Großmutter an. »Der Kaftan ...«

»Du liebe Zeit – du denkst doch nicht etwa, dass ich so ein Ding freiwillig tragen würde?« Durch das Visier des Helms wurde Nanas breites Grinsen sichtbar, das die Spuren des Alters in ihrem Gesicht verschwinden ließ. Jetzt sah sie aus wie eine Fünfundzwanzigjährige – wenngleich eine sehr aufgekratzte, silberhaarige Fünfundzwanzigjährige. »Candace und ich haben einen Plan ausgeheckt. Ich habe mich in den Fummel hier geworfen, damit ich schön alt aussehe, dann habe ich mir Stanleys Rollator geliehen und bin die letzten fünf Tage jeden Abend die Straße entlanggelaufen – genau dort, wo der Verbrecher meine Bekannten überfallen hatte.«

»Du warst der Köder?«, schrie Sayer ins Mikrofon. »Nana, er hätte dich ernsthaft verletzen können. Was, wenn er eine Schusswaffe gehabt hätte?«

»Ach papperlapapp, bei allen anderen hat er einen Totschläger benutzt. Aber keine Sorge, Candace hat mit einer Pistole im Gebüsch gesessen, nur für den Fall, dass etwas schiefgeht.«

»Ich ... du hast einer Freundin gesagt, sie soll sich mit einer Pistole im Gebüsch verstecken?« Sayers Stimme wurde noch lauter. »Ich kann gar nicht in Worte fassen, wie dumm das war!«

»Dann hättest du mir helfen sollen. Ich habe dir doch gesagt, dass jemand meine Bekannten überfällt. Was soll ich machen, Däumchen drehen und abwarten, bis jeder Einzelne von ihnen im Krankenhaus liegt?«

Sayer zwang sich, einmal tief durchzuatmen. »Und weshalb genau wurdest du nun festgenommen?«

»Der offizielle Vorwurf lautet Körperverletzung, obwohl der sehr nette Polizist mir gesagt hat, dass man kein Verfahren gegen mich einleiten wird. Ehrlich gesagt, fanden sie die Sache ziemlich lustig.«

»Du bist auf den Kerl losgegangen?«

»Ja, das bin ich.« Sie zwinkerte. »Mit Stanleys Rollator. Ich habe ihn geschwungen wie einen Baseballschläger.«

Sayer fiel die Kinnlade herunter. »Ist das dein Ernst?«

»Sie haben gesagt, ich hätte ihm die Nase und zwei Rippen gebrochen.«

Sayer starrte ihre Großmutter mit offenem Mund an. Die

Ampel wurde grün, doch das merkte sie erst, als hinter ihr jemand hupte.

Nana fuhr mit ihrem Bericht fort. »Der Polizist hat gesagt, ich hätte ihm nicht noch eine mitgeben dürfen, als er schon am Boden lag. Aber das Schwein hat Vicky Henderson so brutal niedergeschlagen, dass sie jetzt eine Gehirnschwellung hat. Ich musste sichergehen, dass er auch liegen bleibt. Ich habe Filme gesehen, in denen der Bösewicht wieder aufsteht.«

»Du hast einen Räuber mit einer Gehhilfe außer Gefecht gesetzt?« Sayers Lippen zuckten.

»Und ob ich das getan habe.« Nana lachte leise. »Du hättest mal sein Gesicht sehen sollen. Der hat nicht damit gerechnet, von einer Oma angegriffen zu werden.«

Ein Lachen gurgelte aus Sayers Bauch nach oben.

»Das wird ihn lehren, sich mit alten Bibliothekarinnen anzulegen«, sagte Nana triumphierend.

Jetzt konnte Sayer endgültig nicht mehr an sich halten. Der ganze angestaute Stress entlud sich in einem heftigen, unkontrollierbaren Lachanfall.

»Na ja. Stimmt doch«, sagte Nana abwehrend.

Sayer lachte, bis sie husten musste, verschnaufte kurz und lachte dann weiter. Irgendwann lachte auch Nana mit.

»Bibliothekarin ...«

»Ich habe ihn so richtig verdroschen ...«

»Du ... hast ihn ...«

Inzwischen konnten sich die beiden Frauen vor Lachen kaum noch halten. Doch es war kein fröhliches Lachen, eher ein Lachen der Erschöpfung und Erleichterung.

Als sie weiterfuhren, ebbte das Gelächter schließlich ab und wich einem sanften Schweigen. Das gelbe Licht der Straßenlaternen glitt über ihre Gesichter.

»Sag mal, kennst du eigentlich Senator Van Hurst?«

»Natürlich. Er wurde während der letzten Legislaturperiode deines Großvaters ins Amt gewählt. Der arme Mann.«

»Glaubst du den Gerüchten, dass er was mit dem Verschwinden seiner Tochter zu tun hatte?«

Nana legte den Kopf schief. »Ihr habt sie gefunden? Ist das der Fall, an dem du gerade arbeitest?«

Sayer nickte, sagte aber nichts weiter dazu.

»Ehrlich gesagt, nein«, antwortete Nana schließlich. »Ganz und gar nicht. Sie war sein kleines Wunder. Weißt du, dass wir Charles und seine Frau schon kannten, bevor sie Gwen bekommen haben?«

»Ach ja?«

»Ja. Wahrscheinlich sollte ich dir das nicht erzählen, aber sie war ursprünglich mit Zwillingen schwanger.«

»Zwillinge?« Sayers Motorrad geriet ins Schlingern, als sie sich zu Nana umdrehte.

»Vorsicht!« Nana klammerte sich mit beiden Händen an den Rand des Beiwagens.

»Sie war mit Zwillingen schwanger?« Sayer brachte ihre Maschine rasch wieder unter Kontrolle. Ihr Herz tanzte vor lauter Aufregung einen Foxtrott.

Nana nickte widerstrebend. »Keiner wusste davon. Wir saßen zusammen beim Abendessen, als bei ihr die Blutungen anfingen. Ich bin mit ihr in die Notaufnahme gefahren.« Sie schnaubte verächtlich. »Die Van Hursts waren in solchen Dingen sehr altmodisch. Die Männer sind damals nicht mit ins Krankenhaus gekommen, wenn es um irgendwelche ›Frauengeschichten‹ ging.«

»Was ist dann passiert, Nana?«

»Die beiden Kinder haben sich im Mutterleib irgendwie gegenseitig verletzt. Ich kann mich nicht mehr an die Einzelheiten erinnern, aber am Ende mussten sie eine Entscheidung treffen: Die Ärzte konnten nur einen der beiden retten, ansonsten hätte sie beide verloren.«

»Oh mein Gott«, hauchte Sayer.

»Ja, es war schrecklich. Aber welche Wahl hat man da schon? Sie haben einen der Zwillinge geopfert, um Gwens Leben zu retten. Wann immer ich jetzt höre, wie Charles Van Hurst gegen Abtreibungsbefürworter wettert ... Na ja, sagen wir, es hat gute Gründe, dass ich mich nach dem Tod meines Mannes aus der Politik zurückgezogen habe.«

»Nana, du ahnst gar nicht, wie sehr du mir damit geholfen hast.«

»Dann hat die furchtbare Geschichte ja vielleicht doch noch ihr Gutes.«

Zwanzig Minuten später setzte Sayer Sophia McDuff vor ihrem Backsteinhaus in Georgetown ab.

»Entschuldige, dass ich dir nicht geholfen habe, Nana. Mir war nicht klar, dass es dringend ist.«

Sophia stieg aus dem Beiwagen, nahm den Helm ab und griff nach Sayers kalter Hand. »Ich weiß ja, dass du auf der Arbeit eine Menge um die Ohren hast. Ich weiß auch, dass deine Arbeit dir sehr viel bedeutet. Aber du darfst trotz allem deine Familie nicht vergessen. Wir sind auch wichtig. Du solltest mal wieder deine Schwester anrufen, Macey braucht dich.«

Sayer antwortete mit einem vagen Kopfnicken.

Nanas Tonfall wurde schärfer. »Ich habe das Gefühl, dass wir dich schon wieder verlieren.«

»Schon wieder?«

»Nach dem Autounfall warst du so wütend. Du hast niemanden mehr an dich rangelassen. Wem würde es nicht so gehen, wenn ihm von jetzt auf gleich beide Eltern genommen werden?« Krähenfüße erschienen in Nanas Augenwinkeln, als sie lächelte. »Gott, was für eine Unruhestifterin du warst! So wild und getrieben. So voller Zorn. Aber zugleich auch unnahbar. Und dann kam Jake ...«

Sie drückte Sayers Hand. »Ich weiß, als du Jake verloren hast, war das ein schrecklicher Schlag für dich. Aber verlier uns nicht auch noch, in Ordnung?«

Nana gab Sayer einen Abschiedskuss auf die Wange und lief die Stufen hinauf.

Sayer schlug das Herz bis zum Hals. Sie wartete, bis ihre Großmutter im Haus verschwunden war, dann wendete sie ihre Maschine und fuhr in Richtung Alexandria.

Sayers Wohnung, Alexandria, Virginia

Sie schleppte sich die Stufen hoch, schloss erleichtert die Tür auf – und blieb wie angewurzelt stehen. Ihr Nachbar und der Hund saßen auf ihrem verschlissenen Futon. Der Hund – den hatte sie völlig vergessen.

»Tino. Wie sind Sie denn hier reingekommen?«

Als der kleine Hund sie sah, sprang er auf und kam auf sie zugestürzt, wobei er vor lauter Hast über seine eigenen Beine stolperte und beinahe mit ihr zusammengestoßen wäre.

Tino nahm seine Drahtbrille ab, klappte das Buch zu, in dem er gelesen hatte, und erhob sich schwerfällig vom Futon. »Ich habe Ihr Schloss geknackt. Obwohl ›knacken‹ ein zu höfliches Wort dafür ist. Es hätte ausgereicht, einmal kräftig zu niesen, und das Ding wäre unter meinen geschickten Fingern aufgesprungen. Ganz im Ernst, Liebes, jemand, der beim FBI arbeitet, sollte wirklich ein besseres Schloss haben. Vesper hat gefressen, wurde Gassi geführt und ist bereit fürs Bett.«

»Mein Schloss geknackt? ... Vesper?«

»Jedes Geschöpf Gottes braucht einen Namen.« Tino tätschelte ihre Schulter, während er sich und seinen Bauch an ihr vorbei zur Tür hinausschob.

»Woher wissen Sie, wie man Schlösser knackt?«, rief Sayer ihm hinterher.

»Das ist eine Geschichte für ein andermal, Calida. Ich kann morgen übrigens gerne wieder auf Vesper aufpassen«, rief er zurück, ehe er nach unten zu seiner Wohnung trottete.

Sayer ging in die Hocke. Der vor lauter Aufregung sabbernde Vesper stupste sie mit der Nase an und schleckte ihr das Ohr ab, dann rollte er sich auf den Rücken, damit sie ihm den Bauch streichelte. Kaum noch bei Bewusstsein, kraulte sie ihm das Fell, ehe sie in die Küche wankte, wo sie ein kaltes Hotdog aus dem Kühlschrank nahm und den Kronkorken von einer Flasche Stout löste. Sie warf ihre Tasche auf den Küchentisch und ließ sich auf einen Stuhl fallen. Vesper schmiegte sich an ihre Beine und schlief augenblicklich ein. Die sanften Vibrationen seines Welpenschnarchens waren wie eine Fußmassage.

Nachdenklich betrachtete Sayer den Papierstapel auf der anderen Seite des Tischs.

Ihr Forschungsprojekt. Ihr Lebenswerk.

Sie streckte sich und fischte das MRT von Dugald Tarlingtons Gehirn heraus. Das Gehirn des verurteilten Serienmörders hätte durchschnittlicher nicht sein können. Keine noch so kleine Anomalie. Unter Tarlingtons Aufnahme lagen Kopien der anderen MRTs.

Sayer warf sich den letzten Bissen Hotdog in den Mund, wischte sich die Finger an der Hose ab und zog den Stapel vertrauter Schwarz-Weiß-Aufnahmen zu sich heran.

Sie suchte die zwei anderen unauffälligen MRTs heraus und legte die drei nebeneinander auf den Tisch – ein Monument ihres Scheiterns. Drei Serienmörder mit drei vollkommen normalen

Gehirnen. Drei MRTs, die ihre Theorie im Wesentlichen widerlegten.

Mit einem Seufzer schob sie die Blätter beiseite. Sie hatte jetzt wirklich nicht den Nerv, sich damit auseinanderzusetzen.

»Also gut ... Vesper. Schlafenszeit. Wir müssen morgen ein Mädchen retten.«

In der Dunkelheit kuschelte sich Sayer auf ihrer schmalen Matratze eng an den kleinen Hund. Sekunden später schlief sie tief und fest.

Unbekannter Ort

Das Mädchen hatte Krämpfe in den Beinen, und ihre Zunge war so stark angeschwollen, dass ihr Weinen nur noch wie ein heiseres Gurgeln klang.

Ihr Herzschlag pochte schmerzhaft und laut in ihrer Schädelhöhle, sodass sie die schlurfenden Schritte, die sich aus der Dunkelheit näherten, fast nicht bemerkt hätte.

Eine Gestalt kam auf den Käfig zu.

Das Mädchen versuchte sich aufzusetzen, um nach Hilfe zu rufen, doch ihre Gliedmaßen gehorchten ihr nicht.

»Bitte«, wollte sie rufen. Vergeblich. Das Wort wurde von ihrem pfeifenden Atem erstickt.

»Bitte«, stieß sie keuchend hervor, ehe sie erkannte, dass es das Monster war.

Das Monster mit der Schlangennase und den riesigen Augen. Sie wusste, dass es eine Maske war, trotzdem entlockte ihr der Anblick einen Schrei. Sie heulte aus einer Not und Verzweiflung heraus, die sie kaum noch begriff.

Seelenruhig nahm das Monster eine Kamera hoch. Das Blitzlicht stach in ihren Augen.

Blind, zitternd und leer sackte sie in sich zusammen.

Sayers Wohnung, Alexandria, Virginia

Sayer wurde von einem Schlag gegen den Kopf aus dem Schlaf gerissen. Sie fuhr in die Höhe und griff nach ihrer Waffe.

Ihre Hand streifte Fell. Ein Winseln, eine zuckende Bewegung. Vesper hatte einen Albtraum.

»Ganz ruhig, hier kann dir nichts passieren, kleiner Junge.« Sayer fragte sich, ob er im Traum womöglich wieder mit der sterbenden Gwen im Käfig saß. Sie streichelte dem jungen Hund die Ohren, woraufhin dieser den Kopf hob und sich über die schlaff herabhängenden Lefzen leckte.

Sayer atmete den ungewohnten Maischips-Geruch seiner Pfoten ein, als sie gegen ihr Gesicht stupsten. Vesper stieß einen Laut aus, der halb Gähnen, halb Stöhnen war, und streckte sich. Dann sprang er plötzlich auf, als hätte er Angst, zu einem sehr aufregenden Ereignis zu spät zu kommen.

Schlaftrunken warf Sayer einen Blick auf ihr Handy. Gleich sechs. Wenigstens wäre sie diesmal wach, wenn Vik sie in ein paar Minuten abholen kam.

Als Sayer Vespers drollige Erregung beobachtete, musste sie lächeln. Sie stand auf und tappte in die Küche. Das Lächeln fühlte sich seltsam auf ihren Lippen an.

Sie ließ Vesper nach unten in den Garten, dann schaltete sie auf dem Weg zur Spüle ihren kleinen Fernseher ein. Die Stimme eines CNN-Sprechers erfüllte das Wohnzimmer, während sie sich daranmachte, Kaffee aufzusetzen.

»Das war der Verkehr, nun geht es weiter mit den neuesten Entwicklungen in der noch immer nicht abgeschlossenen Geschichte um Gwendolyn Van Hurst. Senator Van Hurst hat heute Morgen eine Erklärung veröffentlicht, aus der hervorgeht, dass das FBI im Zusammenhang mit dem Verschwinden und dem Mord an seiner Tochter einen Verdächtigen verhaftet hat, dem zur Last gelegt wird, der mutmaßliche Käfigmörder zu sein.«

Sayer stellte ihren Kaffeebecher so heftig auf den Tresen, dass ihr die kochend heiße Flüssigkeit über die Hand schwappte. Sie ging zurück ins Wohnzimmer und starrte ungläubig die gut gelaunte Reporterin an, die mit ihrem korallenrot geschminkten Mund in die Kamera lächelte.

»Laut Angaben des Senators handelt es sich bei dem Festgenommenen um Hal Dillinger, einen Handwerker, der gestern während einer gemeinsamen Pressekonferenz als eine Person von besonderem polizeilichem Interesse genannt worden war. Diese jüngste Entwicklung gibt Anlass zu der Hoffnung, dass der Fall nun endlich zum Abschluss kommen wird. Das FBI wollte die Festnahme bislang nicht bestätigen, allerdings ist es unserem Team gelungen, Dillingers Nachbarn zu befragen, die einen Besuch des FBI bestätigt haben.«

Sayers fassungsloses Staunen schlug in Wut um. Sie marschierte ins Schlafzimmer, zog sich hastig an und lief dann nach unten. Ihr Nachbar saß im Garten und trank Kaffee. Vesper hockte neben ihm und ließ sich die Ohren kraulen. Tino hob die Hand, um ihr fröhlich einen guten Morgen zu wünschen.

»Jetzt nicht«, presste sie hervor. »Ich muss los.«

»In Ordnung, Liebes. Das Hündchen ist bei mir in guten Händen.«

Jede weitere Interaktion mit Tino vermeidend, schwang sie sich auf ihre Maschine und fuhr los. Die ganze Fahrt über kochte sie innerlich. In Quantico angekommen, stürmte sie gleich als Erstes in Holts Büro.

Doch als sie die stellvertretende Direktorin sah, verpuffte ihr Zorn augenblicklich und wich der nackten Angst um ihr Leben.

Holt stand hinter ihrem Schreibtisch, leicht nach vorn gebeugt, das Telefon am Ohr. Sayer glaubte die Emotionen beinahe sehen zu können, die sich wie eine Sturmfront um ihre Chefin herum zusammengebraut hatten. Ihren Gesichtsausdruck konnte man nur als mordlüstern bezeichnen.

Holt hob einen Finger, um Sayer zu signalisieren, dass sie sich kurz gedulden solle.

»Ja, bitte verbinden Sie mich doch mit dem ehrenwerten Herrn Senator.« Der Gegensatz zwischen Holts bedrohlicher Miene und ihrem ruhigen Tonfall war beängstigend.

Beide Frauen warteten schweigend.

»Ja, Charles. Guten Morgen«, sprach Holt nach einer Weile leise in den Hörer. »Möchten Sie mir das gerne erklären? ... Es interessiert mich nicht, ob Sie glauben, Sie würden uns behilflich sein ... Ja, mir ist durchaus bewusst, dass es hier um Ihre Tochter geht. Ich weiß nicht, woher Sie diese Informationen haben, aber ich rufe an, um Ihnen mitzuteilen, dass Sie sich irren. Dillinger ist nicht unser Mann ... Ja, ja, ich weiß, dass Sie eine Presseerklärung rausgegeben haben. Sie müssen damit aufhören. Ja, gut. Vielen Dank.«

Im Zeitlupentempo legte Holt den Hörer auf.

»Dann haben Sie wohl auch die Nachrichten gesehen«, stellte Sayer fest.

Mit geblähten Nasenflügeln, aber gemessenen Schrittes ging Holt an Sayer vorbei bis zur anderen Seite des Zimmers.

Dann brüllte sie so unvermittelt »Scheiße!«, dass Sayer vor Schreck zusammenzuckte, und schlug mit der Faust ein Loch in die Wand.

Sayer machte vorsichtig einen Schritt in Richtung Tür.

Holt drehte sich zu Sayer um. Sie atmete schwer und hielt sich die Finger.

»Ich muss wirklich damit aufhören.«

Sayer betrachtete das Loch in der Trockenbauwand und erkannte, dass diese an mindestens sechs weiteren Stellen neu verputzt und überstrichen worden war.

Holt kehrte hinter ihren Schreibtisch zurück und setzte sich. »Schlechte Angewohnheit von mir. Wir müssen dafür sorgen, dass die Ermittlung jetzt nicht an Tempo verliert. Um Van Hurst und diesen Albtraum soll sich die Presseabteilung kümmern.«

Sayer nickte.

»Ich war das übrigens nicht. Ich habe Van Hurst nichts gesagt. Anscheinend hat er noch andere Quellen hier.«

Holt kniff so fest den Mund zusammen, dass man ihre Lippen fast nicht mehr sehen konnte.

»Aber das ist …«

Holt schnitt Sayer mit einer Geste das Wort ab.

Da sie nicht wusste, was sie als Nächstes sagen sollte, war sie froh, als ihr Handy vibrierte. Sie überflog die SMS von Joan. »Die Ergebnisse der DNA-Analyse von Gwendolyn Van Hursts Leiche sind da. Kein Treffer im System.«

Sayer seufzte und zeigte die Nachricht Holt, die statt einer Antwort lediglich ein Brummen von sich gab.

Es spielte keine Rolle, dass sie Dillinger in Wahrheit gar nicht verhaftet hatten. In den Augen der Medien würde es so aussehen, als hätte das FBI einen riesengroßen Fehler gemacht.

Doch das erwähnte sie Holt gegenüber nicht, bevor sie ging. Sie hatte beschlossen, dass sie gerne noch einen Tag länger leben wollte.

Constitution Avenue, Washington, D. C.

D. C. Police Officer Wilson Tooby ging langsam die Constitution Avenue entlang. Seine Hände zitterten, und sein Verlangen nach einem Glas Whiskey war so stark wie seit fast zwölf Jahren nicht mehr.

Er hatte den Besuch bei seinem Partner im Krankenhaus so lange wie möglich vor sich hergeschoben. Jetzt wünschte er, er wäre überhaupt nicht hingegangen.

Mike hatte übel ausgesehen, das ganze Gesicht bis zur Unkenntlichkeit geschwollen und bandagiert. Die Schrotkugeln hatten seinen gesamten Oberkörper zerfetzt. Die Ärzte hatten gesagt, er würde nie mehr ohne Hilfe essen, nie mehr etwas mit den eigenen Händen heben und vielleicht auch nie wieder deutlich sprechen können. Sie hatten gemeint, es sei pures Glück, dass er überhaupt noch lebte, aber Wilson wusste nicht recht, ob man da von Glück reden konnte.

Das Schlimmste war nicht der Speichel gewesen, der den Verband um Mikes Mund herum durchnässte, und auch nicht die unnatürlich schiefe Haltung seines Körpers, mit der er in dem hängemattenartigen Geschirr hing. Nein, was Wilson verfolgte, war Mikes Blick. Der arme Hund hatte geweint, während Wilson an seinem Bett gestanden und versucht hatte, Konversation zu machen, so als wäre nichts geschehen.

Eigentlich hatte er vorgehabt, vom Krankenhaus den Bus zum Tatort in der P Street zu nehmen, aber dann hatte er beschlossen, zu Fuß zu gehen. Er musste den Kopf frei bekommen, ehe er sich mit dem FBI traf. Er hatte die Phantomzeichnung des Drogenkäufers bei sich, den er bei ihrer ersten Überprüfung in der Nähe des Hauses gesehen hatte. Er wollte sie dem FBI persönlich übergeben. So hatte er wenigstens das Gefühl, etwas Nützliches zu tun, statt den ganzen Tag untätig am Schreibtisch zu sitzen.

Einen kleinen Lichtblick gab es immerhin: Wenn er diese Woche hinter sich brachte, ohne zur Flasche zu greifen, würde er den Rest seines Lebens auch nüchtern überstehen. Das Mädchen, das er nicht gerettet hatte, und das schreckliche Schicksal seines Partners waren mehr Schuld, als ein einzelner Mann ertragen konnte.

Er wischte sich den Schweiß von der Oberlippe und bog um die nächste Ecke in die P Street ein. Vor dem Haus stand ein halbes Dutzend Kollegen vom DCPD und hörte einem Mann im Anzug zu, der Anweisungen gab. Verdammt! Er hatte gehofft, dass er Agent Altair antreffen würde, und jetzt war da stattdessen dieser Typ, der aussah wie ein etwas zu dick geratenes Katalogmodel für hochwertige Outdoor-Bekleidung. Tooby wartete, bis die Kollegen sich zerstreuten, um einen weiteren Tag lang die Kanalisation nach Spuren oder einem verborgenen Eingang abzusuchen. An ihrer Körpersprache erkannte er, wie unruhig sie waren. Einer aus ihren Reihen war schwer verletzt worden, und sie hatten die Ermittlungen nicht einmal selbst in der Hand.

Ein paar von ihnen sahen Wilson ein Stück abseits stehen und nickten ihm zu. Wenn der Partner angeschossen wurde, drückten einem alle ihr Beileid aus, aber unter dem Mitgefühl schwang auch noch etwas anderes mit. Eine unausgesprochene Frage. *Warum hast du ihm keine Deckung gegeben? Warum warst du nicht für ihn da?* Er konnte es in ihren Augen sehen.

Wilson hatte sich dieselben Fragen gestellt.

Als das Outdoor-Model endlich allein war, zog Wilson die Phantomzeichnung aus der Tasche und trat auf ihn zu.

»Äh, Special Agent?«

»Ja?«

»Ich bin DC Officer Wilson Tooby. Mein Partner und ich haben die Leiche gefunden.«

»Hi! Special Agent Wagner.« Sie begrüßten einander förmlich mit Handschlag. »War es Ihr Partner, der angeschossen wurde? Ich hoffe, es geht ihm so weit gut.«

Wilson gab keine Antwort, sondern schürzte lediglich die Lippen und schüttelte den Kopf.

»Das tut mir leid.« Agent Wagner klang dabei in etwa so aufrichtig wie ein Gebrauchtwagenverkäufer. »Wie kann ich Ihnen denn weiterhelfen, Officer Tooby?«

»Ich wollte Ihnen das hier persönlich geben. Das ist eine Phantomzeichnung von dem Mann, den wir hier in der Nähe gesehen haben, als wir zum ersten Mal das Haus kontrolliert haben. Agent Altair hatte mich gebeten, sie dem FBI zu übergeben.«

»Ah, richtig. Danke.«

»Sagen Sie, haben Sie was dagegen, wenn ich auch runtersteige und die Kollegen in der Kanalisation ein bisschen unterstütze? Ich bin nicht beurlaubt, schließlich habe ich ja keinen Schuss abgegeben. Ich würde wirklich gerne helfen …« Wilson zog es vor, nicht zu erwähnen, dass er so oder so runtergehen würde, ob Agent Wagner es ihm nun erlaubte oder nicht.

»Sicher, sicher.« Agent Wagner wedelte gleichgültig mit der Hand. »Schließen Sie sich mit Ihren Kollegen kurz, die können Ihnen dann einen Quadranten zuweisen. In vier Stunden treffen wir uns wieder hier.«

Wilson nickte zum Dank und stapfte in Richtung Haus davon. Oben an der Treppe zum Keller, wo Mike die Schrotladung abbekommen hatte, hielt er eine Zeit lang inne. Dasselbe machte er dort, wo der Käfig gehangen hatte. Erst dann kletterte er in den Luftschutzraum hinunter und von dort aus weiter in die Kanalröhre.

Das Abwassernetz von Washington, D. C. ist nicht mit den berühmten Kanaltunneln unter New York zu vergleichen. Es gibt keine Stege, die es einem ermöglichen, oberhalb des Abwasserspiegels entlangzulaufen, kein faszinierendes Labyrinth aus schönen alten Backsteintunneln, das man besichtigen könnte. In D. C. sind die Kanäle einfach nur Betonröhren, in denen das Wasser manchmal bis zum oberen Rand reicht – ein gefährlicher Ort, wenn es regnet. Ganz zu schweigen davon, dass die Stadtwerke die ungeklärten Abwässer oft einfach in den Anacostia River leiten, wenn die Kanalisation überlastet ist.

Ein Stück voraus tanzten die Lichtkegel mehrerer Taschenlampen an der Decke. Wilson beschloss, sich in der entgegengesetzten Richtung umzusehen. Vielleicht waren die anderen bereits dort gewesen, aber er brachte es einfach nicht fertig, zu den Kollegen zu gehen. Er wollte ihr Mitgefühl nicht – selbst dann nicht, wenn es aufrichtig war.

Er zog seine Stirnlampe aus der Tasche und setzte sie auf. Dann stieg er in das knöcheltiefe Wasser und trat mit eingezogenem Kopf durch einen niedrigen Betonbogen. Der Geruch war weniger schlimm, als er vermutet hatte, nach feuchter Erde und Pilzen.

Er ging einige Minuten lang geradeaus, bis er an eine Kreuzung kam und ihm klar wurde, dass er seinen Weg irgendwie markieren musste. Weil ihm nichts anderes einfiel, zog er kurzerhand einen schwarzen Filzstift aus seiner Tasche und malte an jeder Gabelung einen kleinen Pfeil an die Wand, der die Richtung anzeigte, aus der er gekommen war.

Seine Augen wurden schnell glasig, weil sie nichts als Beton, tropfendes Wasser und hin und wieder Treibgut sahen, das sich an den Verbindungsstellen sammelte. Das Wasser kroch ihm langsam die Hosenbeine hoch, bis er irgendwann bis zur Taille durchnässt war. Doch wie auf einem Bußgang stapfte er immer weiter, während er im Kopf jeden seiner Fehler aufzählte und was er hätte anders machen sollen.

Warum war er nach dem ersten Notruf nicht gewissenhafter gewesen? Er hätte die Angst in der Stimme des Mädchens ernst nehmen müssen.

Wilson bog um die nächste Ecke und zeichnete einen weiteren Pfeil an die Wand.

Warum hatte er nicht auf sein Bauchgefühl gehört, als sie das Haus betreten hatten? Er hatte gespürt, dass etwas nicht stimmte. Wenn er als Erster reingegangen wäre, hätte er vielleicht besser aufgepasst.

Wilson malte den nächsten Pfeil.

Wenn er vorausgegangen wäre und nicht sein Partner, hätte er den Stolperdraht auf der Treppe vielleicht noch rechtzeitig bemerkt.

Wilson beugte sich vor, um einen weiteren Pfeil an die Wand zu zeichnen, und stutzte. In die Betonwand der Kanalröhre hatte jemand ein X geritzt. Es war so klein, dass er es niemals gesehen hätte, wenn er nicht ganz dicht an die Wand herangegangen wäre, um seinen Pfeil zu malen.

Das akkurate X hob sich hell und sauber von dem wasserfleckigen Betonhintergrund ab.

Schnell ging er bis zur letzten Kreuzung zurück und inspizierte dort die Wände, bis er – tatsächlich – auf ein weiteres X stieß. Aufgeregt eilte er weiter. Im Laufen zog er sein Handy hervor. Kein Empfang. Mist!

Er kontrollierte auch noch die nächsten drei Kreuzungen. Jede war mit einem X gekennzeichnet. Am Ende der dritten Kreuzung endete der Tunnel vor einer runden Eisenluke. Vorsichtig trat er darauf zu. Er dachte an die Schrotflinte und die Sprengladung in der P Street. Lange stand er da und dachte an das tote Mädchen im Käfig. Wenn er es zwei Wochen zuvor nicht so eilig gehabt hätte, zu seiner eigenen Tochter zu kommen, wäre die Tochter eines anderen Mannes jetzt vielleicht noch am Leben gewesen. Vielleicht hatte er es verdient, dass ihm alles um die Ohren flog, wenn er die Luke öffnete. Er stieg die Sprossen der kurzen Leiter hinauf und drehte das Rad an der Luke, um sie zu öffnen.

Mit zitternden Händen schob er ein dickes Stück Stoff beiseite, und plötzlich strömte kühle Luft in die stickige Röhre. Zögerlich trat Wilson durch die Luke.

»Was zum Henker?«, flüsterte er.

FBI-Hauptquartier, Quantico, Virginia

Sayer saß an ihrem Schreibtisch und versuchte vor dem morgendlichen Meeting ihre Gedanken zu ordnen. Sie nahm das Foto des unbekannten Mädchens in die Hand.

»Wer bist du?«

»Sag mir Bescheid, wenn sie dir antwortet.« Vik ließ sich auf den Stuhl neben ihr fallen. »Ich bin bei dir vorbeigefahren ... Dein Nachbar sagte mir, dass du auf dein Motorrad gesprungen und davongerast seist, als wäre der Teufel hinter dir her. Ich nehme mal an, du hast Van Hursts neuestes Meisterstück bereits gesehen?«

»Ja. Holt ist alles andere als glücklich darüber.«

Vik schnaubte. »Ach, wirklich?«

Zusammen machten sie sich auf den Weg zur Besprechung. Ihre Mienen waren angespannt.

Sayers Handy klingelte. »Agent Altair.«

»Agent Altair, hier ist Officer Wilson Tooby ...«

»Natürlich. Wie geht es Ihrem Partner, Officer Tooby?«

»Nicht gut. Ich kann Ihnen sagen ...« Er seufzte tief. »Aber danke, dass Sie nachfragen. Hören Sie, ich rufe an, weil ich eben in der Kanalisation unter dem Tatort war. Und ich hab da etwas entdeckt.«

»Das zweite Mädchen?«, fragte Sayer aufgeregt.

»Nein. Aber es hat definitiv mit unserem Täter zu tun. Sie müssen herkommen und es mit eigenen Augen sehen.«

Katakomben unter Mount St. Sepulcher, Washington, D. C.

Ein Pater mit lang gezogenem Gesicht öffnete das schwere Eisentor und führte Sayer und Vik eine Treppe mit Gewölbedecke hinab. Über dem Eingang stand ein einzelnes Wort. *Nazarener.*

»Unter der Kirche gibt es also echte Katakomben?« Sayer versuchte nach wie vor zu begreifen, was um alles in der Welt hier vor sich ging. Nach Wilsons Anruf waren sie umgehend zum Franziskaner-Kloster des Heiligen Landes auf dem Mount St. Sepulcher in der Quincy Street gefahren. Wilson hatte etwas von einem Altar mit merkwürdigen Symbolen und einer unterirdischen Grabkammer gesagt. Sayer war in D. C. aufgewachsen und hatte noch nie davon gehört, dass es unter der Stadt Katakomben gab.

Der junge Pater blieb mitten auf der Treppe stehen und drehte sich zu Sayer um. »Ja. Der Gründer unseres Klosters ist nach Rom gefahren und hat die Katakomben dort exakt vermessen. Diese hier sind ein originalgetreuer Nachbau – ohne die alten Leichen, versteht sich.« Ein Lächeln umspielte seine vollen Lippen. Es war ein einstudierter Scherz. Sayer vermutete, dass er regelmäßig Führungen veranstaltete.

»Natürlich.« Ihre Stimme klang etwas unsicher. Sie stiegen hinab bis in einen schmalen, schwach beleuchteten Gang. Die abgestandene Luft mit einem Hauch von Schimmelgeruch darin zeigte an, dass sie sich tief unter der Erde befanden. Nackte Glühbirnen erhellten gähnende schwarze Nischen zu beiden Seiten des Ganges. Sie sahen aus wie hungrige Mäuler, die nur darauf warteten, ahnungslos Vorübergehende zu verschlingen.

Kurz hinter dem Eingang grinste Sayer das sepiafarbene Mosaik eines Gerippes an. *Vom Tode* stand darüber geschrieben.

»Obwohl – ganz stimmt das nicht.« Erneut blieb der Pater stehen, als wäre er nicht in der Lage, gleichzeitig zu sprechen und sich vorwärtszubewegen. »Immerhin haben wir die Reliquien zweier Heiliger hier. Beide werden in der Krypta verwahrt.«

»Mir ist das Vorhängeschloss am Tor aufgefallen. Gibt es noch einen anderen Zugang zu den Katakomben?«

»Nun ja, hätten Sie mich das gestern gefragt, hätte ich mit Nein geantwortet. Ich bin seit fast drei Jahren hier, und ich hatte keine Ahnung von der Luke im Kanal.«

»Wer hätte denn davon wissen können?«

»Da bin ich überfragt. Die Putzkolonne vielleicht.«

»Und wer kennt die Kombination des Vorhängeschlosses?«

Abermals sah sich der Pater gezwungen anzuhalten. »Es gab noch nie Probleme ... Natürlich haben alle Bewohner des Klosters Zugang, dann noch die Reinigungskräfte und viele Ehrenamtliche. Ach so, und der gesamte Chor.«

»Machen Sie uns bitte eine Liste.«

»Mit Namen? Aber das wären an die hundert, vielleicht sogar noch mehr«, sagte der Pater entgeistert.

»Ja, mit Namen.«

Am Ende des Ganges trat Wilson Tooby aus dem Dunkel hervor. Er knetete seine Hände. Sayer schob sich an dem Pater vorbei.

»Officer Tooby, schön, Sie zu sehen.«

Er nickte unmerklich.

»Sie haben was entdeckt?«

»Das kann man wohl sagen.«

Sie betraten einen kleinen Nebenraum. Elektrische Kerzen flackerten über einem niedrigen Altar. Rechts an der Wand hing ein Teppich, der so verblichen war, dass Sayer das Bild darauf nicht mehr erkennen konnte. Dahinter befand sich eine kleine eiserne Luke, die offen stand. Ein muffiger Dunst drang aus der Kanalisation in den Raum hinein und vermischte sich mit der schalen, ungewöhnlich kalten Luft der Katakomben.

»Sie sind also den Markierungen im Kanal gefolgt?«, fragte Sayer und deutete auf die Luke.

»Ja, kleine Kreuze, die in den Beton geritzt waren. Die führten vom Tatort in der P Street direkt bis hierher.«

Sayer quittierte Wilsons Erläuterung mit einem leisen Grunzgeräusch und richtete dann ihre volle Aufmerksamkeit auf den Altar, bei dem es sich im Wesentlichen um einen niedrigen, an der Wand entlang verlaufenden Tisch aus Terrakotta handelte. Darunter wurden in einem gläsernen Kasten in Samt geschlagene Gebeine aufbewahrt – vermutlich gehörten sie einem der zwei Heiligen, von denen der Pater gesprochen hatte.

An der steinernen Wand hinter dem Altar prangten zwei mit Blut gemalte Symbole, hastig hingeworfen und in etwa so groß wie Sayers Handfläche. Das Blut war an der Wand heruntergelaufen und hatte sich neben den zwei großen Büchern, die in der Mitte des Altars lagen, in kleinen Lachen gesammelt.

»Keine Anzeichen von irgendwelchen Sprengfallen, nehme ich mal an?«, wandte sie sich an Wilson.

Der zuckte mit den Schultern und erwähnte nichts davon, dass er kurz zuvor ganz bewusst in Kauf genommen hatte, eine solche Sprengfalle auszulösen. »Wenn es eine gäbe, hätte ich sie garantiert ausgelöst.«

Sayer ließ den Blick durch den kleinen Raum schweifen und hielt ein letztes Mal nach versteckten Bomben Ausschau, ehe sie sich endgültig dem Altar näherte. Zunächst konzentrierte sie sich auf die zwei blutigen Symbole. »Das muss unser Täter gewesen sein, kein Zweifel. Es sind die gleichen Symbole wie die, die wir im Luftschutzkeller unter dem Foto des Mädchens gefunden haben.«

Vik warf einen Blick auf sein Handy. »Die Kriminaltechnik und das Team von der Kampfmittelbeseitigung sind angekommen und auf dem Weg nach unten.«

Sayer nickte.

»Also, was sollen die darstellen?« Sayer beugte sich vor, um die Symbole aus der Nähe zu inspizieren. »Was meinst du? Ein Halbmond und ein Kreuz? Sind das irgendwelche religiösen Zeichen?«

Vik schnaubte. »Wie wär's mit einem Hasen und einem Speer? Wenn du mich fragst, kann man da rein gar nichts erkennen.«

»Wir befinden uns unterhalb einer Kirche, das muss doch was zu bedeuten haben …«

Sayer ging noch dichter an die Symbole heran und hielt den Atem an. Als sie sich nach langer Zeit wieder aufrichtete, grinste sie aufgeregt. »Was immer sie bedeuten, ich verwette meine Pension darauf, dass dies hier«, sie zeigte auf eine ganz bestimmte Stelle, »der Teil eines Fingerabdrucks ist!«

»Das ist ja ein Ding«, sagte Wilson Tooby von der anderen Seite des Raums her.

Nachdem sie mit der Betrachtung der Symbole fertig war, wandte Sayer ihre Aufmerksamkeit den Gegenständen im Raum zu, die für sie von größtem Interesse waren: den beiden Büchern, die übereinandergestapelt auf dem Altar lagen. Das obere hatte einen knallblauen Plastikeinband, das untere einen knallroten. Beide wirkten vollkommen fehl am Platz.

Ohne sich umzudrehen, richtete sie das Wort an den Pater. »Pater? Ich gehe mal davon aus, dass diese Bücher normalerweise nicht hier liegen?«

»Definitiv nicht.«

Weil sie nichts anfassen wollte, ehe die Spurensicherung da war, zog Sayer ihre Bernsteinperlen aus der Tasche, damit ihre ungeduldigen Finger etwas zu tun hatten. Die Bücher hatten eine ungewöhnlich hohe, schmale Form und eine Ring- statt einer Fadenbindung. Das obere Buch war am Rand mit einem goldenen Blumenmuster verziert. Sayer ging vor dem Altar in die Hocke, um einen Blick auf die Seiten werfen zu können. Sie waren dick und sahen so aus, als hätten sie Einlagen aus Plastik.

»Das sind Fotoalben.« Halb besorgt, halb aufgeregt, wandte sie sich an Vik.

Draußen im Gang ertönten Stimmen.

»Die Kollegen von der Kriminaltechnik«, sagte Vik. »Lass uns rausgehen, dann haben sie mehr Platz. Umso schneller können wir uns die Bilder anschauen, die unser Freund für uns dagelassen hat.«

Die Schultern vor Anspannung fast bis zu den Ohren hochgezogen, trat Sayer vom Altar zurück. Sie wusste jetzt schon, dass sie den Inhalt der Fotoalben nicht sehen wollte.

• • •

Die Kriminaltechnik brauchte annähernd eine halbe Stunde, bis alles dokumentiert und fotografiert war und Sayer die Fotoalben anfassen durfte.

Dennoch zögerte sie einen Moment lang, als man ihr endlich das Okay gab.

Vik stand neben ihr und kaute auf einem Kaugummi herum, als ginge es um sein Leben. »Ich will sie gar nicht aufmachen. Du?«

»Ich auch nicht.«

»Ich weiß! Manchmal frage ich mich, warum ich nicht Journalist geworden bin oder so was Ähnliches.«

Sayer schnaubte bei der Vorstellung, wie Vik tapfer irgendwelche Prominenten interviewte.

»Wir werfen nur schnell einen Blick rein, um sicherzugehen, dass es nichts Strafbares enthält, und dann nehmen wir sie mit ins Labor zur Analyse.«

Mit einer behandschuhten Hand schlug sie behutsam das Buch auf. Die erste Seite enthielt zwei Fotos, beide von Gwendolyn Van Hurst. Auf dem ersten hielt Gwen eine Tageszeitung in der Hand. Ihre Augen waren vor Angst weit aufgerissen, und der junge Hund, der sich an ihre Seite schmiegte, war nicht Vesper. Neben dem Foto stand in krakeliger Schrift: *Tag 1*.

»Das ist ein anderer.« Sie deutete auf den Hundewelpen. »Was wohl aus ihm geworden ist?«

Das zweite Foto sah ähnlich aus, nur fehlte diesmal die Zeitung. Daneben stand: *Tag 2*.

Sayer blätterte einige Seiten um. Dann noch ein paar. Jede Doppelseite enthielt vier Fotos, und neben jedem Foto stand der jeweilige Tag. Gelegentlich fehlten ein oder zwei Tage, und manchmal standen zusätzliche Bemerkungen neben den Bildern. *Erfolgloser Versuch* oder *höhere DMT-Dosis*. Irgendwann war der erste

Hund verschwunden, und Vesper tauchte auf, ein silbergraues Fellbündel mit schlaksigen Gliedmaßen.

Bei einem Foto hielt Sayer inne. Gwen hatte Vesper im Arm, und die beiden schauten einander ins Gesicht. Das junge Mädchen schenkte dem Fotografen absichtlich keine Beachtung. Sie bewies eine Stärke, bei der Sayer vor Rührung die Kehle eng wurde. Neben dem Foto stand: *Tag 262. Experiment fehlgeschlagen.*

»Experiment!« Sayer deutete auf das Wort. »Er macht irgendwelche Experimente!«

»Heilige Scheiße«, sagte Vik.

Obwohl sie es eigentlich nicht wollte, blätterte Sayer das ganze Album bis zum Ende durch. Das letzte Foto zeigte Gwen, wie sie am Boden ihres Käfigs lag. Sie war nur noch Haut und Knochen. Neben dem Bild stand: *Hinter dem Schleier, Tag 312.*

»Großer Gott«, murmelte Sayer. »Dreihundertundzwölf Tage.«

»Jetzt wissen wir mit Sicherheit, dass er nach ihrem Tod noch mal am Tatort war. So viel zu unserer Theorie, dass das Auftauchen der Cops ihn verjagt hat. Er hat sie absichtlich verdursten lassen und ist danach noch einmal zurückgekommen, um sie zu fotografieren.«

Sie blätterte eine Woche zurück bis zu dem Tag, an dem Wilson und sein Partner als Reaktion auf den Notruf das erste Mal zum Haus in der P Street gefahren waren. Für diesen Tag gab es keine Notiz, allerdings fanden sie zwei Tage davor am Seitenrand neben einem Foto von Gwen, die zwar weggetreten wirkte, aber ansonsten bei recht guter Gesundheit zu sein schien, einen längeren Eintrag: *Experiment 9 ist als totaler Fehlschlag zu werten. Lebenserhaltende Maßnahmen des Untersuchungsobjekts eingestellt.*

»Mein Gott! Der Notruf war wirklich nicht der Grund, weshalb der Täter nicht mehr zurückgekommen ist. Er hatte schon zwei Tage vor dem Anruf beschlossen, ihr nichts mehr zu essen und zu trinken zu geben. Und bis zu ihrem Tod ist er jeden Tag wiedergekommen, um ein Foto von ihr zu machen.«

Sayer klappte das Album zu.

»Er hat ihr Sterben dokumentiert.« Vik konnte sich vor lauter Ekel kaum noch aufrecht halten.

»Ja, weil sie für ihn ein gescheitertes Experiment war – was auch immer das genau bedeuten soll.« Sayer schluckte trocken. »Was in dem zweiten Album drin ist, will ich gar nicht erst wissen.«

Trotzdem schlug sie es auf.

Das erste Foto fehlte. Das zweite zeigte ein vollkommen verängstigtes Mädchen, das ein getigertes Kätzchen im Arm hielt.

»Das ist unsere Unbekannte«, flüsterte sie. Vik schaute ihr über die Schulter. »9.2, siehst du?«

Gemeinsam blätterten sie weiter.

»Genau dasselbe«, sagte Vik, während sie die Notizen des Täters zu diesem Experiment lasen.

Bei Tag 180 angelangt, schnappte Sayer leise nach Luft. Dort stand: *Experiment 9.2 Fehlschlag auf ganzer Linie. Lebenserhaltende Maßnahmen auch bei diesem Objekt eingestellt.*

Hastig rechnete sie im Kopf nach. »Das ist erst fünf Tage her. Sie könnte noch am Leben sein!«

Rasch schlugen sie die letzte Seite auf. Wie gebannt starrten sie auf das Foto.

Das Mädchen blickte mit wilden Augen in die Kamera, den Mund zu einem Schrei des Entsetzens geöffnet.

»Das war gestern«, knurrte Vik. »Dieses Schwein wollte, dass wir das hier finden, stimmt's?«

Sayer musste den Blick abwenden. Sie schmeckte bittere Galle in ihrer Kehle. »Lass uns die Alben mitnehmen. Wir müssen uns sämtliche Aufzeichnungen genau durchlesen, vielleicht finden wir noch mehr raus.«

Als sie das Kloster verließen, drängte sich draußen eine Schar Reporter und bombardierte sie mit Fragen.

»Gibt es Neuigkeiten zum Käfigmörder?«

»Haben Sie eine heiße Spur, Agent Altair?«

»Wurde das vermisste Mädchen inzwischen gefunden?«

Sayer ignorierte die Mikrofone und Kameras und knirschte mit den Zähnen, als sie an den Reportern vorbeiging. *Käfigmörder.*

Sie hoffte, der Mistkerl wusste nicht, dass die Medien ihm einen Spitznamen verpasst hatten. Sobald sie ihn geschnappt hatte, würde sie ihn fragen.

Besprechungsraum, FBI-Hauptquartier, Quantico, Virginia

Sayers Handy summte, gerade als sie den Besprechungsraum betrat. Sie nahm den Anruf an und hielt gleichzeitig einen Finger in die Höhe, damit die anwesenden Kollegen Ruhe gaben.

»Special Agent Altair.«

»Hi, Agent Altair, ich bin von der Spurensicherung und rufe aus den Katakomben an.« Die atemlose Stimme des Mannes ließ Sayers Herz höherschlagen. »Wir sind noch nicht ganz fertig hier, aber eine Neuigkeit wollte ich Ihnen schon mal mitteilen. Wir konnten den Fingerabdruck sichern! Er ist zwar nicht vollständig, aber für einen Vergleich reicht er allemal aus.«

»Jawoll!« Sayer reckte triumphierend die Faust in die Luft, was sämtliche Mitglieder der Sondereinheit sogleich aufhorchen ließ.

»Wir schätzen, dass das Blut nicht älter als einen Tag ist«, fuhr der Mann fort. »Sprengstoff wurde nicht gefunden. Wir halten Sie weiter auf dem Laufenden.«

Sayer murmelte ein Dankeschön und wandte sich dann an die Gruppe.

»Also! Wir haben DNA und einen Teilabdruck aus den Katakomben. Jetzt fehlt uns nur noch jemand, mit dem wir beides abgleichen können.«

Die anderen lächelten. Vik hob die Hand, damit Joan einschlug. Diese sah ihn zunächst an, als wäre er nicht ganz richtig im Kopf, lenkte dann jedoch mit einem schiefen Grinsen ein. Sogar Andy, der ausnahmsweise einmal pünktlich erschienen war, ließ sich zu einem Lächeln hinreißen. Sayer wollte es ihren Kollegen gleichtun, doch der Gedanke an das Foto des schreienden Mädchens im Käfig ließ sie die Lippen zu einem dünnen Strich zusammenpressen.

Dies war ihre erste richtige Spur, seit sie Gwendolyn Van Hursts Leiche gefunden hatten, und Sayer gönnte den anderen ihren kurzen Moment der Freude. Noch hatte keiner von ihnen die Fotos gesehen.

»In Ordnung. Es ist bald Mittagszeit, wir sollten also weitermachen, damit wir alle möglichst schnell was zu essen bekommen. Der Fingerabdruck ist ein wichtiger Schritt nach vorn, aber er bringt uns gar nichts, solange wir keinen Verdächtigen haben. Am besten berichtet jeder ganz kurz, und dann machen wir uns wieder an die Arbeit. Ich fange an. Ich habe mir die Fotoalben angeschaut, die wir in den Katakomben sichergestellt haben. Viel steht nicht drin, er hat nur ein paar Notizen über seine Experimente gemacht – eine Art Forschungstagebuch. Gwens letztes Foto wurde an Tag dreihundertzwölf gemacht. Wir wissen daher jetzt zweifelsfrei, dass der Täter regelmäßig zurückgekommen ist, um ihr beim Sterben zuzusehen.«

Ein Stöhnen ging durch den Raum.

»Ja, das ist eine sehr lange Zeit. Die Fotos machen einem erst richtig bewusst, wie lange das arme Mädchen da unten gesessen hat. Das zweite Album …« Sayer hielt kurz inne, weil ihre Stimme zu versagen drohte. »… enthält Bilder unserer Unbekannten. Genau wie Gwen wurde auch sie vom Täter zum ›gescheiterten

Experiment‹ erklärt. Aber immerhin wissen wir, dass sie bis gestern noch am Leben war.«

»Wann hat der Täter aufgehört, ihr Wasser zu geben?«, fragte Joan.

»Vor fünf Tagen.«

Joan schlug entsetzt die Hand vor den Mund.

»Ja, uns bleibt nicht viel Zeit. Wir haben vielleicht noch ein oder zwei Tage, bevor sie verdurstet.«

Damit war der anfängliche Optimismus der anderen endgültig verflogen.

»Wir müssen uns ranhalten. Die Befunde legen nahe, dass der Täter seine Opfer als eine Art Versuchsobjekte betrachtet.«

»Versuchsobjekte?«, wiederholte einer der Polizisten vom DCPD fragend.

»Ja. Wir wissen noch nicht mit Sicherheit, was für Versuche er an ihnen durchgeführt hat, aber offenbar hängen sie mit dem DMT zusammen und wahrscheinlich auch mit den Videoaufnahmen. Ich habe die Alben ins Labor gegeben, man wird sie dort auf Fingerabdrücke und sonstige Spuren untersuchen und jedes einzelne Foto genauestens unter die Lupe nehmen. Vielleicht können sie uns Hinweise liefern, an die der Täter gar nicht gedacht hat. Außerdem habe ich Kopien seiner Handschrift zur Analyse eingeschickt – ein Schuss ins Blaue, aber ein Versuch schadet nicht.«

Sayer schrieb das Stichwort *Experiment* ans Whiteboard.

»Gut. Wie sieht es beim Team von der Datenanalyse aus?«

Die schüchterne Blondine raschelte mit ihren Unterlagen. »Also, wir haben versucht, das DMT zurückzuverfolgen, aber so wie es aussieht, kann man das Zeug ganz einfach im Internet bestellen. Immerhin haben wir die Herkunft der Käfige geklärt. Leider konnten wir sie nur bis zu einem Lager zurückverfolgen, das ... gebrauchte Kuriositäten verkauft. Ich habe eben mit dem Besitzer telefoniert. Die schlechte Nachricht ist: Er hat insgesamt drei baugleiche Käfige verkauft.«

Sayer seufzte. »Drei Käfige – das bedeutet, dass es womöglich noch ein drittes Opfer gibt.«

»Die noch schlechtere Nachricht«, fuhr die Frau fort, »ist, dass die Käfige bereits vor über einem Jahr verkauft wurden und es keinerlei Belege dazu gibt. Kein Kaufdatum, keine Kreditkarteninformationen, nichts. Das Tagesgeschäft wird größtenteils von seinen Mitarbeitern erledigt, deswegen versuchen wir jetzt zu ermitteln, wer seinerzeit den Verkauf der Käfige abgewickelt hat. Vielleicht erinnert sich der- oder diejenige ja noch an irgendwelche Einzelheiten.«

»Hört sich gut an«, sagte Sayer, die mit Gewalt gegen ihre Müdigkeit ankämpfen musste. »War es schwer, die Käfige zu transportieren? Sie wirken recht massiv.«

»Nicht sehr schwer, da sie wuchtiger wirken, als sie tatsächlich sind. Sie lassen sich in Einzelteile zerlegen. Eine Person mit einem Rollbrett oder einer Sackkarre könnte sie problemlos von A nach B bewegen. Ursprünglich waren sie als Transportkäfige für Zirkustiere gedacht, deshalb mussten sie so konstruiert sein, dass man sie zusammenklappen kann und alle Seiten bündig übereinander liegen.« Erneut suchte die Frau in ihren Papieren, ehe sie ein Blatt herausfischte und etwas von ihren Notizen ablas. »Eine Sache ist da noch. Der Typ aus dem Lagerhaus meinte, sie hätten die Käfige damals billiger bekommen, weil sie defekt waren.«

»Ach ja?«, fragte Sayer.

»Anscheinend waren die Bolzen in den unteren Ecken, auf denen ein Großteil des Gewichts ruht, nicht stabil genug. Er meinte, es wären immer wieder Bären unten rausgefallen.«

Einige der Anwesenden lachten bei der Vorstellung, wie Zirkusbären aus ihren Käfigen purzelten und sich unverhofft in Freiheit wiederfanden.

»Gut, was sonst noch?«, wollte Sayer wissen.

»Nichts Neues, was die Identität des Mädchens angeht. Wir haben unsere Suche ausgedehnt und schauen uns jetzt nicht nur Vermisstenfälle an.« Die Frau atmete tief ein. »Die Leute vom Smithsonian sind der Ansicht, dass die Symbole unter dem Foto im Luftschutzraum frei erfunden sind, vielleicht vom Täter selbst.«

»Was bedeutet das?« Sayer begann nachdenklich auf und ab zu gehen. »Da fallen mir spontan zwei Möglichkeiten ein«, beantwortete sie ihre eigene Frage. »Entweder er kreiert seine eigene Symbolsprache als Teil seiner Psychopathologie, oder aber er will uns in die Irre führen.« Sie blieb kurz stehen. »Ich würde auf Möglichkeit Nummer zwei tippen. Wir haben jede Menge Zeit mit diesen Symbolen vergeudet. Ein Ablenkungsmanöver – das würde auch zu den Sprengfallen passen. Unser Täter stellt seine Fähigkeiten zur Schau. Er provoziert uns. Will demonstrieren, dass er klüger ist als wir. Und es ist eine geschickte Verzögerungstaktik. Er zwingt uns, allen möglichen Hinweisen nachzugehen: mysteriöse Zeichen, Bomben, Käfige ... Das ist ziemlich genial, weil wir keine Ahnung haben, bei welchen der Hinweise es sich um reine Nebelkerzen handelt und welche wichtig sind, um sein Tatmuster zu verstehen. Wir müssen alle unwichtigen Dinge beiseitelassen und uns ganz auf die Aspekte konzentrieren, von denen wir mit Sicherheit sagen können, dass sie ein integraler Bestandteil seiner Vorgehensweise sind.«

Andy stand auf, um das Wort an die Gruppe zu richten. »Ich sehe das anders. Ich finde, wir sollten diesen Symbolen in jedem

Fall auf den Grund gehen. Es ist doch klar ersichtlich, dass sie für unseren Täter eine wichtige Rolle spielen. Wir müssen in Erfahrung bringen, weshalb er uns solche Botschaften sendet.«

Andys dreister Versuch, ihre Autorität infrage zu stellen, machte Sayer sprachlos – allerdings nur für einen kurzen Augenblick. »Ihre Meinung wurde gehört, aber in welche Richtung ermittelt wird, entscheide immer noch ich. Wenn Sie ein Problem mit der Art haben, wie ich diese Einheit leite, können Sie sich gerne an die stellvertretende Direktorin Holt wenden.«

»Sicher. Und ich kann mir genau denken, was dabei rauskommt«, raunte Andy so leise, dass nur Sayer es hören konnte, ehe er das Feld räumte.

»Andy, setzen Sie sich wieder hin«, sagte Joan wütend von ihrem Platz aus.

Sayers Herz pochte. Andy demonstrativ die kalte Schulter zeigend, wandte sie sich erneut an das Datenanalyse-Team. »Sind wir inzwischen dahintergekommen, woher Gwen ein Telefon hatte, um die 911 zu rufen? In der Nähe ihres Käfigs wurde kein Telefon gefunden.«

Eine Technikerin schüttelte den Kopf. »Noch keine Ahnung.«

Sayer brummte missmutig und begann abermals vor dem Kopfende des Tischs auf und ab zu gehen. »Okay, ich habe noch eine wichtige Information an alle. Aus einer privaten Quelle habe ich erfahren, dass Gwen im Mutterleib einen Zwilling hatte. Der andere Fötus musste abgetrieben werden, um Gwens Leben zu retten, aber ursprünglich war sie eins von zwei Kindern.«

Vik stieß einen Pfiff aus. »Dann haben wir also noch etwas, was auf Zwillinge hindeutet. Das muss doch eine Rolle spielen.«

»Ganz genau, und zwar sowohl für unseren Täter als auch für uns, weil es nämlich eine wichtige Frage aufwirft: Wer weiß überhaupt davon, dass Gwen ein Zwilling war? So was kann doch nur Menschen bekannt sein, die der Familie sehr nahestehen.«

Diese Information munterte die anderen sichtlich auf.

»Also gut, Andy, Sie haben immer noch viele Polizisten vom DCPD zur Unterstützung. Konzentrieren Sie sich jetzt auf die Gegend um die Kirche. Sprechen Sie mit Gemeindemitgliedern, befragen Sie Anwohner – vielleicht finden Sie was raus.«

»Schön«, knurrte Andy, der sich maßlos darüber ärgerte, dass ihm schon wieder die Laufarbeit zugeteilt worden war.

»Vik und ich befassen uns weiter mit der alten Vermisstenakte von Van Hurst.« Sie hob die Hand. »Und nur zur Erinnerung: Morgen früh findet Gwendolyns Beerdigung statt. Es wird unter Garantie einen großen Medienrummel geben. Ich habe eine Liste mit Agents zusammengestellt, von denen ich will, dass sie vor Ort sind. Wer welche Aufgabe übernimmt, klären wir dann morgen im Einzelnen. Ich selbst werde auch da sein. Ich glaube zwar nicht, dass der Täter aufkreuzt, aber wir sollten trotzdem die Augen offen halten. Und zu guter Letzt: Cindys Familie hält am Sonntag eine private Trauerfeier ab. Mir wurde gesagt, sie ist ausschließlich für den engsten Familienkreis bestimmt, aber alle sind eingeladen, Blumen zu schicken oder in ihrem Namen etwas zu spenden.« Sayer machte eine Pause. »Habe ich sonst noch was vergessen?«

Niemand sagte etwas.

»Gut, wir haben DNA und einen Fingerabdruck. Es geht voran – langsam zwar, aber immerhin. Wir dürfen nur nicht lockerlassen. Schnappen wir den Kerl!«

FBI-Hauptquartier, Quantico, Virginia

Sayer setzte sich an ihren Schreibtisch und breitete die alte Van-Hurst-Akte vor sich aus. Sie mischte die Seiten durcheinander und schob sie hin und her, in der Hoffnung, auf diese Weise womöglich eine neue Verbindung zu entdecken.

Als ihr Handy klingelte, riss sie es an sich.

»Agent Altair«, meldete sie sich mit vor Frust gereizter Stimme.

»Hier ist noch mal Wilson. Officer Wilson Tooby. Hören Sie, bei all der Aufregung in den Katakomben hab ich ganz vergessen, bei Ihnen nachzufragen, ob Sie was mit der Zeichnung anfangen konnten.«

»Welche Zeichnung?«

»Das Phantombild von dem Drogenkäufer, den ich gesehen hab, als wir zum ersten Mal beim Haus waren. Dieser verdächtig aussehende weiße Typ. Ich wollte mich nur erkundigen, ob Ihnen die Zeichnung irgendwie weitergeholfen hat.«

»Ich ... ich habe noch gar keine Phantomzeichnung gesehen. Wann haben Sie sie denn rübergeschickt?«

»Ich hab sie heute Morgen Ihrem Kollegen gegeben, der die Durchsuchung der Kanalisation geleitet hat.«

Sayer setzte sich kerzengerade auf. Die Phantomzeichnung

eines möglichen Verdächtigen, egal wie weit hergeholt, hätte umgehend im Fallordner abgelegt und als neu markiert werden müssen. Sie durchsuchte sämtliche Dokumente und Bilder, die bislang auf *Rapid Start* hochgeladen worden waren. Weit und breit keine Phantomzeichnung.

»Also, die muss ich erst mal suchen. Wissen Sie noch den Namen des Kollegen, dem Sie sie gegeben haben?«

»Klar, er hieß Andy.«

»Agent Wagner?«

»Genau der.«

Sayer brachte mit Mühe ein »Danke schön« zustande, ehe sie auflegte und sich auf den Weg zu Andys Büro machte. Weil dort niemand war, ging sie weiter in den Pausenraum.

Dort traf sie auf Vik, der an einem kleinen Tisch saß, Kaffee schlürfte und in seine eigene Kopie der Van-Hurst-Akte vertieft war.

»Hast du Andy gesehen?«

Vik sah auf. »Oje, was hat er jetzt schon wieder angestellt? Du machst ja ein Gesicht wie Holt.«

»Wie ich soeben erfahren musste, hat Officer Tooby ihm eine Phantomzeichnung des Kerls gegeben, den er und sein Partner damals in der Nähe des Tatorts gesehen haben. Er hat sie ihm heute früh persönlich ausgehändigt, aber sie ist nicht im Rechner, und er hat sie auch nicht bei der Besprechung erwähnt.«

»Waaas?« Vik machte ein fassungsloses Gesicht. Es gab nicht viel, was schlimmer war, als während einer Ermittlung Informationen zurückzuhalten. Man hatte *Rapid Start* nicht ohne Grund eingeführt. Studien hatten ergeben, dass die reibungslose und umfassende Kommunikation zwischen den Ermittlern ein Schlüsselfaktor für die Aufklärungsquote schwerer Verbrechen war.

Sayer tippte eine Nummer in ihr Smartphone, während sie knurrte: »Verdammt noch mal, Andy, was hast du dir nur dabei gedacht?«

Als seine Mailbox ansprang, legte sie auf.

»Vielleicht ist er unten in der Cafeteria?«, schlug Vik vor.

Sayer machte auf dem Absatz kehrt und marschierte los. Vik schob den Inhalt seiner Akte zusammen und folgte ihr in sicherem Abstand. Das wollte er auf keinen Fall verpassen.

In der Cafeteria wurden sie tatsächlich fündig. Andy saß dort mit drei anderen Agents an einem Tisch.

»Andy!«, brüllte Sayer schon von Weitem und nahm Kurs auf ihn.

Verdutzt hob Andy den Kopf.

»Haben Sie heute Morgen eine Phantomzeichnung von Officer Tooby bekommen?«

Andy zuckte mit den Schultern. »Ja, er hat mir die Zeichnung gegeben. Von irgendjemandem, der angeblich Drogen kaufen wollte, oder so.«

»Gibt es einen Grund, weshalb die Zeichnung noch nicht im System abgespeichert ist?«

Andy verdrehte die Augen. »Hören Sie mal, Sayer. Der Typ sieht aus wie ein Filmstar. So stellt sich dieser Tooby also jemanden vor, der gerade auf der Straße Stoff abgreifen will?«

Sayer stand schnaubend da und versuchte ihre Wut zu zügeln.

Andy hob in einer spöttischen Geste der Kapitulation die Hände. »Schon gut, ich habe sie dabei. Wollen Sie sie sehen?«

Er deutete zu seiner Aktenmappe, die auf dem Tisch lag.

»Ja, Andy, ich *will* die Zeichnung sehen. Selbst wenn nichts dabei herauskommt – so kann man keine Ermittlung führen, und das wissen Sie auch.«

Andy lief puterrot an, weil er von ihr gemaßregelt worden war. Unwirsch hielt er Sayer ein Blatt Papier hin.

Als sie es sah, sog sie scharf die Luft durch die Zähne ein.

Vik trat zögernd näher, spähte über ihre Schulter und stöhnte leise auf.

Andys Blick sprang zwischen den beiden hin und her. »Was ist denn?«

Sayer beugte sich zu Andy herab. Viel fehlte nicht mehr, und ihre Nasen hätten sich berührt.

»Andy, wir kennen diesen Typen, und wenn Sie Ihren Job ernst nehmen würden, hätten wir ihn schon vor Stunden festnehmen können. Irgendwo da draußen liegt ein Mädchen im Sterben. Vielleicht hätten wir sie längst finden können. Das haben Sie zu verantworten.« Sayer stach ihm mit dem Finger gegen die Brust. Dann machte sie kehrt und eilte im Laufschritt zu Holt, um den bevorstehenden Zugriff zu planen.

• • •

»Der Immobilienmakler?« Holt beugte sich über ihren Schreibtisch. Ihr Gesicht glühte förmlich vor Erregung. Die Jagd hatte begonnen.

»Ja, Franklin Winters. Die beiden Polizisten haben ihn vor dem Haus in der P Street gesehen, als sie auf den Notruf reagierten. Er war in unmittelbarer Nähe des Tatorts! Wir haben ihn befragt, und irgendwas an ihm kam mir auch seltsam vor, aber er hat sich durchweg kooperativ verhalten«, sagte Sayer, während sie rastlos auf und ab ging.

»Er war es auch, der uns auf die Spur des Handwerkers geführt hat«, ergänzte Vik.

»Genau. Erst hat er uns dreist belogen, als ich wissen wollte, wann er das letzte Mal beim Haus war, und dann hat er uns Hal Dillinger auf einem Silbertablett serviert. Er wollte uns auf eine falsche Fährte locken, ganz klar. Er meinte, er wäre seit Monaten nicht mehr in dem Haus gewesen. Jetzt haben wir den Beweis, dass er an dem Morgen doch da war.«

»Verdammt«, sagte Holt und grinste.

»Ich habe schon dem Datenanalyse-Team Bescheid gesagt, sie sollen mehr über ihn rausfinden – die üblichen Infos, aber seine Privat- und Geschäftsadresse kennen wir bereits. Ich habe ihn angerufen und gesagt, dass ich ihm noch ein paar Fragen stellen muss. Er meinte, er sei die nächsten Stunden über in seinem Büro zu erreichen. Ich will so schnell wie möglich zu ihm, und ich brauche Verstärkung.«

»Wird gemacht, Sayer. Angesichts der Gefahr versteckter Sprengsätze und der Möglichkeit, dass er das Mädchen hat, schicke ich ein SWAT-Team und ein paar Leute von der Geiselbefreiung mit.«

»Perfekt.« Sayer eilte in die Umkleide, um sich umzuziehen. Auf dem Weg dorthin stellte sie sich vor, wie schon bald der Zorn der Götter über Franklin Winters hereinbrechen würde, und musste lächeln.

Capitol Hill, Washington, D. C.

Eine Stunde später stand Sayer mit einem kleinen bewaffneten Einsatzkommando einige Blocks von Franklin Winters' Büro entfernt und traf allerletzte Vorkehrungen. Sie verlagerte das Gewicht von einem Fuß auf den anderen, um überschüssige Energie loszuwerden.

Der etwas ruppige Leiter des SWAT-Teams winkte sie und Vik zu sich. »Also gut, meine Leute sind jetzt in Position. Winters wurde durch ein Fenster gesichtet, wir wissen also, dass er im Gebäude ist. Der Plan sieht folgendermaßen aus: Agent Altair, Sie und Agent Devereaux gehen zur Tür. Sie bringen Winters dazu, Ihnen zu öffnen, stellen sicher, dass keine potenziellen Geiseln in der Nähe sind, und machen ihn dann umgehend unschädlich. Ich höre die ganze Zeit mit; wenn Sie den Eindruck haben, dass es zu einer Geiselnahme kommen könnte, sagen Sie einfach die Worte ›Geht nicht‹, das verstehe ich dann schon. Falls er eine Waffe hat oder irgendein anderes Problem auftritt, ist das SWAT-Team zur Stelle, ehe er auch nur mit dem kleinen Finger zucken kann. Ihre Aufgabe besteht dann nur noch darin, so schnell wie möglich aus dem Weg zu springen.«

Sayer nickte. »Verstanden. Codewort ›Geht nicht‹ bei Gefahr einer Geiselnahme. Ansonsten versuchen, ihn schnell und sauber zu überwältigen. Falls es Probleme gibt, schleunigst das Feld räumen und Ihnen alles Weitere überlassen.«

Der stämmige Mann brummte zustimmend. Vik brummte ebenfalls, um zu signalisieren, dass er verstanden hatte. Viel fehlte nicht, und Sayer hätte auch gebrummt, doch dann überkam sie stattdessen der fast unwiderstehliche Drang zu lachen. Sie kommunizierten miteinander wie Neandertaler. Genau dieselbe innere Anspannung mussten ihre Vorfahren verspürt haben, bevor sie ein Mammut erlegten.

Schulter an Schulter machten sich Vik und Sayer auf den Weg durch die schmale Gasse bis zum Eingang von Winters' Maklerbüro.

Sie klopfte an das Gitter. »Mr Winters? Hier ist Special Agent Altair. Wir wollten Ihnen noch ein paar Fragen stellen.«

Franklin Winters öffnete die innere Tür und beäugte Sayer durch zusammengekniffene Augen.

Sayer hielt unauffällig nach einer Waffe Ausschau.

»Guten Tag, Mr Winters. Danke, dass Sie sich bereit erklärt haben, noch mal mit uns zu reden. Es geht nur um einige wenige Kleinigkeiten, die noch geklärt werden müssten.«

»Ich habe gehört, Sie haben diesen Handwerker festgenommen.« Winters machte keine Anstalten, die äußere Gittertür zu öffnen.

»Dürften wir vielleicht reinkommen, Mr Winters?«

Der Immobilienmakler schien über etwas nachzudenken. Sayers Körper vibrierte vor Anspannung. Sie rechnete damit, dass er jeden Moment die Tür zuschlagen und die Flucht ergreifen würde. Seine Hand schwebte einige Sekunden länger als nötig über dem Riegel. Dann beugte er sich nach vorn und spähte an Vik vorbei in die Gasse, wo es allerdings nichts zu sehen gab als jede Menge feuchter Betonplatten sowie einige überquellende Müllcontainer.

Irgendwann hatte Winters den letzten Riegel aufgeschoben und zog die Gittertür auf. Er drehte ihnen den Rücken zu, um ihnen voran durch den kurzen Flur zu seinem Büro zu gehen.

Sie schlugen zu.

Vik stieß ihn zu Boden, während Sayer ihm rasch die Arme auf den Rücken drehte und einen Kabelbinder über seine Handgelenke streifte.

»He! Was soll das?«, schrie Winters.

Sayer zog die Kabelbinder fest.

»Was zum Teufel machen Sie da?«, protestierte Winters und wehrte sich nach Leibeskräften gegen Vik, als dieser ihn auf die Beine zerrte.

»Wir haben ihn«, sagte Sayer in ihr kleines Mikrofon. »Winters ist in Gewahrsam.«

»Mann, so macht das echt keinen Spaß …«, beschwerte sich der Leiter des SWAT-Teams scherzhaft am anderen Ende. »Ich schicke erst mal die Jungs vom Bombenräumkommando rein, damit sie das Gebäude sichern.«

Vik zerrte Winters nach draußen in die Gasse und las ihm seine Rechte vor, unmittelbar bevor eine ganze Flotte von Fahrzeugen heranbrauste und um sie herum mit quietschenden Reifen zum Stehen kam. Die Leute von der Kampfmittelbeseitigung legten ihre Monturen an, um ins Haus zu gehen und zu überprüfen, ob es in Winters' Büro Sprengfallen gab.

»Wollen Sie uns jetzt verraten, wo das Mädchen ist?«, fragte Sayer.

»Was für ein Mädchen? Was zum Geier ist hier eigentlich los? Ich verlange, dass mir sofort jemand sagt, was hier los ist!«

Vik ignorierte Winters' Geschrei und schubste ihn unsanft auf die Rückbank eines Vans.

»Ich verlange ...«

Sayer knallte die Tür zu und schnitt seinen Protest ab.

Sie und Vik grinsten sich an.

Während Winters' Personalien festgestellt wurden, fuhren Sayer und Vik zu seinem Haus in Capitol Hill. Von außen wirkte es denkbar unauffällig: hellbrauner Backstein mit braunen Fensterläden und dunkelbrauner Holzverkleidung. Ein zweites Team der Kampfmittelbeseitigung hatte das Innere bereits gesichert, und in jedem Raum waren Leute von der Spurensicherung eifrig bei der Arbeit.

»Keine verborgenen Zimmer. Auch keine Tagebücher mit wirren Ergüssen eines mordenden Psychopathen ...« Der leitende Kriminaltechniker wischte sich den Schweiß von der Stirn. »Eigentlich überhaupt nichts. Kommt einem vor wie ein Musterhaus: keine Erinnerungsstücke, keine Fotoalben, nichts Persönliches bis auf ein einziges Bild von Winters und irgendeiner Frau, vermutlich seiner Freundin. Steht auf seinem Schreibtisch.«

Sayer und Vik machten einen Rundgang durchs Haus.

»Dies hier ist das unpersönlichste Haus, das ich je gesehen habe«, verkündete Sayer am Ende. »Das kann doch nur eine Attrappe sein. Ein Ort zum Schlafen, mehr nicht.«

Vik stimmte ihr zu.

»Also gut, ich denke, hier finden wir nichts weiter.« Sayer grinste aufgedreht, weil sie endlich jemanden verhaftet hatte. »Lass uns zurückfahren und mal schauen, was unser neuer Freund zu sagen hat.«

FBI-Hauptquartier, Quantico, Virginia

Sayer suchte die schüchterne Datentechnikerin in ihrer Arbeitsnische auf, in der sich hohe Papierstapel um vier Monitore herum türmten.

»Er hat keine Vorstrafen, aber irgendwas an seinem Werdegang ist merkwürdig. Vor dem Jahr 2009 kann ich nichts über ihn finden. Rein gar nichts.«

»Keine Geburtsurkunde?«

»Nein, es gibt buchstäblich nichts über ihn. Keine Sozialversicherungsnummer, keine Geburtsurkunde, keine Kreditgeschichte, keine Nachweise über frühere Wohnsitze. Entweder ist er vom Mond hierher gezogen, oder er hat sich eines Tages aus dem Nichts materialisiert.«

»Oder aber er hat was zu verbergen …«

»Sie sagen es.«

Sayer überlegte eine Zeit lang. Wo konnte Winters sein zweites Opfer gefangen halten? »Sagen Sie mal, könnten Sie Franklin Winters' Maklerobjekte mit dem Register für Luftschutzräume abgleichen?«

Die Frau bejahte. »Geht klar, könnte aber eine Weile dauern. Das Register wird im Gericht aufbewahrt, und das hat übers Wochenende geschlossen. Ich sorge dafür, dass gleich Montag früh jemand hinfährt, aber wir werden die Objekte manuell vergleichen müssen. Das Register liegt nicht in digitaler Form vor.« Der bloße Gedanke an etwas so Altmodisches wie Papier ließ sie verächtlich die Nase rümpfen.

»In Ordnung. Geben Sie mir Bescheid, sobald Sie was gefunden haben.«

Danach traf sich Sayer mit Vik in dem Gang, der nach unten zu den Verhörräumen führte. Obwohl sie keine Vernehmungsexpertin war, hatte Holt beschlossen, dass sie und Vik die allererste Befragung durchführen sollten, zumal Winters sie bereits kannte. Sayer rief sich die Grundlagen der Verhörtaktik ins Gedächtnis. Trotz der »Guter Bulle/Böser Bulle«-Nummer, die man so oft im Fernsehen sieht, sind die Regeln einer zielführenden Vernehmung klar und eindeutig: Will man korrekte Informationen erhalten, ist es unabdingbar, eine persönliche Beziehung zum Befragten aufzubauen. Genau das würden sowohl Sayer als auch Vik versuchen, und derjenige, zu dem Winters zuerst Vertrauen fasste, würde im weiteren Gespräch die Führung übernehmen. Sie würden ihm freundlich und sehr ausführlich darlegen, was sich am Tatort in der P Street ereignet hatte. Je weitschweifiger ihre Schilderung, desto geringer waren die Chancen für Winters, sich jede Einzelheit zu merken. Das war insbesondere dann wichtig, wenn er sich bereits Antworten zurechtgelegt hatte. Es war schwer zu glauben, doch tatsächlich kam es gar nicht so selten vor, dass ein Täter seinen Befrager unwillkürlich verbesserte, wenn dieser ein Detail des Tathergangs falsch wiedergab.

Auf dem Weg durch die gewundenen Gänge glaubte Sayer die aufgeregte Erwartung, die überall im Gebäude herrschte, fast körperlich spüren zu können. Seit dem feigen Anschlag auf Cindy und Ezra stand die Sondereinheit unter Strom, und nun war die Erleichterung umso größer. Endlich machten sie Fortschritte.

»Unser Freund hat eine Vergangenheit. Oder sollte ich lieber sagen: Er hat *keine* Vergangenheit?« Sie erläuterte Vik, dass Winters vor 2009 nicht existiert zu haben schien.

Plötzlich wurden sie von Joan eingeholt, die wild mit einem Blatt Papier herumfuchtelte.

»Gute Neuigkeiten. Wir konnten in Winters' Büro einen Fingerabdruck von ihm sicherstellen. Ich bin zwar noch nicht so weit, dass ich es vor Gericht beschwören würde, aber ein erster Vergleich deutet darauf hin, dass dieser Abdruck zu dem passt, den wir in den Katakomben gefunden haben.«

»Ausgezeichnet.« Sayer machte eine Siegerfaust. »Jetzt müssen wir ihn nur noch dazu bringen, uns zu verraten, wo er das Mädchen versteckt hält.«

»Ich hoffe für ihn, dass sie noch am Leben ist«, knurrte Vik.

• • •

»Ich weigere mich, Ihnen gegenüber auch nur ein Wort zu sagen. Es handelt sich hier um einen schockierenden Justizirrtum, für den ich Sie in Grund und Boden klagen werde, sobald ich wieder draußen bin. Ich habe diesem Mädchen nichts getan, und ich bin mir hundertprozentig sicher, dass die Beweise das auch bestätigen werden.«

»Das verstehe ich, Mr Winters. Oder darf ich Franklin zu Ihnen sagen?« Sayer lächelte und setzte sich ihm gegenüber an den Tisch. Dann schob sie ihm einen Becher Kaffee hin. Wissenschaftliche Studien belegen, dass Menschen, die etwas Warmes zu trinken in der Hand haben, automatisch entspannter sind und daher auch eher bereit zu reden.

Er ignorierte ihre Frage.

»Ihre Fürsorglichkeitsnummer können Sie sich schenken. Ich weiß genau, wie das läuft, und ich weigere mich, eine Aussage zu machen, bevor mein Anwalt hier ist.«

»Franklin, es ist so«, klinkte sich nun Vik in das Gespräch ein. »Wir wissen doch selbst nicht, was passiert ist. Deswegen möchten wir, dass Sie es uns erklären. Vielleicht ist das alles ja bloß ein Missverständnis. Vielleicht haben Sie Gwendolyn ja vor irgendwas beschützt?«

Winters fixierte Vik mit weit aufgerissenen Augen. Sayer konnte nicht sagen, ob er jeden Moment gewalttätig werden oder in Tränen ausbrechen würde.

»Kein Wort mehr ohne meinen Anwalt. Ich habe das Mädchen nicht getötet!«, rief Winters, ehe er sich auf seinem Stuhl zur Seite drehte.

Sayer registrierte diese Mischung aus Empörung und Angst mit einer gewissen Besorgnis. Seine Reaktionen wirkten sehr authentisch, auch wenn sie wusste, dass man bei einem Killer wie ihm nicht unbedingt auf seinen Bauchinstinkt vertrauen durfte. Ein Psychopath mit einem hohen IQ ist gefährlich, gerade weil er sich so gut darauf versteht, die Gefühle und Instinkte anderer Menschen zu manipulieren.

Doch im Moment waren all diese Überlegungen ohnehin irrelevant. Die Befragung war fürs Erste vorbei. Wenn der Verdächtige nach einem Anwalt fragte, hieß das: warten.

Sayer knirschte so heftig mit den Zähnen, dass ihr fast der Zahnschmelz abplatzte. Einen Moment lang sah sie das jüngste Foto des unbekannten Mädchens vor ihrem inneren Auge. Zorn wallte in ihr auf, und sie hatte nicht übel Lust, Winters am Hinterkopf zu packen und sein Gesicht auf die Tischplatte zu donnern.

Wenn Menschenleben auf dem Spiel standen, heiligte der Zweck dann die Mittel? Konnte Gewalt ein Werkzeug der Gerechtigkeit sein? Sayer wusste es nicht.

Sie schüttelte ihre Wut ab und stand auf.

»Okay, Franklin, Ihr Anwalt ist auf dem Weg. Langfristig wäre es allerdings besser für Sie, wenn Sie jetzt mit uns reden würden.«

Sie hatten gerade die Tür geöffnet, da sagte Winters: »Sie irren sich.«

»Die Fingerabdruckanalysen sagen aber etwas anderes. Und die Cops, die Sie letzte Woche in der P Street gesehen haben, auch.«

Sayer verspürte eine gewisse Genugtuung, als sie Winters' entsetztes Gesicht sah. Sie gingen. Sollte er ruhig noch eine Weile in seinem eigenen Saft schmoren.

• • •

Sayer, Joan und Vik saßen zusammen in der FBI-Cafeteria, die gleich schließen würde. Sayer aß einen Cheeseburger mit Pommes frites, während Joan lustlos in ihrem Salat stocherte. Obwohl es ihr Magenschmerzen bereitete, dass sie das vermisste Mädchen immer noch nicht gefunden hatten, war Sayer zuversichtlich, dass sie den Richtigen in Gewahrsam hatten. Jetzt mussten sie ihn entweder zum Reden bringen oder sein Leben so gründlich auseinandernehmen, bis sie auf die entscheidende Spur stießen.

»Wir haben DNA aus seinem Haus. Das Labor setzt ein neues Programm zum Schnelltest ein. Es dauert nicht mehr lange, dann können wir sein DNA-Profil mit dem vergleichen, das wir an Gwendolyns Körper gefunden haben«, sagte Joan.

»Gut« nuschelte Sayer mit vollem Mund.

Vik las gerade einen Ausdruck durch. »Winters hat keine Familie in der Gegend.«

Wieder nuschelte Sayer etwas. Sie musste die ganze Zeit daran denken, dass Winters im Vernehmungsraum saß, während irgendwo da draußen ein Mädchen in einem Käfig um sein Leben kämpfte. Vielleicht waren es sogar zwei Mädchen, schließlich hatte er drei Käfige gekauft. Zwei Mädchen, die zu Tode verängstigt und wahrscheinlich kurz vor dem Verdursten waren. Wenn er sie lange genug hinhielt und es Sayer nicht gelang, das Mädchen auch ohne seine Hilfe zu finden, würde es sterben.

»So wie es aussieht, ist der gute alte Franklin als Makler ja nicht sonderlich erfolgreich. Offenbar hat er hauptsächlich billige Objekte verkauft – na ja, nachdem man den Schuppen in der P Street gesehen hat, ist das wohl keine Überraschung.«

Sayer nickte und dachte an die Wohngegend, in der die P Street lag. Sie war nicht katastrophal, aber auch nicht gerade schön – je nach Straßenzug. Hier lebten die Gangs, dort die unterbezahlten Regierungspraktikanten.

»Tja, im Moment können wir sowieso nichts tun. Wir sollten alle schlafen gehen und morgen früh in aller Frische weitermachen.«

Sie klopften einander zum Abschied auf die Schultern, und Sayer verspürte einen Moment der Nähe zu Vik und Joan. Es war etwas, das sie lange vermisst hatte: Kameradschaft, Freundschaft – das Gefühl, dass es jemanden gab, der verstand, welchen Albtraum sie tagtäglich durchmachte.

Das Gefühl hielt an, bis sie nach Hause kam. Sie genoss Tinos Gemütlichkeit und Vespers stürmische, liebevolle Begrüßung.

Kurz bevor sie einschlief, schwor sie sich, dass sie das Mädchen lebend finden würde, und wenn es das Letzte war, was sie tat.

Unbekannter Ort

Das Mädchen konnte sich kaum noch bewegen. Die bohrenden Schmerzen in ihrem Magen waren zu einer alles verschlingenden Gier geworden. Einer Gier nach Essen, nach Wasser, nach irgendetwas.

Ihr Körper fühlte sich spröde und kraftlos an. Ihre Arme und Beine waren wie die Glieder von Insekten, dünn und zerbrechlich.

Das Kätzchen atmete kaum noch. Es lag schlaff wie ein Häuflein in verfilztes Fell gehüllter Knochen in ihren Händen.

Das Mädchen hatte Durst. So einen rasenden Durst, dass sie schon glaubte, ganz in der Nähe das Geräusch tropfenden Wassers zu hören. Es konnte nur Einbildung sein, aber da war es wieder. *Plitsch ... plitsch ... plitsch.*

Wasser, das auf Plastik tropfte.

Sie öffnete die Augen, die sich anfühlten, als wären sie mit Sand gefüllt, und drehte sich in die Richtung, aus der das Geräusch kam. Ein Tropfen traf sie am Arm, und sie erstarrte. Sie begann am ganzen Leib zu zittern. Noch ein Tropfen. Dem Mädchen fiel die alte Rohrleitung über dem Käfig wieder ein, aus der gelegentlich Wasser gesickert war.

Mit einem Aufschrei leckte sie sich den Arm. Dann reckte sie den Kopf und öffnete den Mund, um weitere Tropfen aufzufangen. Einer traf ihre Wange, und sie jaulte vor Verzweiflung, weil sie das kostbare Nass verschwendet hatte.

Der nächste Tropfen landete auf den leeren Verpackungen neben ihr. Dann noch einer und noch einer. Mit zitternder Hand tastete sie sich vor und entdeckte eine winzige Wasserpfütze in dem zerknüllten Plastik.

Das Tropfgeräusch hörte auf.

Das Mädchen malte sich aus, wie das Wasser seine Kehle hinabrann. Wie herrlich sich das anfühlen würde. Doch dann regte sich Bast neben ihr. Der Atem des Tieres klang röchelnd und flach. Das Kätzchen würde nicht mehr lange leben.

Sie zögerte nur ganz kurz, bevor sie Bast neben das Einwickelpapier setzte und das Maul des Kätzchens zu der kleinen Wasserpfütze hinführte.

Gierig und mit einem freudigen Maunzen schleckte Bast das Wasser auf.

Unmittelbar bevor das Mädchen erneut in die Bewusstlosigkeit abglitt, spürte sie sein Schnurren an ihrer Brust.

Nationalheiligtum Basilika der Unbefleckten Empfängnis, Washington, D. C.

Sayer hielt vor der Basilika der Unbefleckten Empfängnis an, und wie so oft stockte ihr beim Anblick der gigantischen Kirche der Atem. Die romanisch-byzantinische Pracht gefiel ihr zwar nicht besonders, aber sie war früher immer mit ihren Eltern zum Gottesdienst hergekommen. Bis zu deren Tod. Danach hatte sie die Kirche nie wieder betreten, sosehr Nana sie auch gedrängt hatte. Für Sayer war Gott zusammen mit ihren Eltern gestorben.

Das goldene Licht des frühen Morgens malte lange Schatten auf den Boden, als Leute mit ernsten Mienen durch das dreifache Rundbogenportal in die Kirche schritten. Um den Eingang herum drängten sich geifernde Reporter in einem Halbkreis, versuchten die Aufmerksamkeit der Ankommenden auf sich zu ziehen und bettelten um Kommentare. Sayer fand das Spektakel widerlich, vor allem weil ihr die Menschen leidtaten, die hergekommen waren, um in Ruhe von einem geliebten Menschen Abschied zu nehmen. Senator Van Hurst jedoch schob sich durch die Reihen, hielt sein trauervolles Gesicht in jede Kamera und gab hier und da ein kurzes Interview. Sayer kam vor Wut die Galle hoch.

Weil sie Van Hurst nicht vor aller Augen die Faust ins Gesicht rammen wollte, wandte sie sich stattdessen der Schar der Trauernden zu. Ein ganzes Team der Einheit für Verhaltensanalyse war vor Ort und hatte sich an verschiedenen Stellen positioniert, um sämtliche Trauergäste beobachten zu können. Sie erspähte mindestens drei Kollegen in der Menge. Sayer hatte die groß angelegte Observierung selbst in die Wege geleitet, obwohl sie Winters in Gewahrsam hatten. Irgendetwas stimmte nicht mit ihm, und sie wollte absolut sichergehen, dass sie nichts Wichtiges übersahen.

Kurz darauf entdeckte sie auch Andy, vermutlich koordinierte er den Einsatz.

Dann sah Sayer, wie ihre Großmutter vor der Kirche ankam. Sie war allein. Sayer lief zu ihr.

»Nana!«

Sophia McDuff drehte sich um. Sie trug ein klassisches schwarzes Kleid und ein Hütchen mit Schleier. Im Näherkommen erkannte Sayer, dass ihre Großmutter weinte.

Sie eilte an ihre Seite. »Nana, geht es dir gut?«

Nana verlangsamte ihre Schritte und blickte Sayer eindringlich in die Augen, als suchte sie dort nach etwas.

»Ich meine ... du weinst ja«, setzte Sayer hinzu.

»Natürlich weine ich. Ich gehe auf die Beerdigung eines Kindes, das von einem Monster umgebracht wurde. Die eigentliche Frage ist doch: Warum weinst *du nicht*?«

Sayer versuchte die Bemerkung nicht persönlich zu nehmen, aber sie tat weh.

»Entschuldige.« Nana schüttelte den Kopf und hakte sich unter. Sayer fiel auf, wie dünn die Handgelenke ihrer Großmutter waren.

»Ich weiß, dass es für dich nicht dasselbe ist«, fuhr Nana fort. »Das geht ja auch gar nicht anders. Du weißt, wie stolz ich auf dich …« Ihre Stimme brach, und Sayer schlang die Arme um die knochigen Schultern der alten Frau. »Du weißt, wie stolz ich auf dich bin. Mir ist es einfach nicht gegeben, das alles nüchtern zu betrachten. Ich bekomme die Bilder des armen Mädchens kurz vor seinem Tod einfach nicht mehr aus dem Kopf. Sie war immer so fröhlich. Sie hatte ihr ganzes Leben noch vor sich.«

Mit gesenkten Köpfen gingen sie hinein. Das Innere des Nationalheiligtums strahlte und funkelte. Die Decken waren mit prächtigen roten und blauen Mosaiken verziert.

Die zwei Frauen setzten sich in eine der polierten Bänke. Sayer staunte über ihre Großmutter. Nana war der zähste Mensch, den sie kannte – und das schloss Janice Holt mit ein. Sie war stark und leidenschaftlich und ging nie einem Streit aus dem Weg, wenn sie wusste, dass sie im Recht war. Aber das Erstaunlichste war, dass sie trotz ihrer stahlharten, manchmal regelrecht furchteinflößenden Art niemals ihre Menschlichkeit verloren hatte. Nanas Liebe und Mitgefühl waren genauso stark wie ihr Zorn – ein emotionales Gleichgewicht, um das Sayer sie beneidete.

Die Trauergäste hatten Platz genommen, und ein Knabenchor stimmte ein Trauerlied an. Ihre klaren, glockenhellen Stimmen erfüllten die riesige Basilika und waren so schön, dass Sayer eine Gänsehaut auf den Armen bekam. Kurz darauf kam Gwens Sarg. Er war herzzerreißend klein und wurde ohne jede Theatralik von mehreren Männern mit ernsten Mienen den Mittelgang hinaufgetragen.

Während sie sich dem Altarbereich näherten, wurden dort verschiedene Aufnahmen von Gwen auf eine Leinwand projiziert. Begleitet vom lieblichen, hohen Kindergesang, erschien zunächst Gwens lachendes Babygesicht mit einem einzigen Zahn im Mund. Dann ihre ersten Gehversuche als Kleinkind. Dann Gwen als kleines Mädchen, wie sie am 4. Juli mit einer Wunderkerze Leuchtstreifen in die Luft malte. Senator Van Hurst, der hinter ihrem Fahrrad herlief, es irgendwann losließ und zusah, wie sie eifrig in die Pedale tretend davonradelte. Gwen, die in einem bauschigen Kleid aus Taft und Spitze in eine Limousine stieg, um zu ihrem Abschlussball zu fahren.

Es war eine bewusst sentimentale Inszenierung, dazu gedacht, die Anwesenden mit ihrer geballten Emotionalität förmlich zu überrollen. Selbst Sayers Augen füllten sich beim Anblick der lebensfrohen Gwendolyn Van Hurst mit Tränen.

Doch dann merkte sie, wie sie sich emotional zurückzog. Wie sie die Empathie, die ihr Herz zusammenkrampfte, abschaltete. Sie zwang sich, die Diashow bis zum Ende anzuschauen. Sie sah die ausgelassene Freude in Gwens Gesicht, weil das Mädchen wusste, dass es geliebt und umsorgt wurde. Gwen an Halloween, wie sie einen Kürbis schnitzte. Gwen und Senator Van Hurst, die in einer Obdachlosenunterkunft Weihnachtsgeschenke einpackten. Gwen inmitten einer Gruppe junger Mädchen, die mit Nikolausmützen Arm in Arm für einen Fotografen posierten.

Moment mal! Das Mädchen neben Gwen …

Von einer Sekunde auf die andere begann Sayers Herz wie wild zu klopfen. Das zarte Gesicht, der dunkle Teint – es durchzuckte sie wie ein elektrischer Schlag. Das war ihre Unbekannte!

Abrupt sprang sie auf, was die Umsitzenden zu einem missbilligenden Stirnrunzeln veranlasste. Nachdem sie zur Entschuldigung Nanas Hand getätschelt hatte, begann sie sich an den Trauergästen in ihrer Bankreihe vorbeizudrängeln, wobei sie es ganz bewusst vermied, in Nanas Richtung zu schauen, die über den plötzlichen Abgang ihrer Enkelin sicher erschrocken und verärgert war.

Im Mittelgang angekommen, eilte sie nach vorn. Gemurmel erhob sich unter den Anwesenden, als sie die fremde Frau sahen, die mitten in der Trauerfeier das Podium stürmte. Schließlich vertrat ihr ein Angestellter einer privaten Sicherheitsfirma den Weg.

Sie fauchte: »FBI. Ich muss dem Senator eine Frage stellen.«

»Jetzt?«

Statt zu antworten, hielt Sayer dem Mann ihre Dienstmarke unter die Nase.

Der zog die Augenbrauen hoch, ließ sie jedoch passieren.

Van Hurst, der seitlich neben dem Podium saß, hatte sie bereits kommen sehen. Er blähte vor Empörung die Nasenflügel und blinzelte heftig, um wenigstens halbwegs die Fassung zu wahren.

Sayer ignorierte seinen Zorn ebenso wie das allgemeine Getuschel. »Das Mädchen mit der Nikolausmütze neben Gwen.« Sie hatte flüstern wollen, doch sie war so aufgeregt und ungeduldig, dass die Worte schroff und viel zu laut herauskamen.

»Was?« Van Hurst schwankte zwischen Wut und Verwirrung.

»Das Mädchen neben Gwen, auf dem Bild mit den Nikolausmützen?«, wiederholte Sayer.

»Ich habe keine Ahnung …«

»Wo wurde es aufgenommen? Das Foto?«

Van Hurst sah Sayer in die Augen, und ihm wurde bewusst, dass ihre Frage etwas mit dem Fall zu tun haben musste. »Im Haus Zuflucht, in der Innenstadt«, raunte er ihr mit wutblitzenden Augen zu.

Ohne ein weiteres Wort stürzte Sayer zum Ausgang, während sie gleichzeitig eine SMS an die gesamte Sondereinheit schrieb.

Haus Zuflucht in der Innenstadt. Unsere Unbekannte und Gwen waren beide dort! Könnte die Verbindung sein! Adresse und Infos sofort weiterleiten.

Draußen angekommen, eilte Sayer an den Fernsehreportern vorbei, die mit feierlichen Mienen live von der Begräbnisfeier berichteten. Es gelang ihr, sie zu ignorieren – bis sie einen hohlwangigen Reporter »Haus Zuflucht« sagen hörte.

Sayer blieb wie angewurzelt stehen.

Ihr Handy summte. Sie hatte soeben die Adresse und Telefonnummer vom Haus Zuflucht erhalten.

Der Reporter hielt sich einen Finger gegen das Ohr, als lauschte er auf eine Anweisung aus der Regie. »Wir haben soeben neue Informationen erhalten. Offenbar besteht die Möglichkeit, dass der Mörder seine Opfer in einer Schutzeinrichtung für minderjährige Flüchtlinge gefunden hat. Ist dieses Heim etwa sein Jagdgebiet? Bleiben Sie dran, weitere Einzelheiten folgen, sobald unsere Reporter vor Ort sind.«

Sayer änderte ihren Kurs und steuerte kurzerhand auf den hohlwangigen Reporter zu.

»Hey, wir sind live!«, rief der Kameramann.

»Woher haben Sie diese Information?«, wollte sie von dem Reporter wissen.

»Ah ... hier ist Special Agent Sayer Altair.« Der Reporter blickte an ihr vorbei in die Kamera. »Die leitende FBI-Ermittlerin im Käfigmörder-Fall. Möchten Sie vielleicht etwas zu dem Fall sagen? Wie sehen Ihre nächsten Schritte aus, nun, da Sie die Opfer mit dem Haus Zuflucht in Verbindung bringen konnten?«

Sayer baute sich drohend vor dem Reporter auf und stach ihm einen Finger in die Brust. »Nein, ich möchte *nichts* zu dem Fall sagen. Stattdessen werden *Sie* mir jetzt sagen, wie Sie an die Informationen über das Haus Zuflucht gekommen sind.«

Der Mann wurde ein wenig blass, setzte für die Kameras

jedoch ein gewinnendes Lächeln auf. »Als Journalist bin ich dem Quellenschutz verpflichtet.«

Sayer stakste davon. Besser, sie trat den Rückzug an, bevor sie den Mann noch vor laufenden Kameras niederschlug. Ihren letzten tätlichen Angriff gegen einen Reporter hatte das FBI ihr noch verziehen. Ein zweites Mal würde man ihr ein solches Verhalten sicher nicht durchgehen lassen.

Sobald sie gebührenden Abstand zwischen sich und die Fernsehteams gebracht hatte, wählte sie, vor Zorn beinahe überkochend, die Nummer des Haus Zuflucht, um den Betreiber auf den bevorstehenden Presseansturm vorzubereiten. Die Leiterin des Wohnheims wirkte zwar genervt, schien aber keinerlei Skrupel zu haben, sich die Presse durch geeignete Maßnahmen vom Leib zu halten.

Danach kehrte Sayer noch einmal zu dem hohlwangigen Reporter zurück. Die Kamera war inzwischen ausgeschaltet, und der Mann sah aus, als wollte er ihr mal so richtig die Meinung sagen.

»Quellenschutz ist eine Sache. Sich illegal Zugang zu internen FBI-Informationen zu verschaffen eine andere«, erstickte Sayer seine Beschwerde im Keim.

»Wie bitte?«

»Ich habe Anlass zu der Vermutung, dass sich jemand verbotenerweise Zugriff auf interne FBI-Informationen verschafft hat. Das ist eine schwere Straftat.«

Wären die vielen Botox-Injektionen nicht gewesen, hätte sich die glatte Stirn des Hohlwangigen sicher vor Wut in Falten gelegt. Stattdessen zuckte er lediglich mit den Achseln. »Was soll's, die Infos kommen sowieso anonym. Wir kriegen in unregelmäßigen Abständen Updates. Per SMS, direkt an unseren Produzenten.«

Der Reporter zeigte Sayer sein Handy. Die SMS hatte exakt denselben Wortlaut wie die, die sie Minuten zuvor an die Mitglieder ihrer Sondereinheit geschickt hatte.

Sie wählte Holts Nummer.

»Haben Sie das gerade gesehen?«, brüllte sie.

»Sie meinen, wie Sie beinahe Brock Tanner im Live-TV angesprungen hätten? Ja, das habe ich gesehen.«

»Sie wissen genau, was ich meine.«

Holt seufzte. »Ja, ich hab's gesehen.«

»Ich habe der Sondereinheit vor nicht mal fünf Minuten Bescheid gegeben, und jetzt weiß schon die Presse davon. Entweder, wir wurden gehackt, oder einer aus dem Team gibt heimlich Informationen raus.«

Holt fing an zu keuchen, und den Bruchteil einer Sekunde lang fragte Sayer sich besorgt, ob das womöglich ein Herzinfarkt sein konnte. Doch dann knurrte Holt: »Ich kümmere mich darum. Wir finden schon heraus, wer sich Zugriff auf die Informationen verschafft hat und warum. Niemand unter meinem Kommando gibt ungestraft vertrauliche Daten weiter.«

Als Sayer sich auf ihre Maschine schwang und den Helm aufsetzte, dachte sie: *Gott sei Dank haben wir wenigstens das Monster gefasst, das für diese schrecklichen Taten verantwortlich ist. Jetzt heißt es, so schnell wie möglich die Unbekannte zu finden, bevor wir auch noch auf ihre Beerdigung gehen müssen.*

Haus Zuflucht, Washington, D. C.

Sayer hielt vor dem Haus Zuflucht, einem Wohnheim für elternlose minderjährige Migrantenkinder. Das schon ältere, aber weitläufige eingeschossige Gebäude war mit einem wahren Regenbogen bunter Wandgemälde verziert. Verschiedenste Kunststile aus aller Welt waren vertreten, und Sayer fragte sich, ob die jungen Bewohner des Heims eventuell selbst Hand angelegt hatten. Draußen vor dem Eingang standen einige Picknickbänke, auf denen eine bunt gemischte Gruppe von Jugendlichen saß. Sie lachten, unterhielten sich oder waren mit ihren Smartphones beschäftigt. Auf den ersten Blick sahen sie wie ganz normale Teenager aus, doch je länger Sayer ihnen zusah, desto mehr Unterschiede entdeckte sie: ein vernarbter Arm hier, ein erzwungenes Lächeln dort. Obwohl lebhaft und laut, hatten sie nicht dieselbe unbefangene Körpersprache wie amerikanische Jugendliche. Diese Kinder hatten Krieg und Flüchtlingslager überlebt und dabei ihre Eltern verloren.

Bei Sayers Ankunft wandten alle neugierig die Köpfe. Obwohl sie mit dem Motorrad gekommen war, schienen die Jugendlichen instinktiv zu spüren, dass es bei ihrem Besuch um etwas Offizielles ging. Ein Mädchen mit violetten Haaren und schwarz umrandeten Augen drehte eine Zigarette zwischen den Fingern, die anderen setzten sich sofort aufrechter hin und blickten mit angespannten Mienen in die Gegend.

»Na?«, grüßte Sayer sie, um einen möglichst freundschaftlichen Tonfall bemüht. »Ich bin vom FBI und suche nach einem vermissten Mädchen. Ich wollte fragen, ob ich mich kurz mit euch unterhalten könnte?«

Gerade als sie auf den Tisch mit den Jugendlichen zutrat, kam eine zierliche Frau in einem fließenden pflaumenblauen Kleid aus dem Gebäude geeilt und drohte Sayer mit erhobenem Zeigefinger.

»Entschuldigen Sie, aber Sie befinden sich hier auf Privatgelände, und diese Kinder stehen unter meiner Obhut. Reporter sind hier nicht erwünscht. Also verschwinden Sie von hier und nehmen Sie Ihre Interviewfragen und Ihre Drogen oder was auch immer Sie den Kids andrehen wollen, wieder mit.«

Ein Junge, nicht älter als zwölf, lachte leise. »Die ist vom FBI, Mrs Calavera.«

Die zierliche Frau blieb vor Sayer stehen und musterte sie durch argwöhnisch zusammengekniffene Augen. »Ach. Sind Sie die Frau, mit der ich vorhin telefoniert habe? Die letzten zwanzig Minuten musste ich andauernd Journalisten verjagen.«

Weil Sayer klar wurde, dass sie ohne Mrs Calaveras Unterstützung nichts erreichen würde, änderte sie ihre Taktik. »Hallo, Ma'am. Das mit der Presse tut mir sehr leid. Wir versuchen gerade verzweifelt, ein entführtes Mädchen zu finden, und nehmen an, dass es sich möglicherweise in Ihrem Heim aufgehalten haben könnte.«

Die Frau presste ihre dunkelrosa geschminkten Lippen aufeinander und rückte den Dutt in ihrem Nacken zurecht. »Ein entführtes Mädchen?«

»Ja. Könnten wir uns vielleicht irgendwo unter vier Augen

unterhalten?« Sayer schielte zu den Jugendlichen hinüber. Das Letzte, was sie wollte, war, sie unnötig zu verängstigen.

Als sie Sayers Besorgnis bemerkte, lenkte Mrs Calavera ein. »Sicher, sicher, kommen Sie mit in mein Büro.«

Sayer folgte ihr ins Haus und durch eine kleine Küche. Dort stand eine weitere Gruppe Jugendlicher um mehrere große Töpfe, in denen etwas vor sich hin köchelte, das Sayer an die Gerichte erinnerte, die ihr Vater früher manchmal zubereitet hatte. Der vertraute Duft von senegalesischem Fisch und Couscous stieg ihr in die Nase, und sie musste lächeln. »Lecker, *Thieboudienne*. Das hat mein Vater früher oft für uns gekocht.«

Mrs Calavera blieb stehen und musterte Sayer eingehender. »Ihr Vater stammt aus Westafrika?«

Sayer nickte. Sie würde schon noch dafür sorgen, dass die Frau auftaute. »Aus dem Senegal. Er ist in den Staaten aufs College gegangen und hat dann hier in D. C. meine Mutter kennengelernt.«

Als Nächstes kamen sie an einem Aufenthaltsraum vorbei, in dem jüngere Kinder ein Brettspiel spielten und sich dabei köstlich zu amüsieren schienen. Die Atmosphäre im Wohnheim wirkte warm und freundlich. Ganz anders, als sie erwartet hätte.

»Sie haben einen Ort geschaffen, an dem sich die Kinder wirklich geborgen und sicher fühlen können«, stellte sie fest.

Mrs Calavera nickte kurz. »Das ist das Mindeste, was wir für sie tun können. Einige von ihnen mussten Schreckliches mit ansehen. Und andere mussten Schreckliches tun, um zu überleben. Das ist unmenschlich. Hier haben sie wenigstens die Gewissheit, dass ihnen niemand etwas antun kann.«

Sie betraten das kleine Büro.

»Sie glauben also, eine unserer Bewohnerinnen wurde entführt?«

Sayer wägte ab, wie viel sie der leidenschaftlichen Beschützerin dieser Kinder anvertrauen durfte, und kam zu dem Schluss, dass man bei Mrs Calavera mit größtmöglicher Ehrlichkeit vermutlich am besten fuhr.

»Ich ermittle im Fall Gwendolyn Van Hurst.«

Mrs Calavera seufzte. »Das arme, arme Mädchen. Gwen war so ein bezauberndes Kind.«

Sayers Herz schlug ein paar Takte schneller. »Sie kannten Gwendolyn Van Hurst?«

»Selbstverständlich! Sie hat hin und wieder ehrenamtlich hier gearbeitet. Sind Sie nicht deswegen hier?«

»Auch. Ich habe ein Foto von ihr mit einer Nikolausmütze gesehen. Sie stand neben einem anderen Mädchen ... Hat sie viel Zeit hier verbracht?«

»Ja, sie kam regelmäßig her. Oft auch ohne ihren Vater.«

»Senator Van Hurst hat auch im Heim gearbeitet?« Sayers Augen wurden schmal. Sie vermochte ihren Argwohn nicht ganz zu verbergen.

»Ja.« Mrs Calavera lächelte wehmütig. »Ich sage es nur ungern, aber der halbe Kongress – ach, was rede ich: halb D. C. engagiert sich hier. Unsere Stiftung ist politisch unbedenklich. Man kann ... gegen Einwanderung sein und trotzdem diesen Kindern helfen. Sie sind ganz allein auf der Welt und brauchen dringend Unterstützung. Man könnte sagen, ich habe aus dem Haus Zuflucht den Hotspot für Philanthropen aus politischen Kreisen gemacht. Es ist ekelhaft und opportunistisch, aber es bringt uns viel Geld und Ressourcen ein, insofern sollte ich mich nicht beklagen.«

Sayer zögerte. Sie war enttäuscht, obwohl sie nicht einmal

genau wusste, weshalb sie nach einem Grund suchte, Van Hurst mit dem Fall in Verbindung bringen zu können. Wahrscheinlich lag es daran, dass er ein arroganter Vollarsch war – aus Ermittlersicht nicht gerade ein solider Grund. »Was ich Ihnen gleich sagen werde, ist streng vertraulich, verstehen Sie? Können Sie das, was wir hier besprechen, also bitte für sich behalten?«

»Ja, natürlich«, versicherte Mrs Calavera.

Sayer glaubte ihr.

»Als wir Gwens Leiche gefunden haben, hing dort auch ein Foto von einem anderen Mädchen, das unter ähnlichen Umständen gefangen gehalten wurde. Vielleicht haben Sie die Pressekonferenz verfolgt?«

»Nein, nein.« Mrs Calavera winkte ab. »Ich erlebe genug Schlimmes, da brauche ich die Nachrichten nicht. Aber von der Sache mit dem Käfig habe ich gehört. Bei dem anderen Mädchen war es genauso?«

Im ersten Moment erschrak Sayer über die Beiläufigkeit, mit der die Frau darüber sprach, doch dann rief sie sich ins Gedächtnis, dass Mrs Calavera von ihren Schützlingen vermutlich Dinge gehört hatte, bei denen sich Sayers Locken vor Schreck gerade gebogen hätten.

Sie fuhr fort. »Ja, das ist richtig. Und dieses Foto von Gwen und dem zweiten Mädchen ... Ich glaube, es wurde hier aufgenommen.«

Mrs Calaveras Hand flog an ihre Brust. »Hier?«

Sayer zog das Foto von der Unbekannten aus der Tasche und reichte es Mrs Calavera.

»Oh nein! Leila!« Instinktiv griff die Frau nach dem Kruzifix, das sie um den Hals trug.

»Leila?«

»Leila Farouk.« Mrs Calavera starrte auf das furchteinflößende Foto von dem Mädchen. »Das erklärt natürlich einiges«, murmelte sie halblaut, und ihre Augen füllten sich mit Tränen.

»Was genau erklärt es denn?«

Mrs Calavera war zutiefst erschüttert. »Es war ein Schock für mich, dass Leila einfach gegangen ist, ohne sich von uns zu verabschieden. Und dass sie sich so lange nicht gemeldet hat.«

»Sie ist ohne ein Wort verschwunden, und Sie haben nicht nach ihr gesucht?«, fragte Sayer in ungläubigem Entsetzen.

»Nein! So war es natürlich nicht. Ich habe ein Schreiben vom Jugendamt bekommen, in dem stand, dass man einen Platz in einer Pflegefamilie für sie gefunden hat. Ich fand es einfach nur seltsam, dass sie sich nicht verabschiedet hat, aber bei diesen Kids ... Da weiß man nie, was einen erwartet. Sie sind emotional nicht immer ... berechenbar. Wollen Sie mir etwa sagen, dass sie nicht in einer Familie untergekommen ist ...« Die Hände der älteren Frau begannen zu zittern.

»Das ist sie nicht, nein. Würde es Ihnen etwas ausmachen, mir dieses Schreiben vom Jugendamt zu zeigen?«

»Sicher!« Mrs Calavera eilte zu einem uralten Aktenschrank. Nachdem sie mit einiger Mühe eine der rostigen Schubladen aufgezerrt hatte, suchte sie eine Zeit lang darin herum. »Hier ist es!«, rief sie irgendwann.

Sayer streifte sich einen Latexhandschuh über und nahm das Blatt Papier vorsichtig entgegen. »Könnte ich vielleicht noch ein anderes Schreiben sehen? Zum Vergleich?«

Mrs Calavera holte einen weiteren Brief aus dem Schrank und legte ihn neben den ersten auf den Schreibtisch.

Aufmerksam betrachteten beide Frauen die zwei Briefe.

»Ach, du lieber Gott. Sie sind nicht gleich«, sagte Mrs Calavera schließlich.

Sayer zeigte abwechselnd auf beide Schriftstücke. »Ja, sehen Sie hier? Die Stempel sind etwas unterschiedlich. Und der Briefkopf sieht aus, als wäre er die Kopie einer Kopie oder dergleichen.«

Sayer spürte Übelkeit in sich aufsteigen, als sie auf das gefälschte Schreiben vom Jugendamt starrte. Das Maß an strategischer Planung und Voraussicht, das eine solche Aktion erforderte, machte sie sprachlos. Dies war der bestorganisierte Mörder, von dem sie jemals gehört hatte. Sie schickte ein stummes Gebet ans Universum, dass Winters wirklich der Richtige war, denn sie mussten um jeden Preis verhindern, dass der Täter erneut zuschlug.

Sayer nahm den gefälschten Brief in die Hand. »Den hier muss ich mitnehmen«, sagte sie und ließ ihn in einen Asservatenbeutel gleiten.

Mrs Calavera sank betroffen auf ihren Stuhl. Tränen schimmerten in ihren Augenwinkeln. »Wie konnte ich nur so dumm sein?«

»Nein, Sie waren nicht dumm. Wieso hätten Sie davon ausgehen sollen, dass jemand ein solches Schreiben fälschen würde? Wir haben es hier mit einem sehr gestörten, sehr gut organisierten Individuum zu tun, das sich ausgezeichnet darauf versteht, andere zu täuschen. Apropos: Sagt Ihnen der Name Franklin Winters etwas?«

Mrs Calavera riss die Augen auf. »Franklin? Der Immobilienmakler? Der hilft uns beim Fundraising!« Sie schlug sich zitternd eine Hand vor den Mund, und ihr Kopf schwankte ein wenig auf ihrem Hals hin und her, als stünde sie kurz vor einer Ohnmacht.

»Ist er etwa derjenige, der all diese schrecklichen Dinge getan hat? Wie kann es sein, dass ich nichts gemerkt habe?«

»Wir sind noch nicht ganz sicher, ob wir wirklich den Richtigen haben ... aber psychopathische Mörder können praktisch jeden hinters Licht führen. Ich habe Mr Winters kennengelernt, und ich hätte auf einen ganzen Stapel Bibeln geschworen, dass er unschuldig ist. Sie dürfen sich auf keinen Fall die Schuld geben.«

Die Frau lachte bitter. »Natürlich muss ich mir die Schuld geben. Ich verwende meine ganze Energie darauf, dafür zu sorgen, dass sich die Kinder hier sicher und geborgen fühlen können ...« Ihre Stimme versagte.

Sayer schlug einen strengen Tonfall an. »Mrs Calavera, Sie müssen sich jetzt konzentrieren. Bitte sagen Sie mir alles, was Sie über Leila wissen.«

»Ich kann Ihnen sagen, dass sie sechzehn Jahre alt ist und aus Ägypten kommt. Ein eher stilles Mädchen, aber kein Opfer. Sie sollten sich mal mit ihrer besten Freundin unterhalten, sie sitzt draußen. Adrestia Stephanopolous kann Ihnen sicher mehr erzählen.«

• • •

Sayer setzte sich an den Picknicktisch zu dem Mädchen mit den violetten Haaren und den schwarzen Klamotten, das jetzt lange nicht mehr so lässig wirkte wie zuvor.

»Ich wusste, die haut nicht einfach so ab!« Adrestia hielt noch immer ihre Zigarette in der Hand, die allerdings nicht brannte, sondern die sie lediglich wie einen Talisman nervös zwischen den Fingern hin und her rollte.

»Du hast recht, Adrestia, sie ist nicht abgehauen. Wir glauben, dass Leila entführt wurde.« Sayer wollte ehrlich sein, ohne viele Einzelheiten zu nennen.

»Adi.«

»Entschuldigung, wie bitte?«

»Adi«, sagte das Mädchen leise. »Ich hasse es, wenn man mich Adrestia nennt. Total überkandidelt, der Name. Den hat mir mein Vater gegeben, bevor er gestorben ist.«

»Also gut. Dann Adi.«

»War es der Käfigmörder?«, flüsterte Adi, als hätte sie Angst, durch allzu lautes Sprechen den Killer heraufzubeschwören. In ihren goldgesprenkelten braunen Augen spiegelte sich das Leid, das sie in ihrem kurzen Leben bereits gesehen hatte. »Ich hab das mit Gwen gehört ... Sitzt Leila auch in irgendeinem Luftschutzkeller?«

»Das wissen wir nicht genau.« Sayer antwortete mit einer Halbwahrheit, denn eine Lüge kam nicht infrage. Das Mädchen würde es sofort bemerken und dichtmachen. »Im Moment versuche ich noch, rauszufinden, wann genau Leila das Wohnheim verlassen hat. Vielleicht kannst du mir etwas über sie erzählen. Du hast also gleich gedacht, dass irgendwas nicht stimmt, als sie auf einmal weg war?«

»Ja.«

»Aber du hast nichts gesagt?«

»Wem hätte ich's denn sagen sollen? Mrs Calavera hat uns lieb, aber sie ... Sie sieht immer nur das Gute im Menschen. Das ist echt süß, aber als ich sie nach Leila gefragt hab, da hat sie nur davon geredet, wie toll es doch ist, dass sie endlich eine nette Familie gefunden hat.« Adi verdrehte ihre schwarz geschminkten Augen.

»Was kannst du mir denn sonst noch über Leila sagen? Hatte sie Verwandte?«

»Ja, hatte sie … klar. Hatten wir ja alle irgendwann mal.« Wieder drehte das Mädchen nervös die Zigarette zwischen den Fingern. »Aber die sind tot.«

»Weiß du, wie sie gestorben sind?«

»Ja.« Adi steckte sich kurz die Zigarette zwischen die Lippen, nahm sie dann aber wieder heraus. »Irgendwelche Typen in Ägypten. Ihr Vater hat für die ehemalige Regierung da gearbeitet.« Adi fuchtelte mit der Hand herum. »Ich kenn mich mit Politik nicht so gut aus. Wir reden hier auch nicht über solche Sachen.« Ihr trauriges Lachen ließ sie einen Moment lang viel älter wirken als ihre siebzehn Jahre.

Sayer schwieg. Wie gern hätte sie dieses Mädchen, in dem sie sich selbst wiedererkannte, in den Arm genommen. Aber sie widerstand der Versuchung.

»Leila hat ihre ganze Familie verloren. Ihr Onkel fand, es wäre besser, sie nach Amerika zu schicken, weil sie hier irgendwelche entfernten Verwandten hat. Bei denen sollte sie unterkommen, aber als sie aus dem Flieger stieg, war niemand da, um sie abzuholen. Sie wusste nicht genau, was passiert war, und jetzt ist auch der Kontakt zu ihrem Onkel in Ägypten abgebrochen. Mrs Calavera hat sie aus dem Erstaufnahmelager geholt und hier untergebracht.«

»Weißt du zufällig, ob sie einen Zwilling hatte?«

Adis sah Sayer mit großen Augen an. Sie nickte und tat so, als würde sie an ihrer Zigarette ziehen. »Ja. Tarik. Wieso interessiert Sie das?«

Sayer blickte dem Mädchen forschend ins Gesicht. Sie nahm ein eigenartiges Misstrauen, vielleicht sogar ein wenig Furcht darin wahr. »Warum beunruhigt es dich so, dass ich mich für ihren Zwillingsbruder interessiere?«

Als Adi bewusst wurde, dass sie ihre Emotionen preisgegeben hatte, wurde ihre Miene schlagartig wieder ausdruckslos. »Deswegen haben wir uns so gut verstanden.«

»Du und Leila?«

Adi blickte zu den Baumwipfeln hinauf. Sie versuchte die Fassung zu wahren, aber dann rollte ihr doch eine Träne über die Wange. »Wir haben beide einen Zwilling verloren. Leila ihren Bruder Tarik und ich meine Schwester Clem. Keiner versteht, wie das ist – wenn die andere Hälfte von einem plötzlich nicht mehr da ist. Nur Leila wusste, wie sich das anfühlt.« Ihre Stimme verebbte zu einem heiseren Wispern.

Sayer holte tief Luft. Gott, sie hasste diesen Teil ihres Jobs, denn ganz egal, wie gern sie Adi einfach nur gedrückt und getröstet hätte, sie musste weiterfragen. »Sie hat also ihren Zwillingsbruder verloren. War das hier im Haus allgemein bekannt?«

»Klar, wir haben es keinem verheimlicht. Ich glaube, die meisten wussten Bescheid.« Adi wischte sich die Augen. »Clementia.« Zum ersten Mal lächelte sie, was ihre traurigen Augen allerdings nur noch trauriger aussehen ließ. »Können Sie das glauben?«

»Clementia?«

»Na ja, halt ... Adrestia und Clementia – ich und meine Schwester. Die griechischen Göttinnen der Rache und der Vergebung. Wer tut seinen Kindern so was an?« Wieder ließ sie ihrem Kummer in einem lauten, misstönenden Lachen freien Lauf.

»Ich dachte, Adrestia wäre die Göttin der Gerechtigkeit«, kramte Sayer eine vage Erinnerung an ihre Vorlesung über alte Religionen hervor.

Adi zuckte mit den Achseln. »Gerechtigkeit, Rache – wo ist da der Unterschied?«

Sayer nickte. »Gute Frage. Falls ich es jemals rausfinden sollte, sage ich dir Bescheid.«

Adi seufzte und schenkte Sayer ein schiefes Grinsen, das ihre wahren Emotionen kaschieren sollte. »Die Sache ist die ... Ich kann echt nicht begreifen, dass ausgerechnet Leila so was passiert ist.« Adis Unterlippe zitterte. »Ich meine, wir alle hier haben eine krasse Geschichte, wissen Sie? Sie war ziemlich ruhig, aber trotzdem stark. Eine echte Kämpferseele. Dass sie es bis hierher schafft, und dann passiert ihr so was ... Wie unfair ist das denn?«

Sayer empfand genauso. Am liebsten hätte sie dem Schicksal einen Tritt in die Eier verpasst. Stattdessen beendete sie die Befragung und machte sich auf den Rückweg nach Quantico. Das Wirrwarr der Gefühle in ihrem Innern lastete wie ein Stein auf ihrer Brust.

Straße nach Quantico, Virginia

Durch das Gespräch mit Adi war der Fall für Sayer auf einmal sehr viel persönlicher geworden. Das Mädchen gab sich knallhart, aber Sayer hatte hinter ihre Fassade geblickt. Trotz ihrer scheinbar abgebrühten Art war Adi genauso, wie Sayer in ihrem Alter gewesen war. Damals hatte sie eine unfassbare Wut im Bauch gehabt, weil das Schicksal ihr die glückliche Familie weggenommen hatte. Sie hatte sich hinter einen schützenden Panzer aus Arroganz und Gleichgültigkeit zurückgezogen. Sie war so unausstehlich gewesen, dass Sayer sich fragte, ob ein derart kaputtes, zorniges Mädchen jemals die Chance gehabt hätte, adoptiert zu werden. Insofern hatten sie und Macey Riesenglück gehabt, als Sophia McDuff darauf bestanden hatte, ihre verwaisten Enkeltöchter zu sich zu nehmen. Nana war ihr Rettungsanker gewesen. Würde Adi auch einen solchen Rettungsanker haben?

Voller Wut, die sie stellvertretend für Adi empfand, bereitete Sayer sich auf ein eindringliches Gespräch mit Winters vor. Ein sehr eindringliches, möglicherweise gewalttätiges Gespräch. Sie wusste, dass solche Gedanken alles andere als konstruktiv waren, außerdem war sie immer noch nicht zu hundert Prozent davon überzeugt, dass er der Täter war. Trotzdem verspürte sie einen schier unbändigen Zorn auf ihn. Seine Weigerung, mit ihnen zu reden, machte alles nur noch schlimmer.

»Reiß dich gefälligst zusammen, Sayer«, ermahnte sie sich. Sie hatte mit eigenen Augen gesehen, was passierte, wenn Kollegen ihrem Zorn nachgaben. Das war eine Fahrkarte direkt in die Hölle, und dort wollte sie gewiss nicht landen. Sie versuchte tief durchzuatmen, doch davon wurde ihr bloß schwindlig. In ihrem Magen brodelte es. Sie musste einen Weg finden, ihren Frust abzubauen, sonst würde sie explodieren.

Während sie noch mit ihren Gefühlen rang, summte ihr Handy.

»Sayer Altair?«

»Ich bin's, Vik.«

Sayer hörte die Erregung in seiner Stimme. »Hast du was?«

»Weißt du noch, dass wir das Datenanalyse-Team gebeten haben, Franklin Winters' Immobilien mit dem Luftschutzkeller-Register abzugleichen?«

»Ja, aber sie hat doch gesagt, dass sie vor Montag nicht an die Akten rankommt.«

»Mag sein«, entgegnete Vik. »Aber ich kenne jemanden, der im Archiv arbeitet. Sie hat mir aufgeschlossen, und ich habe den ganzen Nachmittag über dem Register gesessen.«

»Und?«

»Wir haben einen Treffer! Noch ein weiteres von Winters' Objekten verfügt über einen Luftschutzkeller!« Viks Stimme hallte laut in Sayers Helm wider. »Ich simse dir sofort die Adresse. Wir treffen uns in zwanzig Minuten vor Ort.«

Sayer beendete die Verbindung und gab Gas. Sie betete zu sämtlichen höheren Mächten im Universum, dass sie Leila Farouk finden würden – lebendig.

Hunter Street, Washington, D. C.

Die Adresse führte Sayer zu einem heruntergekommenen Ranchhaus östlich des Anacostia River. Das mittlerweile vertraute Schild des Maklerbüros Real Star Immobilien im Vorgarten war so stark verrostet, dass man kaum noch die Aufschrift entziffern konnte. Eine Gruppe FBI-Agenten stand auf der Veranda zusammen.

Sie sprang von ihrem Motorrad und lief zum Haus, um sich mit Vik und dem Team der Kampfmittelbeseitigung zu beraten, dessen Mitglieder bereits damit beschäftigt waren, ihre Schutzanzüge anzulegen.

Vik grüßte sie mit einem Nicken. »Den Unterlagen zufolge steht das Haus seit Jahren leer.«

Das war zu erkennen. Die Fenster waren zugenagelt, und Graffiti bedeckten jeden Quadratzentimeter sichtbarer Fläche. Grellbunte Tags rivalisierender Gangs überlappten einander. Das Haus musste sich direkt auf der Grenze zwischen zwei Territorien befinden.

Der hoch aufgeschossene Mann von der Kampfmittelbeseitigung gab Sayer die Hand. »Agent Kennelwith, Ma'am. Wir gehen erst mal rein und sichern alles. Sie müssten so lange draußen warten.«

Statt auf dem Gehsteig zu hocken, zogen sich Sayer und Vik in dessen Auto zurück.

Vik blickte in Richtung Haus. »Verdammt! Ich hasse es, hier draußen rumzusitzen und Däumchen zu drehen. Was, wenn das Mädchen da drinnen ist und stirbt?«

»Ja. Aber er hält sie seit sechs Monaten gefangen. Da macht eine Stunde mehr oder weniger auch keinen Unterschied.«

Vik brummte seine widerwillige Zustimmung.

Während sie warteten, berichtete Sayer von ihrem Gespräch mit Adi Stephanopolous.

Die Minuten verstrichen. Wurden zu einer halben Stunde. Dann zu einer ganzen. Irgendwann waren fast zwei Stunden um.

»Deine Stadt ist echt ein Drecksloch«, sagte Vik, einfach nur um das Schweigen zu brechen. Mit einer ausladenden Handbewegung deutete er auf die heruntergekommene Wohngegend, in der die Hälfte aller Häuser leer stand.

Sayer nickte. »Ja, aber hier bin ich auch nicht aufgewachsen. Ich habe auf einem Anwesen im Nordwesten gewohnt, bei meinen reichen Großeltern. Du weißt doch, dass mein Großvater Senator war, oder?«

Vik hob die Augenbrauen. »Nee, das wusste ich nicht. Aber dann bist du ja wirklich kein ... Kind der Straße.«

Sayer schnaubte. »Ganz im Gegenteil. Ich war auf der Sidwell Friends School, das ist die Privatschule, auf die Präsidenten und Richter ihre Kinder schicken. Diese Gegend ist zwar ein Teil meiner Stadt, aber meine Wurzeln habe ich definitiv woanders.«

Als zwei Bombenentschärfer in voller Montur aus dem Haus kamen, setzten sie sich erwartungsvoll auf. Die beiden trugen eine Metallkiste zwischen sich. Hinter ihnen folgte der Leiter des

Teams, der Sayer und Vik mit einer Handbewegung zu verstehen gab, dass sie sich weiterhin gedulden mussten.

Sie ließen sich zurück in ihre Sitze sinken.

»Hey«, sagte Vik, ohne den Blick von der Haustür abzuwenden. »Glaubst du, Winters ist unser Mann?«

Sayer sah Vik an. »Du etwa nicht? Wir sitzen hier vor seinem Haus, in dem gerade eben eine Bombe gefunden wurde.« Sie deutete auf die Kollegen von der Kampfmittelbeseitigung.

»Ich weiß nicht. Irgendwas kommt mir komisch vor. Außerdem habe ich meine Quellen gefragt ...«

»Deine lokalen Devereaux-Quellen?«

»Genau.« Vik lächelte schief. »Meine Cousine dritten Grades, Lucinda. Sie hat eine Gebäudereinigungsfirma und kennt eine Menge Frauen – Frauen, die Schlüssel zu Einrichtungen wie dem Bundesstaatsarchiv haben.« Vik lachte.

»Aha ... so bist du also am Wochenende da reingekommen.«

»Ja. Sag Holt nichts davon. Sie hätte bestimmt was dagegen.«

»Ich werde schweigen wie ein Grab«, versprach Sayer. »Und deine Cousine wusste Sachen über Winters?«

»Sie nicht, aber eine Freundin von ihr. Du würdest dich wundern, was die Leute alles in Anwesenheit ihrer Hausangestellten sagen und tun. Winters' Putzfrauen sagen, dass er immer sehr nett war. Und ganz normal, wenn es so was überhaupt gibt. Ein bisschen chaotisch, hat regelmäßig gearbeitet und hatte keine geheime Pornosammlung im Schrank.«

»Das hat absolut gar nichts zu bedeuten, und das weißt du auch.« Sayers Blick wanderte wieder in Richtung Haustür. »Am Ende ist es immer der Typ, den alle nett und normal fanden.«

»Ja ... vielleicht hast du recht. Aber ... ach, ich weiß auch nicht.«

»Folgen wir den Beweisen. Beweise lügen nicht.«

Vik schnaubte. »Wenn du das sagst.«

Sayer rief beim FBI an, um zu hören, wie die Dinge mit Winters standen, aber anscheinend redete der Mann immer noch nicht. Weitere zwanzig Minuten vergingen, ehe Sayers Funkgerät knisternd zum Leben erwachte.

»Agent Altair?«

»Spricht.«

»Kennelwith hier. Wir sind so gut wie fertig. Es gibt noch eine Sprengvorrichtung, die wir entschärfen müssen, aber wir haben gerade die Tür zum Luftschutzkeller geöffnet. Da unten gibt es einen Tatort und möglicherweise ein noch lebendes Opfer.«

»Ein Mädchen?«

»Möglich. Noch kommen wir nicht an sie ran, der Raum muss erst gesichert werden. Aber er ist klein, dürfte nicht lange dauern. Wir beeilen uns. Wir haben bereits einen Krankenwagen gerufen und ein Team von der Spurensicherung aus dem Büro in D. C. angefordert, die müssten in maximal fünf Minuten hier sein.« Das Funkgerät gab einen Pfeifton von sich, dann war es still.

Sayer und Vik stiegen aus dem Wagen. Sayer zückte ihre Perlenschnur und rieb so heftig daran, dass sie die Hitze in den Fingern spürte. Ihr Atem war flach. »Verdammt noch mal, ich hoffe, die beeilen sich ein bisschen. Ich hoffe, sie ist noch am Leben.«

Vik kaute auf seiner Unterlippe.

Endlich kam auch der Rest des Bombenräumkommandos aus dem Haus. Die Männer hatten drei weitere Kisten dabei, die sie mit äußerster Vorsicht zwischen sich trugen.

Kennelwith winkte Sayer zu sich. Er war blass und wirkte verstört. »Okay, Agent Altair, das Haus ist so weit sicher. Insgesamt haben wir vier unterschiedliche Sprengsätze gefunden. Alle recht simpel aufgebaut, aber deshalb nicht weniger tödlich.«

Sayer winkte ab. Die Bomben waren ihr vollkommen egal. »Was ist mit dem Mädchen?«

»In einem Käfig unten im Luftschutzraum. Eingang über die Nordseite der Küche. Sie scheint noch am Leben zu sein, aber ... nicht mehr lange, so wie's aussah. Einer meiner Leute ist mit einem Bolzenschneider unten und versucht sie zu befreien, damit die Sanitäter sie so schnell wie möglich versorgen können.«

Sayer und Vik verloren keine Zeit mehr. Hastig zogen sie sich Handschuhe und Überzieher an. Sayer band sich die Haare hoch und prüfte, dass Waffe und Handschellen sicher am Körper befestigt und griffbereit waren. Dann eilten sie in das baufällige Haus. Der scharfe Geruch von Urin brannte Sayer in der Nase, als sie das kleine Wohnzimmer durchquerten. In der verstaubten Küche entdeckten sie eine Luke im Boden. Brüchiges Linoleum wellte sich um die dunkle Öffnung herum.

Unwillkürlich murmelte Sayer ein Zitat aus Shakespeares *Heinrich der Fünfte*, während sie in das schwarze Loch starrte: »*Noch einmal stürmt, noch einmal.*« Sie schaltete ihre Taschenlampe ein und beleuchtete damit die klapprige Leiter, die nach unten führte. »Lass uns das Mädchen da rausholen.«

Vik grunzte. »Ich hoffe, die kommen bald und bringen Scheinwerfer.«

»*Bittet, so wird euch gegeben werden.*« Ein Kriminaltechniker betrat die Küche. Er hatte eine leistungsstarke Tatortleuchte und eine Fototasche bei sich. »Der Rest des Teams zieht sich noch um und sucht die Ausrüstung zusammen.«

»Sehr gut. Vik und ich gehen zuerst runter«, sagte Sayer. »Können Sie mitkommen und den Tatort fotografieren, während wir uns um das Mädchen kümmern? Der Krankenwagen müsste in einer Minute hier sein, und wir sollten alles so gut wie möglich dokumentieren, bevor die Sanitäter hier einfallen.«

Der Mann nickte und zückte eine riesige Kamera.

Sayer schluckte trocken und setzte einen Fuß auf die oberste Sprosse. Die Leiter schwankte unter ihrem Gewicht, und das Holz knarrte wie die Planken eines alten Boots. »Pass mit der Leiter auf!« Sie schaute sorgenvoll zu Vik empor. Er war wesentlich größer als sie.

Sayers Stiefel berührten festgetrampelte Erde. Sie ließ den Kegel ihrer Taschenlampe durch den Raum gleiten. In der hinteren Ecke des Kellers hing der Käfig. Die Decke war so niedrig, dass der Käfigboden nur wenige Zentimeter über dem Boden schwebte. Ein Mann von der Kampfmittelbeseitigung bemühte sich gerade, mit einem Bolzenschneider das extragroße Vorhängeschloss an der eisernen Käfigtür aufzuschneiden.

»Bis jetzt noch kein Glück mit dem Schloss«, rief er Sayer zu.

Ein leises Wimmern lenkte Sayers Aufmerksamkeit auf das Mädchen im Käfig. Mit klopfendem Herzen trat sie näher. Unwillkürlich stiegen ihr die Tränen in die Augen. »Oh nein!«, flüsterte sie entsetzt. In einer Ecke des Käfigs lag, in Embryonalstellung zusammengekauert, ein schrecklich ausgemergeltes Mädchen. Wie konnte sie überhaupt noch am Leben sein? Neben ihr regte sich eine gleichermaßen abgemagerte kleine Katze. Sie wollte aufstehen, fiel aber sofort wieder entkräftet hin.

Trübe braune Augen blinzelten Sayer an. Leila Farouk starrte in das Licht der Taschenlampe. Die Lippen des Mädchens waren so aufgesprungen, dass sie bluteten. Sie versuchte zu sprechen, brachte jedoch nicht mehr als ein heiseres Wispern zustande.

»Vergesst die Kamera!«, rief Sayer nach oben. »Wir brauchen

irgendwas, womit wir den Käfig öffnen können, und zwar schnell!«

»Ich hole die Eisensäge!«, rief jemand von oben zurück.

Sayer trat auf das Mädchen zu. »Hi, Leila ... wir sind jetzt da, alles wird gut. Du bist jetzt in Sicherheit.« Sie steckte die Hand durch die Gitterstäbe und ergriff die schlaffe Hand des Mädchens. Leila stöhnte leise, gab aber keine Antwort.

»Du bist gerettet«, flüsterte Sayer und hoffte inständig, dass sie die Wahrheit sagte.

»Der Notarztwagen ist da!«, rief Vik ihr zu.

Zwei Sanitäter mit Arzttaschen über der Schulter kamen vorsichtig die Leiter herunter.

»Wir sind noch dabei, den Käfig zu öffnen.« Sayer sprach absichtlich leise, um Leila nicht zu verängstigen.

Die Sanitäter packten ihre Sachen aus, und Sayer machte widerwillig Platz. Sie zog ihre Hand aus den kalten Fingern des Mädchens. Das Warten kam ihr endlos vor, während der Mann vom Bombenräumkommando sich weiterhin mit dem Bolzenschneider abmühte und die beiden Sanitäter sich um Leila kümmerten. Sie versuchten ihr durch die Gitterstäbe eine Infusion zu legen. Einmal, zweimal, dreimal stach einer von ihnen dem Mädchen mit der fadendünnen Nadel in den Arm. Vergeblich. »Sie ist so stark dehydriert, dass wir bei dem Licht hier drinnen die Vene nicht treffen.«

Auch Vik kam jetzt nach unten, gefolgt von drei weiteren Kriminaltechnikern, die umgehend mit ihrer Arbeit begannen. Blitzlichter flammten auf. Sie fotografierten, sammelten und etikettierten Beweisstücke.

Irgendwann riss Sayer der Geduldsfaden. »Wo bleibt die beschissene Eisensäge?«

»Wir machen so schnell, wie es geht!«, kam die Antwort von oben.

Sayer versuchte, ihre Ungeduld zu zügeln. Sie wollte unbedingt etwas tun und konnte nicht. Sie riss den Blick von dem Mädchen los und sah sich stattdessen im Keller um. Nackter Erdboden. Gemauerte Wände. Die Wände! Irgendwo musste auch hier eine Kamera versteckt sein. *Genau. Konzentrier dich darauf, die Kamera zu finden!* Für das Mädchen konnte sie im Augenblick sowieso nichts tun.

Sayer begann langsam den Raum abzuschreiten, immer dicht an den Wänden entlang. An einer Wand hing ein altes Werkzeuggestell, auf dem an einigen Stellen noch die Umrisse von Werkzeugen sichtbar waren, die früher dort gehangen hatten. Die andere Wand war kahl bis auf ein uraltes Thermostat mit Skalenscheibe und Zeiger. Sayer bückte sich und suchte den gesamten Raum ein zweites Mal ab, wobei sie aufmerksam die Risse im Putz inspizierte. Das Problem war nur, dass es so viele gab, dass sie gar nicht wusste, wo sie zuerst nachschauen sollte.

Endlich kam noch ein weiterer Kriminaltechniker nach unten, und eine elektrische Metallsäge wurde an einem Seil in den Keller herabgelassen. Der Mann ging sofort zum Käfig und ließ die Säge an.

Als sie das durchdringende Jaulen von Metall auf Metall hörte, biss Sayer sich instinktiv auf die Zähne.

Erneut betrachtete sie die Wand. Moment mal ... ein Thermostat? Wer brachte denn sein Thermostat im Keller an?

Irgendetwas war da faul.

Sie beugte sich vor, um sich die Temperaturanzeige des alten Geräts aus der Nähe anzusehen. Ein schmaler roter Balken markierte die 24-Grad-Marke. Der dünne goldene Zeiger des Thermostats zeigte eine gegenwärtige Raumtemperatur von 22 °C an, allerdings konnte Sayer sehen, wie sich die Nadel ganz langsam auf die 22,5 °C zubewegte. Die Körpertemperatur der vielen Menschen im Keller machte den Raum automatisch wärmer.

»Hey, Bombenräumkommando.« Sie winkte dem letzten verbliebenen Mann der Kampfmittelbeseitigung mit dem Bolzenschneider in der Hand. »Es macht doch keinen Sinn, im Keller ein Thermostat anzubringen, oder? Schauen Sie sich das hier bitte mal an.«

Er zog die Augenbrauen hoch und betastete dann behutsam das Thermostat. Kurz darauf hatten seine geschickten Finger einen dünnen Draht freigelegt, der, von einer Schicht Putz verdeckt, in der Fuge zwischen zwei Ziegelsteinen entlanglief. »Sieht so aus, als würde der Draht in die Wand gehen.« Seine Stimme klang gepresst vor Anspannung. Er zückte seine Taschenlampe und leuchtete damit in die Lücke zwischen den beiden Ziegelsteinen. Er ging ganz nah an die Wand heran, nur um sich dann abrupt wieder aufzurichten. Seine Augen waren weit aufgerissen. »Wir müssen sofort hier raus!«

Sayers ganzer Körper war schlagartig in Alarmbereitschaft. »Bombe! Alle raus hier!«, brüllte sie. Die Leute von der Spurensicherung und die Sanitäter zögerten keine Sekunde. Besonnen, aber zügig legten sie ihre Sachen hin und stiegen die Leiter hoch.

Sayers Herz drohte aus ihrer Brust zu springen, als sie ein Paar Füße nach dem anderen durch die Luke nach oben verschwinden sah.

»Ich hol schnell meine Sachen und komme dann mit dem Team wieder runter«, sagte der Mann vom Bombenräumkommando, ehe er den anderen nach draußen folgte.

Vik zögerte. »Komm schon, Sayer, du als Nächste.«

»Nein. Ich gehe zuletzt. Mach, dass du verschwindest, und sag den Leuten von der Kampfmittelentschärfung, sie sollen sich beeilen. Ich komme gleich nach.

Vik sah sie durch zusammengekniffene Augen an. Sayer stöhnte ungehalten: »Jetzt geh schon! Hier, und nimm die verdammte Katze mit.«

Er hob das halb tote Kätzchen aus dem Käfig und steckte es sich in die Jacke, ehe auch er nach oben verschwand. Sayer wandte sich an den Kriminaltechniker, der noch immer am Schloss herumsägte.

»Hab's gleich.«

Sayer warf einen Blick auf das Thermostat. Die Nadel näherte sich der 23,5-Grad-Marke.

Der Bügel des Schlosses gab nach, und Sayer atmete erleichtert auf.

»Gehen Sie, ich hole das Mädchen.« Sayer nahm ihm die Säge aus der Hand. Als er zögerte, schrie sie ihm ins Gesicht: »Na, wird's bald!«

Der Mann fuhr zusammen und machte, dass er nach oben kam.

Sayer riss das Vorhängeschloss ab und versuchte den Riegel zurückzuschieben. Er bewegte sich nicht.

»Sayer?«, rief Vik nach unten. »Komm da raus! Wir bringen eine mobile Klimaanlage rein, um die Temperatur zu senken, damit die Jungs sich um die Bombe kümmern können.«

Die Nadel wanderte an 23,5 °C vorbei. Sayers Körper befand sich mittlerweile im Kampf-oder-Flucht-Modus. Ihr Blick sprang hin und her, ihre Hände zitterten von dem Adrenalin, das durch ihre Adern schoss.

»Die schaffen es nicht rechtzeitig. Die Temperatur steigt

immer weiter. Ich muss sie da rausholen, aber der Riegel klemmt.« Sayers Stimme klang seltsam ruhig, beinahe monoton, obwohl sie am ganzen Leib bebte.

Sie ignorierte den Protest von oben und konzentrierte sich ganz auf den Riegel. Das Ding war verrostet und saß fest.

Was hatte die Frau beim Meeting noch gesagt? Die Bolzen in den unteren Ecken waren fehlerhaft?

Sie zog ihre Pistole aus dem Holster und presste sich an den Käfig. In der Ecke konnte sie einen Bolzen sehen, der ein Stück hervorragte. Der Schweiß stand ihr auf der Stirn und brannte in ihren Augen. Ein Tropfen rann ihr das Rückgrat hinab, und sie erschauerte. Keuchend zielte sie und drückte ab. Der Bolzen zerbarst. Sie riss die Waffe herum und feuerte auf den zweiten Bolzen in der anderen Käfigecke. Er explodierte, und der Boden des Käfigs sackte ein kleines Stück nach unten.

Mit einem lauten Schrei stemmte sich Sayer mit ihrem ganzen Gewicht gegen den Käfigboden. Leila rutschte auf sie zu. Endlich gelang es Sayer, das Mädchen herauszuziehen. Sie warf es sich über die Schulter und stand auf. Unter dem Gewicht taumelnd, lief sie so schnell sie konnte zur Leiter. In ihrer Panik trat sie zu fest auf die unterste Sprosse, die daraufhin zerbrach. »Scheiße!«

Einen Arm fest um Leila geschlungen, versuchte sie auf die zweite Sprosse zu springen, während sie mit der freien Hand verzweifelt nach Halt suchte.

Ihre schweißfeuchten Finger rutschten ab, und sie landete mit einem »Uff« hart auf dem Kellerboden. Sie rappelte sich sofort wieder auf und machte einen zweiten Versuch. Diesmal fand sie Halt.

Die Leiter ächzte unter ihrem Gewicht, hielt aber stand. Sie versuchte sich mit einem Arm nach oben zu ziehen, während sie mit dem anderen das tote Gewicht des Mädchens hielt, das ihr immer wieder von der Schulter zu rutschen drohte. Eine Sprosse noch. Wieder glitt ihre Hand ab, doch im letzten Moment gelang es ihr, sich mit den Fingerspitzen festzukrallen. Fast geschafft. Ein letztes Mal zog sie sich hoch und spürte, wie dabei die Muskeln in ihrem Rücken und ihren Schultern vor Schmerz aufschrien. Ihre Finger krallten sich um den Rand der Luke.

Irgendwo unter ihr erklang ein leises Klicken. Eine Hand packte ihre und riss sie mit aller Kraft nach oben. Als sie den Kopf hob, blickte sie in Viks Augen, die so groß waren wie Untertassen.

Im selben Moment erschütterte ein lauter Knall ihren Körper, und die Explosion schleuderte sie mit einer solchen Wucht nach oben, dass es ihr fast die Arme und Beine abriss.

Sie schoss durch die Luke und knallte gegen die Zimmerdecke.

Dann stürzte sie zurück in die Tiefe.

Feuer. Hitze und Schreie.

Ein zweiter Knall. Dann ein dritter. Eintausend Meilen weit weg rief jemand ihren Namen.

Einen Moment lang fühlte sich Sayer in das Autowrack zurückversetzt, in dem ihre Eltern ums Leben gekommen waren. Das Kreischen von Metall, als es gegen Beton krachte und zerquetscht wurde. Flammen und Tod.

Dann gar nichts mehr, nur Dunkelheit und ein schreckliches Dröhnen in ihren Ohren.

• • •

Als Sayer zu sich kam, lag sie im Krankenwagen und hatte rasende Schmerzen am ganzen Körper. Vik beugte sich über sie. Sein

Gesicht war schwarz von Ruß, und er blutete aus einer Platzwunde an der Stirn.

»Hey, sie ist wach! Sayer, geht es dir gut?«

Seine Stimme klang verzerrt und gedämpft, als befände sie sich unter Wasser.

Sie blinzelte. Ihre Augen fühlten sich an wie Sandpapier.

»Leila?« Ihre Stimme versagte ihr den Dienst, und sie hauchte den Namen eher, als ihn wirklich auszusprechen.

»Sie lebt. Im Krankenwagen direkt vor uns.«

Sayer versuchte sich aufzusetzen. »Du hast meine Hand gepackt und mich rausgezogen?«

Vik nickte.

»Danke.«

Vik nickte hölzern, seine leicht blutende Unterlippe zwischen den Zähnen.

Der Notarzt neben Vik legte ihr mahnend eine Hand auf die Schulter. »Mag sein, dass Sie sich so weit gut fühlen, aber wir müssen Sie trotzdem untersuchen.« Er drückte sie zurück auf die Liege.

Obwohl er einen angespannten Zug um die Augen hatte, lächelte Vik. »Du bist eine ganz schön coole Sau, Sayer Altair.«

Sayer brachte ein Lächeln zustande. »Du aber auch.«

Sie rang sich ein kleines Lachen ab, ehe sie die Augen schloss und sich der Wirkung des Medikaments überließ, das ihr der Notarzt soeben in den Arm gespritzt hatte.

Georgetown Hospital, Washington, D. C.

»Sie hatten wirklich mehr Glück als Verstand.«

In der Tür zum Krankenzimmer stand die stellvertretende FBI-Direktorin Holt.

Sayer, die sich gerade ihr Krankenhausnachthemd übergezogen hatte, warf Holt ein gequältes Lächeln zu. Ihre angesengten Locken stanken nach Rauch.

»Es war dumm von Ihnen, da unten zu bleiben, und das wissen Sie auch.« Holt machte keine Anstalten, ins Zimmer zu kommen. »Ganz abgesehen davon, dass so was gegen das Protokoll verstößt.« Sie hielt inne. »Na ja, der Arzt meinte, Sie sind in Ordnung. Keine Anzeichen auf Schädeltrauma, keine ernsthaften Verletzungen. Nur jede Menge Prellungen und Schürfwunden. Wie gesagt, Sie sind dumm, aber wenigstens ist das Glück auf Ihrer Seite.«

»Ja, und wie. Ich fühle mich, als hätte ich einen mehrwöchigen Boxkampf gegen einen Güterzug hinter mir.« Sayer stöhnte vor Schmerz, als sie sich vorbeugte, um in die vom Krankenhaus gestellten Pantoffeln zu schlüpfen.

»Wie auch immer, Sie fahren jetzt erst mal nach Hause und ruhen sich die nächsten Tage aus. Wir kümmern uns um Winters.«

»Blödsinn.« Sayer ignorierte die stechenden Schmerzen in ihrem Rücken, als sie sich aufrichtete.

»Das ist nicht verhandelbar, Sayer.«

Sayer ging nicht auf Holts Befehl ein. »Wie geht es dem Mädchen?«

Holt stemmte die Hände in die Hüften und blickte Sayer lange Zeit schweigend an. »Glauben Sie wirklich, dass Sie in der Lage sind zu arbeiten? Sie sind es den Mädchen, Cindy und Ezra schuldig, Ihr Bestes zu geben. Wenn Sie nicht in Topform sind, haben Sie kein Recht, weiterhin den Fall zu leiten.«

Sayer schluckte. Ihr Speichel schmeckte wie Säure. Ihr kam ein Bild von Leila in den Sinn, wie sie zusammengekauert im Käfig gelegen hatte. Sie wollte schon nach ihren Bernsteinperlen greifen, aber dann wurde ihr klar, dass diese nach der Explosion höchstwahrscheinlich auf der halben Hunter Street verstreut lagen.

»Der Arzt hat mir das Okay gegeben. Ich schaffe das schon.«

Holt nickte knapp. »Dann gehen Sie auf die Intensivstation, und finden Sie raus, wie es um das Mädchen steht, dem Sie heute das Leben gerettet haben.«

Als Sayer sich an Holt vorbei durch die Tür drängte, legte die stellvertretende Direktorin ihr sanft die Hand auf die Schulter. »Sie haben sie wirklich gerettet. Gut gemacht.«

Sayer gestattete sich den Anflug eines Lächelns, dann humpelte sie, leicht verstört von Holts freundlicher Geste, davon.

• • •

Sie traf Vik und Andy auf dem Gang vor der Intensivstation.

»Du hast mir vielleicht einen Schrecken eingejagt.« Vik strich sich den Verband an seiner Stirn glatt und zupfte an seinen verrußten Kleidern herum.

»Mir selbst auch, aber der Arzt meint, es ist so weit alles in Ordnung. Keine Anzeichen auf Gehirnerschütterung, keine Knochenbrüche – ich bin also wieder im Dienst.«

Vik klopfte ihr auf den Rücken und schnaubte, als sie zusammenzuckte. »Ja, dir fehlt absolut gar nichts, das sieht man.«

»Was ist mit Leila? Wird sie wieder gesund?«

»Wir warten noch auf den Arzt. Sie waren sehr in Eile und haben uns praktisch rausgeschmissen, meinten aber, sie würden so bald wie möglich kommen und uns Bescheid geben.«

Noch während er sprach, trat eine dünne, gebeugte Ärztin durch die Tür. Ihr verkniffener Gesichtsausdruck ließ Sayer mit dem Schlimmsten rechnen: Hatte Leila es nicht geschafft?

»Geht es ihr gut?«

Die Ärztin hob die Hand. »Ja. Die Explosion hat bei ihr nur kleinere Verletzungen verursacht, Abschürfungen, Hämatome, sonst nichts. Sie haben das meiste mit Ihrem Körper abgefangen.« Sie schenkte Sayer ein ernstes Lächeln. »Sie war extrem stark dehydriert. Ihre Nieren sind geschädigt, und sie muss die nächsten paar Tage zur Beobachtung hierbleiben. Ich habe sie auf Vergewaltigung untersucht, die entsprechenden Befunde sind bereits auf dem Weg ins Labor. Ich habe die komplette Reihe an Abstrichen gemacht, aber es gab keine sichtbaren Anzeichen von sexueller Gewalt. Ich denke, früher oder später wird sie sich erholen … körperlich jedenfalls.«

Die Ärztin verzog das Gesicht und rümpfte die Nase. Sayer begriff, dass sie mit den Tränen kämpfte.

»Das Mädchen … das Erste, wonach sie gefragt hat, als sie reinkam, war die Katze. Sie war kurz vor dem Verdursten, und trotzdem hat sie ihren letzten Tropfen Wasser der Katze gegeben, ist das zu fassen?«

Sayer warf Vik einen Blick zu. »Hat das Tier denn überlebt?«

»Wissen wir noch nicht. Jemand hat sie zum Tierarzt gebracht, aber wir haben noch nichts gehört.«

Sie standen schweigend beisammen und dachten darüber nach, was für ein Martyrium das arme Mädchen hinter sich hatte.

Um etwas gegen ihre innere Anspannung zu tun, zupfte Sayer am Saum ihres hellblauen Nachthemds herum und rollte ihn zwischen den Fingern. Dann gab sie sich einen Ruck und besann sich wieder auf ihre Aufgabe.

»Gut, okay. Besteht denn die Möglichkeit, mit ihr zu sprechen?«

Die Ärztin schüttelte den Kopf. »Im Moment ist jemand vom Jugendamt bei ihr.« Sie musterte Sayer. Die Blicke der beiden Frauen trafen sich, als würden sie einander einschätzen, und offenbar sah die Ärztin etwas in Sayer, das ihr zusagte, denn sie traf eine Entscheidung. »Ich kann höchstens eine Kinder- und Jugendpsychologin zu ihr lassen, sonst niemanden, tut mir leid. Sie ist noch zu schwach, und ihre Gesundheit hat für mich oberste Priorität.«

»Das verstehe ich.« Abermals wollte Sayer nach ihrer Perlenschnur greifen und fluchte gleich darauf im Stillen. Sie fehlte ihr jetzt schon.

»Wir haben bereits eine Psychologin kontaktiert, sie müsste bald hier sein«, warf Vik ein.

Während sie sich einen Kaffee am Automaten holten, kam die Psychologin an und verschwand ohne Umwege im Zimmer des Mädchens.

Auf dem Fernsehapparat in der Ecke des Wartebereichs liefen die Nachrichten.

Sayer, Vik und Andy sahen zu, wie diverse TV-Sprecher sie im nationalen Fernsehen zerrissen, nachdem sich die Nachricht verbreitet hatte, dass der Handwerker Hal Dillinger nicht der Käfigmörder war.

»Das FBI hat schon wieder versagt.«

»Es wurde der Falsche verhaftet. Der Handwerker ist unschuldig. Nimmt die Bundesbehörde den Van-Hurst-Fall überhaupt ernst?«

»Jahrelang häuften sich die Skandale beim FBI, und noch immer ist kein Ende der Krise in Sicht.«

Scheiße. Sayer drängte sich die Frage auf, ob dieser Fall womöglich ihr letzter sein würde. Obschon die stellvertretende Direktorin Holt wusste, dass sie den Handwerker, anders als behauptet, *nicht* verhaftet hatten, konnte sie eine Tatsache doch nicht leugnen: Ihr Team war undicht wie ein Sieb.

Andy verfolgte die Nachrichten mit sichtlicher Genugtuung. »Scheint ja rund zu laufen für Sie.«

Sayer ging nicht darauf ein und ertrug ihre Kreuzigung im nationalen Fernsehen schweigend, bis die Kinder- und Jugendpsychologin endlich aus Leilas Zimmer kam.

»Sie kann kaum sprechen. Alles, was ich von ihr erfahren habe, ist, dass sie sechzehn ist und vor etwa einem Jahr als unbegleiteter minderjähriger Flüchtling aus Ägypten nach Amerika gekommen ist. Über ihre Zeit im Käfig konnte oder wollte sie nichts sagen. Sie meinte nur, dass sie ihren Entführer nie gesehen habe und dass er sie gezwungen habe, ›Angstfilme‹ anzuschauen, wie sie es nannte. Sie fragt die ganze Zeit nach dem Kätzchen, das bei ihr war.« Die altgediente FBI-Psychologin wirkte tief erschüttert. »Im Moment sehe ich keine Möglichkeit, mehr aus ihr herauszubringen, ohne sie massiv unter Druck zu setzen.«

»Dann setzen Sie sie unter Druck«, forderte Andy. »Wir brauchen Informationen.«

»Nein«, entschied Sayer und warf Andy einen warnenden Blick zu. »Wir wollen schließlich nicht, dass sie gleich das nächste Trauma erleidet.«

Andy schürzte die Lippen und schwieg.

Die Psychologin nickte zustimmend. »Geben Sie ihr ein bisschen Zeit. Vielleicht öffnet sie sich ja noch, aber das könnte eine Weile dauern.«

Sayer stieß einen langen, schmerzvollen Seufzer aus. »Also gut. Na ja, dann schauen wir mal, ob die Spuren aus dem Haus uns irgendwelche Hinweise liefern, die Winters weiter belasten.«

Vik und Andy wandten sich zum Gehen. Sayer hingegen zögerte noch. »Solange wir hier sind, schaue ich noch mal kurz bei Ezra vorbei. Wir treffen uns dann in einer Stunde in Quantico.«

Vik blieb stehen. »Ich warte draußen auf dich, dann kannst du bei mir mitfahren.

Sayer brummte ein Dankeschön und wappnete sich. Sie hatte nicht den leisesten Schimmer, was sie zu Ezra sagen sollte. Was sagt man zu einem jungen Mann, der gerade beide Beine verloren hatte?

• • •

Im Türrahmen zu Ezras Zimmer blieb Sayer stehen und betrachtete ihn. Seine dick bandagierten Beinstümpfe hingen an dünnen metallenen Gestellen, seine von blauvioletten Blutergüssen übersäten nackten Arme schauten aus den Ärmeln seines hellgrünen Krankenhausnachthemds hervor, und die zwei geschwollenen Augen ließen ihn wie einen maskierten Banditen aus einem Cartoon aussehen. Seine normalerweise leuchtend blauen Haare waren zu einem faden Blaugrau verblichen, als wäre er ein alter Mann.

Er saß mit mehreren Kissen im Rücken aufrecht im Bett und hatte einen Stapel Papiere vor sich liegen. Seine zitternden Finger blätterten die Seiten um. Langsam und hoch konzentriert las er Zeile für Zeile.

»Ezra?«

Er hob den Kopf und lächelte, doch es war nicht mehr das lebendige Lächeln von früher. Sein neues Lächeln reichte nur bis zu seinen Wangen und wurde von den Schatten in seinen Augen Lügen gestraft.

»Agent Altair!«

»Es tut mir so leid, dass ich nicht früher gekommen bin.« Vorsichtig ließ sich Sayer auf dem Stuhl neben seinem Bett nieder.

»Ach was! Sie jagen den Arsch, der mir das hier angetan hat. Mir ist es lieber, Sie sind draußen und versuchen ihn zu schnappen, als dass Sie bei mir im Krankenhaus sitzen. Auf der Straße erzählt man sich, dass Sie das neueste Mitglied im Club der Weggebombten sind.«

Sayer schnitt eine Grimasse und hob eins ihrer Hosenbeine an, um ihm ihr blaues Bein zu präsentieren.

Ezra verzog das Gesicht. »Mann ... Scheiße. Tut mir echt leid, Sayer. Eigentlich wollte ich gar keine neuen Mitglieder mehr aufnehmen.«

»Tja.«

Sie schwiegen eine Weile. Beide dachten an Cindy, das dritte Mitglied ihres kleinen Clubs.

Dann versuchte sich Ezra erneut an einem Lächeln. »Das Gute ist, dass ich Holt so lange genervt hab, bis sie mir erlaubt hat, die Fallakten einzusehen.« Er tätschelte den Stapel Unterlagen auf seinem Bett. Auf dem Fußboden entdeckte Sayer weitere Kartons voller Akten.

»Papier? Hat der Bombenanschlag einen Technologieverächter aus Ihnen gemacht?«

Ezra schnaubte. »Wohl kaum.« Er tippte sich an den Kopf. »Gehirnerschütterung. Jedes Mal, wenn ich auf einen Monitor schaue, kriege ich Kopfschmerzen, und alles verschwimmt vor meinen Augen. Die anderen aus der Abteilung kopieren mir alles, was sie reinbekommen. Wie in der guten alten Zeit.«

Abermals senkte sich ein leicht beklommenes Schweigen über den Raum.

Irgendwann hielt Ezra eine Seite hoch, auf der oben das Wort *Festnahmeprotokoll* zu lesen war. »So. Das scheint ja unser Mann zu sein. Wie ist dieser Winters so? Ich meine ... Ist er ... War es seine Absicht, uns ins die Luft zu sprengen? Und wissen wir, warum?«

Sayer tätschelte Ezra unbeholfen die Hand. Sie wollte ihn trösten, wusste aber nicht genau, wie. »Ich habe keine Ahnung, Ezra. Er hat nach einem Anwalt verlangt und sagt kein Wort. Irgendwas an ihm ist definitiv faul, und der Umstand, dass beide Mädchen in Häusern gefunden wurden, die er betreut ... das ist ziemlich überzeugend.«

»Ja, ich hab schon gehört, dass er ein Mann ohne Vergangenheit ist – so als hätte er sein früheres Leben gelöscht.«

»Ja, so könnte man es ausdrücken«, bestätigte Sayer und ignorierte das Ziehen in ihrem Bauch, das ihr sagte, dass sie nach wie vor etwas übersahen.

»Jetzt müssen wir es nur noch beweisen, was?«

»Deshalb sollen Sie sich ja die Akten vornehmen.«

»Na klar.« Jetzt war Ezras Lächeln echt. »Hey, ich hab gehört, Sie haben dem Mädchen das Leben gerettet.«

Plötzlich war das Gefühl der Bombenexplosion wieder da – in abgeschwächter Form, aber genauso beängstigend wie ein geisterhaftes Echo. Diese unbeschreibliche Wucht, die ihren Körper beinahe zerriss. Sayer drehte sich der Magen um, und einen schrecklichen Moment lang fürchtete sie, sich vor Ezra übergeben zu müssen.

Ezra blickte ihr forschend ins Gesicht. »Hey, ein Rat von jemandem, der auch gerade in die Luft gejagt wurde und überlebt hat: Seien Sie nicht zu hart mit sich ... Ich bin hier, wenn Sie reden möchten.«

Sayer wischte seine Fürsorge mit einer Handbewegung beiseite. »Ach was, ich habe einfach nur Hunger.«

Er zog die Augenbrauen hoch. Die Piercings hatte man ihm herausgenommen. »Alles klar, Boss, wenn Sie meinen.« Er blickte aus dem Fenster und runzelte die Stirn. »Viel Glück da draußen, Agent Altair!«

FBI-Hauptquartier, Quantico, Virginia

Zurück in Quantico, zog Sayer die Ersatzklamotten an, die sie stets in ihrem Spind aufbewahrte, und setzte sich an ihren Schreibtisch, wo sie zunächst eine ganze Flasche Wasser austrank, ehe sie sich in der Lage fühlte, zu den anderen in den Konferenzraum zu gehen.

Als sie durch die Tür trat, erhob sich die gesamte Sondereinheit von den Stühlen und spendete ihr jubelnd Applaus.

»Bravo, Sayer!«

Die Euphorie war mit Händen zu greifen. Sie hatten den Täter gefasst. Einem Mädchen das Leben gerettet. Alle im Raum, ob FBI oder DCPD, beschäftigten sich den Großteil ihrer Zeit mit Mördern oder Vergewaltigern. Ihr ganzes Berufsleben wurde von Leichen bestimmt. Tag für Tag sahen sie sich mit dem Schlimmsten konfrontiert, was die Menschheit zu bieten hatte. Deshalb feierten sie solche seltenen Augenblicke umso ausgelassener. Es waren Erfolgserlebnisse wie dieses, die sie dazu anspornten, trotz der Abgründe, in die sie jeden Tag blickten, immer weiterzumachen.

Sayer versuchte, nicht an ihre Schmerzen zu denken, und ließ den Beifall mit abwehrend erhobenen Händen über sich ergehen. Sollten sie ihrer Freude ruhig Ausdruck verleihen. Es war ein Teil ihres Jobs, der ihr nicht besonders behagte, aber auch er gehörte dazu. Ein paar Minuten lang musste sie Trainerin und Cheerleader in einer Person sein.

Sobald wieder etwas Ruhe eingekehrt war, schüttelte sie den Kopf. »Nicht ich habe das Mädchen gerettet, sondern wir alle gemeinsam. Wir sind ein Team!«

Sie reckte die Faust in die Luft und ignorierte die Schmerzen, die bei der Bewegung in ihrem gesamten Rücken ausstrahlten. Von den Mitgliedern der Sondereinheit erntete sie zustimmendes Gemurmel.

»So, das reicht jetzt. Zurück zu unserem Fall.«

Sie trat ans Whiteboard. »Okay. Zwei zentrale Fragen. Datenanalyse-Team, welche Neuigkeiten gibt es in Bezug auf Winters' Immobilien? Wie viele betreut es insgesamt? Gab es noch weitere Treffer beim Abgleich mit dem Luftschutzraum-Register? Wir wissen, dass Winters insgesamt drei Käfige gekauft hat, wir müssen also ganz sichergehen, dass er nicht noch ein weiteres Opfer irgendwo gefangen hält.«

Die schüchterne Datentechnikerin stand von ihrem Platz auf, damit alle ihre leise Stimme hören konnten. »Er hat an die hundert Objekte im Portfolio, einige davon sind seit drei oder vier Jahren auf dem Markt. Keins der verbleibenden Objekte taucht im Register auf, aber es gibt auch viele Leute, die ihre Bombenkeller gar nicht registrieren lassen, deshalb checken wir auch noch die Survival-Foren und andere Websites, wo Leute ihre Schutzräume erwähnt haben könnten.«

»Also gut. Wir müssen jedes einzelne dieser Objekte überprüfen. Andy!« Sayer maß Andy mit einem finsteren Blick. Dieser schien sich immer noch nicht von der Standpauke erholt zu haben, die Holt ihm wegen der nicht hochgeladenen Phantomzeichnung von Winters erteilt hatte.

»Was kann ich tun?«, fragte er widerwillig.

»Sie nehmen sich die Uniformierten und überprüfen alle Häuser in Winters' Portfolio. Achten Sie dabei vor allem auf die Keller, und halten Sie nach verborgenen unterirdischen Räumen Ausschau.« Sayer wandte sich an die Datentechnikerin. »Können Sie irgendwie an die Grundrisspläne für seine Objekte rankommen? Vielleicht wäre das noch eine weitere Möglichkeit, nach geheimen Verstecken zu suchen?«

»Bin schon dabei«, sagte die Frau.

»Fantastisch, danke. Gut, unsere nächste große Baustelle ist der Tatort in den Katakomben. Irgendwelche Neuigkeiten bezüglich der DNA oder des Fingerabdrucks?«

Ein älterer Kriminaltechniker hielt einen Zettel in die Höhe und schwenkte ihn wie eine Siegesfahne.

»Vor zwei Minuten haben wir die Ergebnisse reinbekommen.«

»Und?«

»Beides passt auf Franklin Winters.«

»Sehr gut!« Abermals reckte Sayer die Faust in die Luft und bereute es Augenblicke später.

Ein Assistent kam hereingeeilt. »Wir haben jetzt die Liste aller Leute, die Zugang zu den Katakomben haben. Raten Sie mal, wer draufsteht!«

»Franklin Winters«, rief Sayer laut.

Der Mann nickte und reichte Sayer die Liste.

Sie legte sie auf den Stapel Unterlagen und trat dann erneut ans Whiteboard.

Unter Winters' Namen schrieb sie: *DNA u. Fingerabdruck passen, Zugang zum Tatort.*

»Das ist es. Wir haben unseren Mann. Und jetzt«, knurrte sie, »nehmen wir sein Leben Stück für Stück auseinander.«

Vernehmungsraum, FBI-Hauptquartier, Quantico, Virginia

Sayer und Vik waren auf dem Weg zu den Verhörräumen, um sich Winters ein weiteres Mal vorzunehmen.

»Aufgrund seiner DNA und der Fingerabdrücke können wir ihn zweifelsfrei mit beiden Tatorten in Verbindung bringen. Wenn das nicht seine Zunge lockert, weiß ich es auch nicht«, meinte Sayer, als sie sich ihren Weg durch das Labyrinth der Zellen bahnten.

»Sein Anwalt ist eben angekommen. Vielleicht schafft der es ja, ihn zur Vernunft zu bringen?« Vik klang skeptisch.

Sie betraten zunächst den Beobachtungsraum und sahen eine Weile durch das Spiegelfenster zu, wie Winters sich mit seinem Verteidiger beriet.

»Ich wünschte, wir könnten Mäuschen spielen.« Vik beäugte sehnsuchtsvoll den Knopf der Gegensprechanlage.

Sayer nickte. »Andererseits brauchen wir das gar nicht. Winters wandert so oder so in den Knast. Ich finde, jetzt sollten wir in erster Linie darauf achten, dass wir nichts tun, was uns später den Prozess versauen könnte.«

Die Vorstellung, Winters hinter Gitter zu bringen, zauberte

Vik ein Lächeln ins Gesicht. »Willst du erst mal alleine mit ihm reden?«

Sayer nickte. »Ja. Ich bin mir ziemlich sicher, dass wir mit Nettigkeiten bei ihm nicht weiterkommen, deshalb will ich lieber eine harte Linie fahren. Lassen wir dich fürs Erste außen vor, falls nötig, kannst du dann später noch als guter Bulle einsteigen.«

Vik hob die Hand.

»Im Ernst? High five?« Sayer schnaubte spöttisch.

»Vertrau mir. Das bringt Glück.«

Sayer schlug ein. Sie gab sich alle Mühe, mit festen, entschlossenen Schritten ins Vernehmungszimmer zu gehen, aber in Wahrheit humpelte sie eher, weil jede Faser ihres Körpers vor Schmerzen pochte.

»Ah, Mr Winters, wie ich sehe, ist Ihr Anwalt trotz der späten Stunde noch eingetroffen.«

Der Anwalt erhob sich, um Sayer zu begrüßen.

»Ich habe meinem Mandanten geraten, keine Aussage zu machen.«

»Wie Sie meinen.« Sayer drehte ihren Stuhl herum und ließ sich langsam rittlings darauf nieder. »Dann können Sie mir stattdessen zuhören, während ich Ihnen von unseren neuesten Erkenntnissen berichte.«

Winters sah seinen Anwalt an. »Hören Sie einfach zu«, riet ihm dieser.

»Also?« Winters lehnte sich auf den Tisch und wandte den Blick ab.

Seine zusammengesunkene Haltung verriet Sayer, dass er litt. Angst schien er jedoch keine zu haben. Hoffentlich würde sich das bald ändern.

»Genau, hören Sie mir gut zu. Wir haben das Mädchen gefunden, das Sie in der Hunter Street gefangen gehalten haben. Sie wissen schon, in einer Ihrer Immobilien.«

»Aber ich …«, setzte Winters an.

»Still!« Sein Anwalt legte ihm energisch die Hand auf die Schulter. »Sie will Sie doch nur provozieren.«

Winters faltete die Hände im Schoß und schloss die Augen. Es schien ihn enorme Selbstbeherrschung zu kosten, nicht mit etwas herauszuplatzen.

»Wo war ich stehen geblieben? Ach ja. Es ist uns nicht nur gelungen, eine direkte Verbindung zwischen Ihnen und beiden Tatorten herzustellen, wir haben auch die Markierungen entdeckt, die Sie in der Kanalisation angebracht haben. Und die haben uns schnurstracks zu Ihrer kleinen Hinterlassenschaft in den Katakomben unter Mount St. Sepulcher geführt.«

Winters riss die Augen auf und setzte sich kerzengerade hin. »Mount St. Sepulcher? Aber das ist meine Gemeinde …«

Erneut hob Winters' Anwalt mahnend eine Hand, um seinen Mandanten zum Schweigen zu bringen.

Winters schnaubte und wurde rot.

»Warten Sie ab, es kommt noch mehr!« Da ihr ein gutes Verhältnis zu Winters' mittlerweile vollkommen egal war, schlug Sayer den affektierten, vor gekünstelter Begeisterung beinahe überschnappenden Tonfall eines Werbesprechers an. Sie spekulierte darauf, Winters so zu einer Reaktion verleiten zu können. »Wir haben den blutigen Fingerabdruck gefunden, den Sie in den Katakomben hinterlassen haben. Er passt perfekt.«

Winters riss seine strahlend grünen Augen noch ein Stück weiter auf.

Genau wie sein Anwalt. Der wusste natürlich, dass Verbindungen zu Tatorten auch auf Zufall beruhen konnten. Ein Fingerabdruck allerdings war ein unumstößlicher Beweis, der seinen Mandanten schwer belastete.

Sayer feixte. »Ach, wussten Sie gar nicht, dass Sie einen Abdruck hinterlassen haben?«

Winters' Anwalt warf einen Blick auf seinen Mandanten. Er schien sich nicht ganz wohl in seiner Haut zu fühlen. Als Pflichtverteidiger bekam man es nicht oft mit Serienmördern zu tun, und Sayer erkannte den Moment, in dem ihm dämmerte, in was für eine Sache er da hineingeraten war.

Sayer wartete eine Zeit lang schweigend ab. Hoffentlich hatte sie genug gesagt. Da Winters nichts erwiderte, sondern lediglich mit geschlossenen Augen und ineinander verkrampften Fingern auf seinem Stuhl hockte, sah sie endgültig keinen Sinn mehr darin, sich zurückzuhalten. Sie würde ihm alles auftischen, was sie gegen ihn in der Hand hatten – mal sehen, was passierte. »Aber halt, es gibt *noch* mehr! Neben Ihrer Verbindung zu den Tatorten und dem Fingerabdruck stimmt Ihre DNA auch noch mit einer Spermaspur überein, die wir an Gwendolyn Van Hursts Leiche sichergestellt haben.«

Sayer lehnte sich über den Tisch und kam Winters ganz nahe. »Riechen Sie den Rauch an mir? Sehen Sie die Blutergüsse, die hier gerade entstehen?« Sie krempelte sich die Ärmel hoch. »Die stammen von Ihrer Sprengfalle. Aber Sie haben Pech gehabt.« Sie sog zischend die Luft zwischen den Zähnen ein. Sollte Winters ruhig sehen, wie wütend sie war.

Als Winters ihre Aggression spürte, erbleichte er.

»Sie, Franklin Winters, haben ein unschuldiges Kind getötet. Sie haben ein weiteres Kind entführt und es unvorstellbaren seelischen Qualen ausgesetzt. Sie haben eine Mitarbeiterin des FBI auf dem Gewissen. Sie haben auf amerikanischem Boden mehrere

Bomben zur Explosion gebracht und durch eine Selbstschussanlage beinahe einen Polizisten getötet. Fast hätten Sie auch *mich* getötet!« Sie lehnte sich auf ihrem Stuhl zurück. »Bei so vielen Verbrechen wird es dem Staatsanwalt schwerfallen zu entscheiden, für welches er die Todesstrafe fordern soll. Es gibt nur noch eine Möglichkeit, der Giftspritze zu entgehen: Sagen Sie uns, ob Sie irgendwo noch ein weiteres Mädchen in einem Käfig gefangen halten. Sagen Sie uns die Wahrheit, und ich verspreche Ihnen, dass wir versuchen werden, einen Deal auszuhandeln.«

Winters klappte den Mund ein paarmal auf und zu, ehe sein Anwalt streng den Kopf schüttelte.

»Vielen Dank, dass Sie uns über die neuesten Entwicklungen in Kenntnis gesetzt haben. Jetzt hätte ich gerne etwas Zeit, um die Sache mit meinem Mandanten zu besprechen.« Dabei musterte der Verteidiger Winters mit gerunzelter Stirn.

Sayer stand auf und lächelte. »Ich gebe Ihnen gerne Zeit. Aber sagen Sie Ihrem Mandanten, dass mein Angebot exakt eine Stunde lang gültig ist. Danach kann ihm niemand mehr helfen.«

Mit diesen Worten verließ sie den Raum. Kaum war die Tür hinter ihr ins Schloss gefallen, stieß sie zitternd den Atem aus. Am liebsten hätte sie Winters gewürgt. Ihn grün und blau geprügelt. Seine rehäugige Unschuldsnummer brachte sie zur Weißglut.

Vik trat aus dem Beobachtungsraum. »Mist! Ich glaube, der wird uns nichts sagen.«

»So viel zu deinem angeblich Glück bringenden High five. Aber noch ist nicht aller Tage Abend«, meinte Sayer. »Warten wir die Stunde ab. Wenn er dann immer noch nicht den Mund aufmacht …«

»Was dann?«

»Scheiße, ich weiß es doch auch nicht.« Sayer beäugte die Wand und dachte daran, wie Holt mit der Faust ein Loch in ihre Bürowand geschlagen hatte. Sie fragte sich, ob es sich lohnte, dafür die psychologische Evaluation in Kauf zu nehmen, die eine solche Aktion unweigerlich nach sich ziehen würde.

• • •

Die nächste Stunde verbrachte Sayer damit, ihren Bericht über den Sprengstoffanschlag zu tippen. Als Winters' Bedenkzeit um war, betrat sie erneut den Vernehmungsraum – und sah auf den ersten Blick, dass sie keine guten Neuigkeiten erwarteten.

»Mr Winters, haben Sie über unser Angebot nachgedacht?«

Der Anwalt schüttelte den Kopf. »Es tut mir leid, Ihnen mitteilen zu müssen, dass Mr Winters entgegen meinem dringlichen Rat keine Aussage machen will, weder jetzt noch in Zukunft.« Er stieß einen verärgerten Seufzer aus. »Mein Mandant beharrt auf seiner Unschuld und ist zuversichtlich, dass diese im Rahmen eines Gerichtsverfahrens auch bewiesen werden wird.«

Franklin Winters warf ihr einen Blick zu, der irgendwo zwischen selbstzufrieden und herausfordernd angesiedelt war. Sayer musste sich auf die Innenseite ihrer Wange beißen, sonst hätte sie ihm die Faust in die Visage gerammt.

»Bitte informieren Sie uns weiterhin über alle neuen Erkenntnisse in dem Fall«, sagte der Anwalt.

»Ich informiere Sie über gar nichts.« Sayer schob geräuschvoll ihren Stuhl zurück und verließ den Raum.

Sie stand schwer atmend auf dem Gang, als Vik ihr sanft eine Hand auf die Schulter legte.

»Es ist gleich Mitternacht. Ich fahre in Richtung Stadt. Ein

Agent hat deine Maschine zu dir nach Hause gebracht, soll ich dich mitnehmen? Du wurdest heute in die Luft gesprengt, da ist ein bisschen Ruhe wahrscheinlich nicht das Schlechteste.«

Sayer ließ den Blick durch den leeren Gang schweifen und stellte fest, dass das Klingeln in ihren Ohren schlimmer geworden war. Eine Dusche und ein paar Stunden Schlaf würden ihr guttun.

»Ja, danke. Obwohl ich gar nicht weiß, ob ich schlafen kann.«

»Ich weiß! Ich mache mir die ganze Zeit Gedanken, ob irgendwo da draußen vielleicht noch ein drittes Mädchen in einem Käfig sitzt und kurz vor dem Verdursten ist, und wir hocken hier herum und können nicht das Geringste für sie tun.«

»Also, wenn du es so formulierst, *weiß* ich, dass ich kein Auge zutun werde.« Sie warf einen Blick auf ihre To-do-Liste für den nächsten Tag. »Morgen sind alle unterwegs. Ich sage das Sechs-Uhr-Meeting ab, es ist jetzt wichtiger, dass wir draußen sind und ermitteln. Warum werde ich das Gefühl nicht los, dass wir irgendwas Wichtiges übersehen?«

In kameradschaftlichem Schweigen fuhren sie nach Alexandria. Sayer wünschte sich verzweifelt ihre Bernsteinperlen herbei. Zu ihren körperlichen Schmerzen hatte sich ein Gefühl tiefer Beunruhigung gesellt.

Sayers Wohnung, Alexandria, Virginia

Ihr Körper schrie vor Schmerz, als sie die Stufen zu ihrer leeren Wohnung hochstapfte. Sie fragte sich, wo Vesper steckte. Wahrscheinlich schlief er unten bei Tino. Sie setzte sich an ihren Küchentisch und aß eine Scheibe Käse sowie zwei kalte Hotdogs, die sie mit einem Bier hinunterspülte. Während des Essens starrte sie missmutig auf ihre Forschungsarbeit. Einen Augenblick lang spielte sie mit dem Gedanken, sich die MRTs anzusehen, vielleicht hatte sich ja während ihrer Abwesenheit wie durch ein Wunder etwas Neues ergeben. Doch dann ging sie stattdessen ins Schlafzimmer. Als sie an ihrem T-Shirt roch, stellte sie fest, dass sie nach Qualm und Ruß stank.

Weil sie zu müde war, um duschen zu gehen, schleppte sie sich gleich zum Bett – nur um festzustellen, dass Vesper ihr Kopfkissen in Beschlag genommen hatte.

»Na, du bist mir ja ein toller Wachhund. Du hast mich nicht mal reinkommen hören, oder?«

Er hob den Kopf und klopfte mit dem Schwanz auf die Matratze, als sie zu ihm ins Bett kam. Sie zerrte das Kissen unter ihm hervor und ließ sich darauf fallen. Das kleine Tier kroch näher, schmiegte sich an sie, schnüffelte zweimal interessiert an ihr und schlief dann mit einem zufriedenen Schnaufen wieder ein.

Sayer schlang die Arme um den warmen Hundekörper und ließ der Angst, die sie den ganzen Tag über krampfhaft unterdrückt hatte, freien Lauf. Kaum hatte sie die Augen geschlossen, spürte sie wieder, wie sie von der Wucht der Detonation in die Luft geschleudert wurde. In dem Moment war sie vollkommen ohnmächtig gewesen, nichts als ein Körper, der gewaltigen Kraft der Bombe hilflos ausgesetzt.

Sie versank in einen Albtraum voller weinender Mädchen und Donnerhall.

Ezras Zimmer, Georgetown Hospital, Washington, D. C.

Ezra betrachtete die Uhr, deren Zifferblatt einzig vom schwachen Leuchten der medizinischen Apparate erhellt wurde. Der Minutenzeiger kroch so langsam vorwärts, dass er sich gelegentlich fragte, ob die Zeit womöglich stehen geblieben war. Drei Uhr zweiundvierzig ... drei Uhr dreiundvierzig ... drei Uhr vierundvierzig ...

Er hatte versucht fernzusehen, aber davon hatte er rasende Kopfschmerzen bekommen. Dann hatte er es mit Lesen und Musikhören probiert. Schlafen konnte er definitiv nicht. Die Schmerzen in seinen Beinen waren unerträglich. Seine Knöchel fühlten sich an, als wären sie um hundertachtzig Grad verdreht, und seine Wadenmuskeln hatten sich zu harten, brennenden Knoten verkrampft.

Knöchel und Wadenmuskeln, die es nicht mehr gab.

Die Ärzte hatten ihm erklärt, dass Phantomschmerzen nach einer Amputation nichts Ungewöhnliches seien und hoffentlich bald abklingen würden. Dass sie das Wort »hoffentlich« benutzten, machte ihm Angst. Er konnte sich nicht vorstellen, wie es wäre, dauerhaft mit solchen Schmerzen zu leben.

Den einzigen Ausweg bot die Arbeit. Mit zitternden Fingern knipste Ezra das Licht an und nahm den Kalender zur Hand, an dem er zuletzt gearbeitet hatte. Er war dabei, mithilfe der Alben, die Officer Tooby in den Katakomben gefunden hatte, das Datum jedes einzelnen Fotos zu bestimmen. Wenn sie wussten, wann die Fotos aufgenommen worden waren, würde das helfen, den Fall gegen Winters wasserdicht zu machen – auch wenn das jetzt, da sie einen DNA-Beweis hatten, vielleicht gar nicht mehr nötig war.

Aber er brauchte etwas, um sich abzulenken, und da er bereits viel Arbeit in den Kalender investiert hatte, machte er einfach weiter. Als Nächstes würde er Winters' Finanztransaktionen und die Liste seiner Telefonate mit den Daten der Fotos abgleichen. Vielleicht hatte er an einem der Tage, an denen er die Mädchen fotografiert hatte, ja in der Umgebung eines der Tatorte zum Tanken angehalten – dann hätten sie einen weiteren Beweis dafür, dass er zum fraglichen Zeitpunkt zumindest in der Nähe des Tatorts gewesen war.

Er kramte Winters' Kreditkartenabrechnungen aus dem dicken Unterlagenstapel hervor und begann die Abbuchungen darauf mit den Daten der Fotos zu vergleichen. Je weiter er dabei voranschritt, desto häufiger runzelte er die Stirn.

Sayers Wohnung, Alexandria, Virginia

Sayer erwachte davon, dass das Handy in ihrer hinteren Hosentasche summte.

Umständlich zog sie es hervor. Ihre Muskeln waren so steif, dass sie sich kaum bewegen konnte.

»Agent Altair«, meldete sie sich und schluckte die Schmerzen herunter.

»Hi, Agent Altair, hier ist Dr. Martinez. Wir sind uns gestern im Krankenhaus begegnet.«

Sayer setzte sich im Bett auf. Erst jetzt bemerkte sie, dass draußen bereits helllichter Tag war. »Mmm.« Sie stöhnte auf, als ihr Körper gegen die unbedachte Bewegung protestierte. Ihr Handy zeigte acht Uhr fünfundvierzig an. Wie konnte es sein, dass sie so lange geschlafen hatte?

»Bitte, entschuldigen Sie, dass ich Sie an einem Sonntagmorgen störe.«

»Es ist Sonntag?« Sayer wurde bewusst, dass sie keine Ahnung hatte, was für ein Tag es war. War es überhaupt noch April oder schon Mai?

Die Ärztin lachte. »Ja. Ihr Job macht vor Wochenenden wahrscheinlich auch keinen Halt, genau wie meiner. Wie dem auch sei – ich rufe an, um Ihnen zu sagen, dass Leila Farouk gern mit Ihnen sprechen möchte.«

Vesper wälzte sich im Bett herum und versuchte dann, auf Sayers Schoß zu klettern, damit sie ihn am Bauch kraulte. Sayer musste ihn abwehren, während sie unter höllischen Schmerzen aus dem Bett aufstand. »Sie will reden?«

»Sie hat gesagt, sie spricht nur mit Ihnen. Mit der Frau, die sie gerettet hat. Irgendwie muss sie wohl gehört haben, dass noch ein anderes Mädchen in Gefahr sein könnte.« Dr. Martinez klang ziemlich verärgert. »Sie sagt, sie möchte helfen.«

»Ich bin schon unterwegs.« Sayer hüpfte in Richtung Bad, während sie sich gleichzeitig aus ihrer verdreckten Jeans schälte.

»Könnten Sie damit noch ein paar Stunden warten? Der Neurologe will sie gleich untersuchen. Gegen Mittag müsste sie fertig sein.«

»Sicher, dann komme ich gegen Mittag. Danke, dass Sie angerufen haben.«

»Ich hoffe, es nützt was. Körperlich ist sie auf dem Weg der Besserung, aber sie hat ein schweres seelisches Trauma erlitten. Passen Sie bloß auf, dass Sie es nicht noch schlimmer machen.«

Sayer beendete die Verbindung. Ein Teil der Last, die seit Beginn der Ermittlungen auf ihr lag, fiel von ihr ab. Leila war gerettet, und Winters saß hinter Gittern. Ihre Schultern waren nicht länger vor lauter Stress bis zu den Ohren hochgezogen, sondern hatten sich schon fast wieder bis auf ihre normale Position gesenkt.

Vesper sprang auf und trottete zur Wohnungstür. Er wollte nach draußen.

»Alles klar. Tut mir leid, Junge.« Sie warf sich den Bademantel über und zog die Tür auf. Vesper flitzte in den Garten hinunter.

Sayer hielt nach Tino Ausschau, doch der saß nicht an seinem üblichen Frühstücksplatz. Sie schlurfte nach unten und klopfte an seine Tür, um sich zu vergewissern, dass er sich auch heute wieder um Vesper kümmern würde. Als niemand öffnete, rief sie ihn auf dem Handy an.

»Tino, hier ist Sayer. Ich muss bald los und wollte Sie bloß bitten, heute noch mal auf Vesper aufzupassen. Ich lasse ihn einfach unten im Garten.«

»Oh nein. Haben Sie den Zettel nicht gesehen, den ich Ihnen an den Kühlschrank gepinnt habe?«

Sayer schleppte sich zurück nach oben und entdeckte das in der Mitte gefaltete Blatt Papier, das von ihrem einsamen ALOHA-Magneten am Kühlschrank festgehalten wurde.

»Oh. Ja, jetzt habe ich ihn gefunden.«

»Gut. Dann sehen Sie ja, dass ich wegmusste. Ich springe heute bei meinen Kindern ein.«

»Sie haben Kinder?«

Tino lachte dröhnend. »Für Nachbarn, die sich das Sorgerecht für einen Hund teilen, wissen wir ziemlich wenig voneinander. Morgen bin ich auf jeden Fall wieder für Vesper da, aber bis dahin müssen Sie sich jemand anderes suchen. Bis bald, Calida!«

Sayer warf einen Blick nach unten auf den Welpen, der ausgelassen im Garten herumtollte, alles beschnupperte und überall sein Bein hob. »Was mache ich nur den ganzen Tag mit dir?«

Sie starrte ihn an, bis ihr eine Idee kam. Ihr Neffe Jackson wünschte sich schon seit Langem einen Hund. Da würde sich ihre Schwester doch bestimmt freuen, wenn sie ihm einen kleinen Welpen als Spielgefährten vorbeibrachte?

Erneut zückte sie ihr Handy und schrieb eine SMS an ihre Schwester.

Macey, ich stecke ein bisschen in der Klemme. Hab einen kleinen Hund, auf den heute jemand für mich aufpassen müsste. Wäre es okay, wenn ich ihn euch vorbeibringe, dann könnte Jackson mit ihm spielen?

Sekunden später kam die Antwort. *Super Idee! Freu mich auf dich. Schön, dass du es doch noch schaffst.*

»Schön, dass du es doch noch schaffst?«, wiederholte Sayer verständnislos und zuckte mit den Schultern.

Während Vesper das Hundefutter verschlang, das Tino für ihn dagelassen hatte, erledigte Sayer einige kurze Telefonate. Uniformierte Polizisten klapperten Winters' Immobilien ab. Die Spurensicherung war weiterhin dabei, sein verdächtig unpersönliches Haus auseinanderzunehmen, hatte allerdings bislang noch nichts gefunden. Andy war ebenfalls vor Ort und sammelte Informationen über den Täter, dessen Fall er später in sein neues Profiling-Handbuch aufnehmen würde. Winters hatte durch seinen Verteidiger verlauten lassen, dass er sich nach wie vor weigere, mit dem FBI zu kooperieren. Zu guter Letzt rief Sayer noch Vik an, um ihm mitzuteilen, dass das Mädchen im Krankenhaus mit ihr reden wolle.

Dann ging sie endlich unter die Dusche, um sich den Dreck des vergangenen Tages abzuwaschen.

Als sie sich auszog, schrie ihr geschundener Körper vor Schmerzen. Sie stellte sich nackt vor den Spiegel und betrachtete sich eingehend. Die Prellungen am Oberkörper und an ihren muskulösen Beinen hatten sich bereits tiefviolett verfärbt und sahen auf ihrer dunklen Haut aus wie Tintenkleckse. Das Klingeln in ihren Ohren hatte über Nacht nachgelassen, aber sie spürte noch immer den ohrenbetäubenden Knall und die Druckwelle der Explosion unter ihren Füßen.

Sie sah sich in die Augen. »So, Sayer, ich würde sagen, das

riecht ganz nach posttraumatischer Belastungsstörung. Du wurdest gestern in die Luft gesprengt. Bitte benimm dich jetzt nicht wie ein typischer Cop, der alles wegschiebt und seine Probleme so lange unter den Teppich kehrt, bis er irgendwann durchdreht. Verarbeite deine Schmerzen. Lass deine Angst und Hilflosigkeit zu. Und wenn gar nichts anderes mehr hilft: Rede mit jemandem!«

Zufrieden mit sich selbst, nickte sie. Sie würde nichts verdrängen. Sie wusste ja, dass sie von Haus aus Probleme damit hatte, ihre Aggressionen zu steuern. Und es wäre wirklich keine gute Idee, noch mehr Öl ins Feuer zu gießen.

Nach einer Dusche, die länger dauerte, als unbedingt nötig gewesen wäre, war sie bereit, mit Vesper zu ihrer Schwester zu fahren. Danach würde sie sich weiter mit Franklin Winters beschäftigen.

Vesper tapste fröhlich neben ihr her zum Motorrad und sprang in den Beiwagen wie ein alter Profi. Sayer schmunzelte beim Anblick des kleinen Hundes, dessen Fell im Sonnenschein silbern glänzte. Er hatte ein drolliges Grinsen im Gesicht, und die rosafarbene Zunge hing ihm keck aus dem Maul. Jetzt fehlte nur noch eine lederne Motorradbrille, und er hätte den perfekten Beifahrer abgegeben.

»Ich verspreche dir, wenn der Fall abgeschlossen ist, verbringen wir mehr Zeit miteinander, in Ordnung, Kleiner?«

Es störte Sayer nicht einmal, als sein Schwanz auf das alte Leder des Sitzes klopfte.

Während der Fahrt in die noblen Wohngegenden im ländlichen Virginia ließ Sayer ihre Gedanken schweifen. Sie hatte keine Lust mehr, an den Fall zu denken. An ihr Forschungsprojekt, das langsam, aber stetig den Bach runterging. Oder an die Schmerzen, die die Vibrationen des Motorrads in jedem einzelnen der zweihundertundsechs Knochen ihres Körpers auslösten. Sie spürte nur noch die warme Luft, das tiefe Dröhnen ihrer Maschine und den entzückenden kleinen Hund neben sich im Beiwagen. Das Gefühl rührte an eine Stelle tief in ihrem Innern, deren Existenz sie schon fast vergessen hatte. Eine Stelle, wo früher Zufriedenheit gewesen war. Und Freude.

Der kurze Augenblick des Glücks fand ein jähes Ende, als sie in die lang gezogene Einfahrt des protzigen Fertighauses einbog, in dem ihre Schwester wohnte. Blaue Luftballons waren an den Briefkasten gebunden, und ein Strom von Fußballmüttern nebst fünfjährigen Kindern mit Geschenken im Schlepptau strebte über den perfekt gemähten Rasen auf das Haus zu. Vorne auf der Veranda empfingen Macey und Jackson die Gäste und baten sie herein. Über ihnen hing ein riesiges Banner mit der Aufschrift »HAPPY BIRTHDAY!«.

»Ach du Scheiße! Jacksons Geburtstag.« Jetzt erinnerte sich Sayer wieder an die E-Mail und an die Nachricht, die Macey ihr auf die Mailbox gesprochen hatte – wie sehr Jackson sich freuen würde, wenn Tante Sayer, sein absoluter Lieblingsmensch, es einrichten könnte, zu seiner Party zu kommen. Scheiße, Scheiße, Scheiße!

Beim Anblick der vielen Kinder zögerte Vesper keine Sekunde. Mit einem Satz sprang er aus dem Beiwagen und raste die Stufen zur Veranda empor. Sayer sah, wie Jackson die Arme ausbreitete und Vesper ihn ansprang, sodass beide zusammen nach hinten umfielen. Eine halbe Sekunde lang hielt Sayer den Atem an und hoffte, dass sie nicht gerade ihren Neffen an seinem fünften Geburtstag umgebracht hatte. Doch im nächsten Moment schallte sein fröhliches Lachen über den Rasen, und Sayer lächelte. Zweimal lächeln an einem Tag – das musste ein Rekord sein.

Und als sie vorsichtig aufs Haus zuging, strahlte Macey sie doch tatsächlich an, statt sie wie üblich mit einem kritischen Stirnrunzeln zu begrüßen. »Sayer, ich habe wirklich nicht damit gerechnet, dass du kommst.«

»Um nichts in der Welt würde ich Jacksons Geburtstag versäumen!«, gab Sayer zurück, auch wenn sie sich dabei wie die dreckigste Lügnerin der gesamten Menschheitsgeschichte vorkam.

Jackson riss sich von dem übermütigen Hund los, der ihn hemmungslos abschleckte, und drückte seine Tante fest. Obwohl seine Umarmung höllisch wehtat, atmete Sayer seinen grasigen Kinderduft ein und verspürte einen kleinen Stich der Wehmut.

»Danke, Tante Sayer! Ein Hund für meine Party!«, rief er und rannte davon. Vesper jagte hinterher.

Nana trat aus dem Haus. Sie nahm Sayer sanft in die Arme und lächelte ihr wohlwollend zu. Das Lächeln weitete sich ja langsam zu einer Epidemie aus.

»Wie schön, dass du es einrichten konntest.«

»Das sagen alle ständig«, brummelte Sayer. »Ich ... also, ich kann aber leider nicht lange bleiben.«

Macey drückte ihre Hand. »Bleib wenigstens noch bis zur großen Überraschung.«

Sayer schielte auf ihr Handy. »Ich habe höchstens dreißig oder vierzig Minuten.«

»Sicher, das reicht.« Erneut schenkte ihre Schwester ihr ein Lächeln, ehe sie davoneilte, um ihrer Rolle als Gastgeberin nachzukommen.

Sayer hingegen zog es zum Büfett-Tisch, wo sie sich einen Teller mit Kartoffelchips auflud.

Nana folgte ihr. »Sayer, ich muss ehrlich gestehen, ich hätte niemals gedacht, dass du heute kommst. Ich bin so stolz auf dich, weil du es nicht vergessen hast. Und ich bin froh, dass es dir gut geht. Ich habe gehört, gestern gab es eine Explosion.«

Sayer beschloss, Nana nicht zu sagen, dass sie selbige Explosion hautnah miterlebt hatte.

Einige Minuten lang standen sie in freundschaftlichem Schweigen beieinander. Sayer stellte fest, dass Jacksons Vater auf der Party fehlte. Genau wie ihre Großmutter hatte auch Macey einen Senator geheiratet.

»Tom konnte wohl nicht, was?«, erkundigte sie sich.

In Nanas Miene zogen Sturmwolken auf. »Dieser Mann. Ohne Worte.«

»Genau. Scheiß auf ihn«, knurrte Sayer. »Ups. Entschuldigung, Nana.«

»Ach, Schatz, auf ihn zu scheißen wäre noch zu gut für ihn«, erwiderte Nana halblaut.

»Nana!« Aus dem Mund ihrer stets auf Etikette bedachten Großmutter hätte Sayer niemals solche Ausdrücke erwartet.

»Was denn? Meine Zeiten als feine Dame liegen hinter mir. Mittlerweile bin ich zu alt für diesen Zirkus. Meine Enkelkinder sind erwachsen, mein Mann ist tot, ich kann tun und lassen, was ich will. Und wenn ich manchmal fluche, dann ist das eben so.«

Sayer lachte laut und tief. »Du willst es wirklich wissen, Nana.«

»Worauf du einen lassen kannst. Genau wie du.«

Während Sayer und Nana zusammen lachten, näherte sich ihnen ein Trio perfekt frisierter Fußballmütter.

»Sie müssen Maceys Schwester sein«, eröffnete die Größte von ihnen das Gespräch und streckte ihr die Hand hin.

Sayer schüttelte sie ein wenig steif und versuchte sich an einem freundlichen Lächeln.

»Wir haben gehört, Sie sind beim FBI!«, rief eine andere, die teure Yogahosen zu einem modisch zerlöcherten Sweatshirt trug. Alle drei Frauen lächelten und nickten, als hätten sie soeben einen Prominenten getroffen.

»Ja, das stimmt«, antwortete Sayer höflich, aber distanziert.

»Wow, sind Sie Profilerin oder Special Agent? Jagen Sie Serienmörder?«

Sayer musste sich zusammenreißen, um nicht die Augen zu verdrehen. »Profilerin bin ich nicht, aber ja, ich jage Serienmörder.«

Nana fügte sehr stolz hinzu: »Sie leitet die Ermittlungen im Gwendolyn-Van-Hurst-Fall.«

»Woooow!«, trillerte die Große begeistert. »Das ist ja unglaublich spannend. Es muss doch ein gutes Gefühl sein, zu wissen, dass man etwas Sinnvolles tut. Dass man böse Menschen hinter Gitter bringt.«

Die dünnste der drei ergänzte: »Haben Sie ... haben Sie schon mal auf jemanden geschossen?«

Sayer konnte einfach nicht widerstehen. Sie nickte ernst. »Ja, einmal, aus nächster Nähe. Das war vielleicht eine Schweinerei.«

Geschocktes Schweigen war die Antwort.

Sayer verkniff sich ein verächtliches Schnauben, als sie die untertassengroßen Augen der drei Frauen sah. Sie wusste, dass ihr Verhalten gemein war, dabei konnte sie das Interesse an solchen Schauergeschichten durchaus nachvollziehen. Aber im Dienst auf einen Menschen schießen zu müssen, selbst wenn man keine andere Wahl hatte, war immer schwer. Für die meisten jedenfalls ... Natürlich gab es in jedem Beruf schwarze Schafe, und sie kannte einige Kollegen, die durchaus ihren Spaß an Gewalt hatten.

»Also dann ...« Sie wollte sich gerade verabschieden, als ihr Handy klingelte. *Wendy Kritzer* stand auf dem Display – die wissenschaftliche Mitarbeiterin, die die fMRTs aus Sayers Forschungsprojekt studierte. Zwischenzeitlich war es Sayer fast gelungen, nicht an das leidige Thema zu denken. Wahrscheinlich rief Wendy an, weil sie ihre Analyse von Dugald Tarlingtons MRT beendet hatte.

Sayer nahm den Anruf entgegen und kehrte den Frauen den Rücken zu. »Wendy! Haben Sie sich die neuesten fMRTs angesehen?«

»Habe ich.« Sayer hörte, wie Wendy Seiten umblätterte. »Also, Nummer zwölf ...«

»Fanden Sie es auch so gewöhnlich wie ich?«, fragte Sayer mit angehaltenem Atem. Sie wusste, dass das MRT von Dugald Tarlington keinerlei Anomalien aufwies, trotzdem hatte sie sämtliche Scans an Wendy geschickt, um eine zweite Meinung einzuholen. Insgeheim hatte sie die Hoffnung gehegt, Wendy könnte womöglich etwas auffallen, das ihr selbst entgangen war.

»Ich weiß ja nicht genau, was Sie sich erhofft haben, aber ich sehe praktisch keine Hinweise auf irgendwelche Dysfunktionen oder Defekte. Im Gegenteil, es ist in fast jeder Hinsicht das absolute männliche Durchschnittshirn. Nicht mal vereinzelte helle Flecken. Neurologisch kerngesund.«

Sayer schloss die Augen und versuchte sich von Wendys schlechten Nachrichten nicht allzu sehr entmutigen zu lassen. »Danke, Wendy. Ich sage Ihnen Bescheid, sobald der Termin für das nächste MRT feststeht ... falls es überhaupt noch ein nächstes geben wird.« Sie hatte bald ein Treffen mit dem Regionaldirektor des FBI, der für die Verteilung des Budgets zuständig war. Es war durchaus möglich, dass man Sayers Projekt den Geldhahn zudrehen würde, zumal ihre bisher erhobenen Daten ihre Theorie in keinster Weise stützten.

Mit einem tiefen Atemzug öffnete sie die Augen und stellte fest, dass die drei Frauen immer noch hinter ihr standen und sie in ängstlicher Erwartung beäugten. Vielleicht hofften sie, ein paar Details von einem Mordfall aufzuschnappen. Sayer ließ den Blick durch den Garten schweifen, wo Jacksons Geburtstagsfeier in vollem Gange war. Eine Gruppe Kinder spielte auf der riesigen Rasenfläche Fangen und wogte hin und her wie ein Schwarm Vögel. Drinnen über dem Büfett-Tisch lief auf einem gigantischen Flachbildschirm eine Diashow mit Bildern von Jackson. Seine Geburt, seine großen braunen Augen. Sein zahnloser Mund, als er lachend seine ersten Schritte machte. Seine langen Haare, die im Wind flatterten, als er auf kleinen, stämmigen Beinchen über eine Wiese rannte.

Die Bilder erinnerten Sayer auf geradezu gespenstische Weise an die Diashow auf Gwendolyns Beerdigung, und sie erschauerte unwillkürlich.

Die drei Frauen schienen endlich begriffen zu haben, dass Sayer sie nicht mit Geschichten ihrer kühnen Abenteuer beim FBI beglücken würde, und zogen ab.

Nana entging die finstere Miene ihrer Enkelin nicht. »Schlechte Neuigkeiten in eurem Fall?«

Nanas Frage ließ Sayer wieder zur Besinnung kommen. Ihre Forschung ging vielleicht gerade den Bach runter, aber im Moment gab es eindeutig Wichtigeres zu tun. Leila Farouk wartete auf sie.

»Nein, es ging bloß um mein Forschungsprojekt. Keine große

Sache.« Sayer beobachtete ihren Neffen und ihre Schwester dabei, wie sie eine Piñata aufhängten. Sayer brachte es nicht übers Herz, sie in ihrer ausgelassenen Stimmung zu stören. »Kannst du Macey sagen, dass ich losmusste?«

Nanas Stirn legte sich in missbilligende Falten, aber sie nickte. »Und Jackson? Willst du etwa gehen, ohne dich von unserem Geburtstagskind zu verabschieden?«

Sayer wandte den Blick von ihrem Neffen ab. »Ja, ich möchte sie nicht unterbrechen. Ich mache es wieder gut, wenn ich nachher wiederkomme, um Vesper abzuholen.«

»Hey«, sagte Nana sanft. »Was ist denn los?«

Sayer wurde bewusst, dass ihr Gesicht vor Anspannung ganz verkniffen war. Sie suchte nach den passenden Worten. »Ich muss gleich ein Mädchen befragen, das monatelang in einem Käfig gefangen gehalten wurde.«

Nanas Hand flog an ihren Mund. »Oh Gott.«

»Und dann muss ich einen Drecksack dazu bringen, uns zu verraten, ob er irgendwo noch ein weiteres Mädchen versteckt hält.« Einen Moment lang bekam Sayers innere Schutzwand Risse.

Nana legte ihr einen Arm um die Schultern. Ihr Chanel No. 5 kitzelte Sayer in der Nase. Es duftete nach Familie und Geborgenheit. Sayer gab sich einen Moment lang dem Gefühl von Nanas liebevoller Zuneigung hin, ehe sie sich von ihr losmachte.

Um Verständnis heischend, blickte sie in die blauen Augen ihrer Großmutter. »Wenn ich meinen Job gut machen will, kann ich nicht so sein wie sie.« Sie deutete hinüber zu Macey und Jackson. »Ich brauche die Trennung zwischen meiner Menschlichkeit und meinem Job, sonst werde ich verrückt. Ich … ich kann nicht normal sein, so wie ihr.«

Kleine Knitterfältchen erschienen um Nanas Augen, als ihr Gesicht sich zu einem Lächeln verzog. »Sayer, du weißt doch, dass ich das verstehe. Ich mag es nur nicht, wenn du dich von allem abkapselst. Seit Jake gestorben ist, nimmst du kaum noch am Leben teil. Aber es ist deine Entscheidung, und ich weiß, du leistest großartige Arbeit. Du rettest Leben, Sayer, und ich bin unheimlich stolz auf dich, auch wenn ich es dir manchmal schwer mache.«

Als sie das hörte, hätte Sayer die Flut von Emotionen beinahe nicht mehr aufhalten können. Um nicht zu weinen, drückte sie wortlos Nanas Hand.

Als sie die Haustür erreichte, rief Jackson nach ihr. Er kam ihr nachgerannt und nahm sie bei der Hand. Auch Vesper gesellte sich zu ihnen. Er schlüpfte immer wieder zwischen ihren Beinen hindurch, wodurch er Sayer fast umwarf.

»Musst du schon los?« Der Junge schob enttäuscht die Unterlippe vor.

»Ach, Mensch, Jackson«, krächzte Sayer mit belegter Stimme. »Es geht nicht anders. Aber du weißt, wie lieb ich dich habe, oder?«

»Klar.« Unter seinem dichten Strubbelhaar hatte er die Augen niedergeschlagen.

»Ich verspreche dir, wir beide machen einen Sayer-Jackson-Tag, sobald ich mich mit deiner Mom auf einen Termin einigen kann. Abgemacht?«

»Ja.« Er wirkte nicht ganz überzeugt von dem Angebot, und Sayer wurde bewusst, dass sie seit über einem Jahr keinen Tag mehr mit ihrem Neffen verbracht hatte. Sie verspürte einen scharfen Stich der Schuld, als hätte ihr jemand ein Messer in den Leib gestoßen und dann noch einmal herumgedreht.

»Pass gut auf Vesper auf. Wir sehen uns bald wieder.« Sie drückte ihn noch einmal zum Abschied, ehe sie, von Gewissensbissen verfolgt, die Stufen hinunter zu ihrem Motorrad lief.

Georgetown Hospital, Washington, D. C.

Auf der Fahrt zum Krankenhaus rief Sayer den Tierarzt an, der die Katze versorgt hatte, und seufzte vor Erleichterung, als sie hörte, dass das Tier durchkommen würde. Sie schwor sich, das Kätzchen zu Leila zu bringen, sobald es transportfähig war.

Verglichen mit dem Chaos nach der Bombenexplosion war es jetzt ruhig im Krankenhaus. Sayer ließ ihren schmerzenden Körper auf einen Stuhl vor Leila Farouks Krankenzimmer sinken und wartete, bis die Ärzte mit ihrer Visite fertig waren.

Auf jedem Flur und in jedem Wartebereich liefen Fernseher auf halber Lautstärke. Noch immer drehte sich die Berichterstattung hauptsächlich um die neuesten Entwicklungen im Käfigmörder-Fall. Eine Bombe. Ein Mädchen, das überlebt hatte. Sayer sah die Augen einer aufgedrehten blonden Reporterin vor Erregung glänzen. Was gab es Spannenderes als eine Reihe von Entführungen und grausamen Morden? Manchmal machte Sayer der ganze Mist einfach nur noch krank. Vielleicht war es an der Zeit, den Beruf zu wechseln. Eine Frühstückspension aufzumachen oder weiß der Himmel.

Dr. Martinez machte diesem albernen Gedankengang ein Ende, indem sie aus Leilas Zimmer auf den Gang trat. »Leila kann jetzt mit Ihnen sprechen.«

»Wie geht es ihr denn?«

»Nun ja, wir müssen noch abwarten, ob ihre Nieren sich vollständig erholen, aber ihr Flüssigkeitshaushalt ist wieder stabil, und sie ist insgesamt auf dem Weg der Besserung. Die gute Nachricht ist, dass wir die Schwester ihrer Mutter in Ägypten erreichen konnten. Ihre Verwandten dachten, Leila wäre tot, und wollen herkommen, um sie mit nach Hause zu nehmen. Sie scheint sehr froh zu sein, dass sie bald wieder nach Ägypten zurückkann.« Die Ärztin machte eine kleine Pause. »Überfordern Sie sie nicht, ja?«

»Natürlich nicht«, beteuerte Sayer und meinte es ernst. Sie glaubte ohnehin nicht, dass die Arme wusste, wo Winters seinen geheimen Unterschlupf hatte oder ob es noch ein weiteres Opfer gab, und sie wollte sie auf keinen Fall noch mehr traumatisieren. Vorsichtig betrat sie das Zimmer.

Als sie das Mädchen im Krankenbett sah, krampfte sich Sayers Brust schmerzhaft zusammen. Umgeben von Schläuchen und Maschinen und in mehrere Bettdecken gehüllt, saß Leila aufrecht im Bett. Ihre großen braunen Augen starrten blicklos in Richtung des an der Wand angebrachten Fernsehers, auf dem ein Cartoon ohne Ton lief. Obwohl sie inzwischen ausreichend Flüssigkeit zu sich nahm, waren ihre Lippen noch immer rissig und leicht geschwollen.

»Leila?«, sagte Sayer leise.

Das Mädchen zuckte zusammen, als wäre neben ihr eine Pistole losgegangen.

»Entschuldige bitte. Ich bin Agent Sayer Altair vom FBI. Dr. Martinez meinte, du wolltest mit mir sprechen?«

Das Mädchen schob ihre zitternde Unterlippe vor und nickte. Langsam trat Sayer näher und setzte sich auf den Stuhl neben dem

Bett. Sie schenkte Leila ein aufmunterndes Lächeln, ließ ihr aber Zeit, sich zu sammeln.

Irgendwann schluckte das Mädchen mühsam und sagte: »Ich weiß nicht viel, aber ich will helfen.« Ihre Stimme klang rau, wie eingerostet, und sie hatte einen starken Akzent. Tränen liefen aus ihren Augenwinkeln.

»Dafür bin ich dir unendlich dankbar, Leila. Ich weiß, dass du Schlimmes durchgemacht hast.«

»Er hat mich immer 9.2 genannt. Nie Leila. Ich wusste nicht, ob ich jemals wieder hören würde, wie jemand meinen Namen sagt.«

»9.2? Wusstest du, was das bedeuten sollte?«

»Nein, aber ich hab mir gedacht, dass es dann bestimmt noch andere gibt. Als hätte er uns nummeriert.«

»Kannst du mir sagen, woran du dich noch erinnerst? Magst du mir vielleicht alles von Anfang an erzählen?«

Leila nickte. »Ich war nur ein paar Blocks von dem Heim entfernt, in dem ich wohne. Plötzlich hab ich einen Stich am Hals gespürt, und alles wurde schwarz. Dann bin ich in dem Käfig aufgewacht.« Je länger sie sprach, desto mehr gewann ihre Stimme an Kraft.

Sayer hoffte, dass es ihr ein wenig helfen würde, über das Erlebte zu reden.

»In dem Käfig ... Ich hab um Hilfe geschrien, bis ich keine Stimme mehr hatte. Ich wusste ...« Leila stockte.

»Lass dir ruhig Zeit«, sagte Sayer.

»Ich wusste ... was das für ein Mann war, der mich entführt hat. Ich dachte, ich wüsste, was er als Nächstes mit mir machen will.« Eine sehr lange Pause folgte. »Aber ich hab mich geirrt. Was dann kam, war noch viel schlimmer.«

Sayer musste sich auf die Zunge beißen, um ihre Gefühle im Zaum zu halten. Am liebsten hätte sie vor lauter Wut darüber, was Winters diesem Mädchen angetan hatte, die Fäuste geballt und die Nasenflügel gebläht. Aber wenn Leila stark genug war, über ihr Martyrium zu sprechen, musste Sayer stark genug sein, ihr zuzuhören.

»Es war die meiste Zeit dunkel. Stockdunkel. Ich war allein bis auf die Kätzchen. Zwei. Das erste war getigert und ist gestorben. Dann kam Bast.«

»Bast?«

»Meine zweite Katze.« Leila verlor die Fassung. Sie sackte nach vorn und schluchzte in ihre Bettdecke.

Sayer streckte den Arm aus und streichelte ihr beruhigend in kreisenden Bewegungen den Rücken, während sie weinte.

Mit tränenüberströmtem Gesicht sah Leila auf. »Er ist tot, oder?«

»Was? Nein! Ich habe gerade eben mit dem Tierarzt telefoniert. Bast kommt durch. Er ist stark, genau wie du.«

Leila machte große Augen. »Bast wird wieder gesund?«

Sayer nickte, und schon wieder füllten sich die Augen des Mädchens mit Tränen.

»Danke! Oh ... danke! Sie wissen gar nicht ...« Sie verstummte, und ein Schauer ging durch ihren Körper. Dann schniefte sie und gab sich einen Ruck. »Wie gesagt ... es war sehr dunkel. Und es hat immer nach Lavendel-Putzmittel gerochen. Licht gab es nur, wenn der Projektor lief.«

»Dann hast du ihn also nie richtig gesehen?«

Leila schüttelte den Kopf. »Nein, ich glaube, er hatte eine Maske und eine Brille auf. So ein Ding, mit dem man im Dunkeln sehen kann. Er ist manchmal reingekommen und hat die Geräte aufgebaut.«

»Den Vaporisierer?«

»Die Maschine, die den Dampf gemacht hat, und den Projektor. Aber manchmal, wenn er den Projektor angeschaltet hat, konnte ich ihn im Dunkeln stehen sehen.« Sie runzelte zitternd die Stirn. »Er sah aus wie ein Alien. Er hatte eine Maske auf und eine Brille mit großen grünen Augen. Er hatte auch was über dem Mund, damit er den Rauch nicht einatmet.«

»Kannst du mir sonst noch was über ihn sagen? Irgendwelche Eindrücke? Gedanken? Egal, was.«

»Ich konnte sehen, dass er klein war. Er hat irgendwie zerbrechlich gewirkt. Schwach. Deshalb musste er mich auch in einen Käfig sperren, sonst hätte ich ihn umgebracht.« Leilas Augen blitzten, und Sayer hätte am liebsten laut gejubelt. Wut konnte eine sehr hilfreiche Emotion sein, wenn man ein schreckliches Erlebnis verarbeiten musste.

Sayer hörte weiter zu.

»Alles war voller Dampf. Er hat den Projektor eingeschaltet, und dann kamen die Bilder. Ich hab gewusst, dass irgendeine Droge in dem Dampf war, aber sie kamen mir so echt vor. Manchmal hat er auch mit mir geredet. Er hat mich gefragt, was ich sehe. Hat mich gefragt, ob ich ...« Leila verstummte.

Sayer wartete.

»Er hat mich gefragt, ob ich meinen Bruder sehen kann. Ob ich mit ihm reden kann. Tarik fehlt mir so. Woher hat er von Tarik gewusst?«

»Der Mann hat dich ganz direkt nach deinem Bruder gefragt?«

Sie nickte unter Tränen. »Ja. Er hat gesagt: ›Finde deinen Zwilling. Tarik ist ganz in der Nähe. Geh zu ihm.‹«

»Er wollte also, dass du zu Tarik gehst?«

»Ja, wenn ich auf Drogen war und Dinge gesehen hab, die nicht wirklich da waren. Wenn ich die schrecklichen Filme anschauen musste. Mehr ist die ganze Zeit nicht passiert. Ich wusste nicht, wie lange ich in dem Käfig war. Es gab keinen Tag und keine Nacht.«

»Was glaubst du, warum hat er das mit dir gemacht?« Sayer formulierte die Frage so offen wie möglich. Leila sollte sagen, was immer ihr in den Sinn kam.

»Ich glaube, es war ein Experiment. Jedenfalls hat er manchmal von einem Experiment gesprochen. Wenn ich dabei das Bewusstsein verloren hab, hat er sich am meisten gefreut. Manchmal war der Dampf so dicht ... Ich bin fast daran erstickt. Und dann hab ich Sachen gesehen, die gar nicht da waren. Irgendwann bin ich dann ohnmächtig geworden, und wenn ich wieder aufgewacht bin, war er manchmal ganz aufgeregt. Das hab ich ihm angesehen, seine Bewegungen waren schneller als sonst.«

Leila atmete lang und zitternd aus. Sie schien mit ihrem Bericht fertig zu sein. Sayer blieb noch eine Weile an ihrem Bett sitzen, während sie beide das Gesagte verarbeiteten. Sie hätte gern noch mehr erfahren, brachte es aber nicht übers Herz, das Mädchen zu drängen.

Schließlich sagte sie: »Soll ich dir erzählen, was wir wissen? Du hast ein Recht darauf, es zu erfahren – aber nur, wenn es dir hilft.«

»Ich will es wissen. Ich glaube ... Ich hab gehört, es gab noch ein anderes Mädchen. Sie ist jetzt tot.«

Sayer dachte bei sich, dass totale Ehrlichkeit Leila gegenüber vermutlich nicht angebracht war, aber lügen wollte sie genauso wenig. »Ja. Wegen ihr haben wir dich überhaupt gefunden.«

»Hat sie … haben Sie Hinweise an ihrer Leiche gefunden?«

»Nein, aber sie wurde an einem ganz ähnlichen Ort gefangen gehalten wie du. Diese Ähnlichkeit konnten wir nutzen, um dich zu finden.«

»Die Arme.« Leila schloss die Fäuste um ihre Bettdecke und zog sie hoch.

»In dem Dampf war eine Droge namens DMT«, fuhr Sayer fort. »DMT verursacht heftige und sehr realistische Halluzinationen. In einigen Kulturen wird es für Visionssuchen verwendet.«

»Ich dachte mir schon, dass es daran liegen muss. Die Filme … das waren dann wohl auch Halluzinationen. Sie waren … sie kamen mir so echt vor.«

Sayer rückte ihren Stuhl näher ans Bett. Das laute Scharren der Stuhlbeine entlockte Leila ein ängstliches Keuchen. Sayer legte ihr beruhigend die Hand auf den kalten Arm. »Entschuldige bitte.«

Leila rang sich ein Lächeln ab. »Ist schon gut.«

Sayer zog eine Mappe aus ihrer Tasche. »Wäre es denkbar, dass du dir ein paar Fotos ansiehst? Es sind die Bilder, die er dem anderen Mädchen gezeigt hat. Wir wüssten gern, ob es bei dir dieselben waren.«

»Die Filme, die ich anschauen musste? Meine Halluzinationen?«

»Ich weiß es nicht genau. Traust du dir das denn zu? Wenn du lieber nicht möchtest, verstehe ich das vollkommen. Dann könntest du sie mir vielleicht einfach beschreiben.«

Lange Zeit sagte Leila nichts. Ihre braunen Augen wirkten verloren, als betrachtete sie etwas in weiter Ferne, das außer ihr niemand sehen konnte.

Sayer wollte die Fotos bereits wieder einstecken, um das Mädchen nicht unnötig zu verstören, als Leila wisperte: »Ja, ich will mir die Fotos ansehen. Ich will es.«

Sayer reichte ihr die Darstellung der Maya-Zwillinge, die der Täter Gwen gezeigt hatte. Beide hielten den Atem an.

Bis Leila ihren vor Erleichterung wieder ausstieß. »Nein, das hab ich nicht gesehen.« Eine Träne rollte über ihre Wange. Das Foto anzusehen, hatte sie viel Kraft gekostet. »Die Bilder, die ich gesehen hab, waren ägyptisch.«

»Ägyptisch. Du meinst altägyptisch?«

»Ja. Ich kannte sie aus der Schule, aus dem Geschichtsunterricht."

»Hast du die Bilder als solche wiedererkannt?«

»Nein, aber ich glaube, da war Osiris ...«

»Du meinst den Gott?«

»Ja. Er und der Gott mit dem Schakalkopf. Das ist ... der Bruder von Osiris, glaube ich. Tut mir leid, ich kann mich nicht mehr genau erinnern.«

»Das ist sehr, sehr hilfreich, Leila. Ich danke dir vielmals.«

»Gut.« Ihre Stimme zitterte, und Sayer wusste, dass es Zeit war, Schluss zu machen. Sie unterhielten sich noch ein paar Minuten über das Krankenhaus und das Essen und andere alltägliche Dinge, die nichts mit Käfigen oder Tod zu tun hatten.

Als Sayer aufstand, um zu gehen, schob Leila ihre knochige Hand unter der Bettdecke hervor und umfasste Sayer mit kalten Fingern. Sie drückte fest zu. Ihr Atem rasselte, als sie Luft holte. »Danke, dass Sie mich und Bast gerettet haben.«

»Natürlich.« Sayer erwiderte den Händedruck, dann floh sie aus dem Zimmer, damit Leila ihre Tränen nicht sah.

Ezras Zimmer, Georgetown Hospital, Washington, D. C.

In Sayer tobte ein wahrer Sturm der Emotionen, trotzdem beschloss sie, noch einen kurzen Abstecher zu Ezra zu machen, um ihm Hallo zu sagen. Im Näherkommen hörte sie ihn leise vor sich hin murmeln.

»Nein, nein, nein …«

Sayer beschleunigte ihre Schritte. Sie wollte sich vergewissern, dass er wohlauf war. Sie fand ihn, über einen Papierstapel gebeugt, im Bett sitzend vor. Er unterstrich gerade etwas derart kraftvoll, dass der Stift durch das Papier drückte und ein Loch hineinriss.

»Verdammte Scheiße«, fluchte er.

»Hey, alles in Ordnung?« Sayer trat an sein Bett.

Ezra sah auf. In seinem Gesicht spiegelte sich eine Mischung aus Frust und Angst. »Hi, Agent Altair. Nein, nicht wirklich. Mein scheißverdammtes Gehirn funktioniert einfach nicht so, wie es soll.« Tränen glänzten in seinen Augen, und er schüttelte den Kalender in seiner Hand. »Ich dachte, ich könnte mich nützlich machen. Da hab ich mich ganz offensichtlich geirrt.« Er deutete auf seine Beine. »Ich dachte … wenn ich schon hier liege, will ich wenigstens was tun, um Winters endgültig festzunageln, und jetzt komme ich nicht drauf, wo ich einen Fehler gemacht hab.«

»Okay, immer langsam. Wovon reden Sie?«

Mit einem zittrigen Seufzer zeigte Ezra auf Kopien der Fotoalben aus den Katakomben. »Ich bin die hier noch mal durchgegangen. Wir kennen das exakte Datum des letzten Fotos aus jedem Album, und das habe ich genutzt, um rückwärts die Daten aller anderen Fotos zu bestimmen. Sehen Sie hier, das Foto von Gwen im Käfig wurde am ...« Er blätterte in seinem Kalender ... »neunzehnten Februar gemacht.«

»Okay, klingt so weit logisch.« Sayer nickte ermutigend.

»Genau. Und danach hab ich mir Winters' Unterlagen vorgenommen. Ich schaue mir also seine Kreditkartenabrechnung vom neunzehnten Februar an, und da sehe ich, dass er an dem Tag in irgendeinem spanischen Supermarkt in D. C. einkaufen war. Ich dachte mir: Okay, wenn dieser Supermarkt in der Nähe des Ortes liegt, an dem er Gwen festgehalten hat, dann hätten wir ja einen weiteren Hinweis, der ihn mit dem Tatort in Verbindung bringt. Das würde ihn bei einem Prozess zusätzlich belasten.«

»Ezra, das ist eine geniale Idee!«

»Sicher, um drei Uhr heute früh hab ich das auch gedacht, aber ... irgendwo muss ich einen Fehler gemacht haben.«

»Wieso?« Sayer rückte ihren Stuhl neben Ezra, damit er ihr seine Aufzeichnungen zeigen konnte. Sie waren in einer krakeligen, unregelmäßigen Handschrift verfasst. Sayer erkannte, dass er Probleme mit der Feinmotorik hatte. Sie stellte sich vor, wie er jede einzelne dieser Notizen in mühevoller Kleinarbeit zu Papier gebracht hatte, weil er ihnen unbedingt helfen wollte – weil er irgendetwas tun wollte, um die Ermittlungen voranzubringen, trotz seiner zittrigen Hände und bestialischen Kopfschmerzen.

»Na, dann schauen Sie sich das mal an.« Ezra blätterte zwischen zwei Fotos im Album hin und her. Sayer versuchte die Daten zu entziffern, die er ihr in seinem Kalender zeigte.

»Die liegen über eine Woche auseinander. Winters hat im März sieben Tage lang weder Gwen noch Leila besucht. Wo war er?«, fragte Sayer.

»Genau! Ich hab mich also ziemlich gefreut, als ich Kreditkartenabbuchungen auf Hawaii entdeckt hab. Ich dachte, vielleicht war er ja im Urlaub. Und tatsächlich, es sieht alles danach aus, als wären er und seine Freundin für eine Woche nach Hawaii geflogen.«

»Ezra, das ist doch toll!«

»Na ja, es *wäre* toll ... wenn die Daten passen würden.«

»Was?« Sayer beugte sich vor, um Ezras Notizen zu lesen.

»Sehen Sie? Er war vom vierten bis zum elften Januar auf Hawaii. Und jetzt schauen Sie sich den Kalender an.«

Sayer schlug die Seiten vom Januar auf. »Sieht so aus, als wären Gwen und Leila am vierten, siebten und neunten Januar fotografiert worden ...«

»Also: Wenn Winters auf Hawaii war, wer hat dann die Fotos gemacht?«

Sayer und Ezra saßen eine Weile schweigend da und wälzten dieses schwerwiegende Problem im Kopf.

Irgendwann ließ sich Sayer gegen die Lehne ihres Stuhls sinken und sagte: »Tja. Scheiße aber auch.«

Ezra sammelte all seine Notizen zusammen und hielt sie hoch, wobei er einige in der Faust zerknüllte. »Aber wir haben DNA-Beweise gegen den Mistkerl. Wir *wissen*, dass er es war. Wo ist der Fehler? Ich bin das fünfzigmal durchgegangen, und ich komme einfach nicht drauf, was ich falsch gemacht hab.« Ezras Stimme brach. »Ich kann einfach nicht mehr denken.«

Voller Wut warf er seine Notizen gegen die Wand, und sie flatterten zu Boden.

»Ich wollte einfach nur helfen, und ich kann es nicht!« Sein letzter Rest an Fassung war dahin. Tränen strömten ihm über die Wangen.

»Mensch! Das ist doch eine ausgezeichnete Idee, Ezra. Keiner sonst hat daran gedacht. Ich sage dem Datenanalyse-Team Bescheid, sie sollen Ihre Ergebnisse noch mal überprüfen, aber ich wette, Sie haben alles richtig gemacht. Mensch, ich glaube, Sie sind da gerade auf was völlig Neues gestoßen. Was, wenn Winters einen Partner hat?«

FBI-Hauptquartier, Quantico, Virginia

Fünfzig Minuten später kam Sayer in Quantico an. Sie war körperlich ausgelaugt, wie eine leere Hülle. Nach ihrem Gespräch mit Leila und dem Besuch bei Ezra hatte sie das Gefühl, zu keiner emotionalen Regung mehr fähig zu sein. Ganz im Gegensatz zu der Fahrt zum Haus ihrer Schwester kam ihr der Weg zum FBI-Hauptquartier diesmal ungewohnt holprig vor. Als sie endlich auf den fast leeren Parkplatz einbog, fühlte sie sich wie durch die Mangel gedreht.

Sie schrieb Joan und dem Datenanalyse-Team eine Nachricht, um sie über die von Ezra entdeckten chronologischen Unstimmigkeiten in Kenntnis zu setzen und ihnen zu sagen, sie sollten seine Arbeitsergebnisse noch einmal überprüfen. Vik tauchte vor ihrem Schreibtisch auf, gerade als sie sich vorsichtig auf ihrem Stuhl niederließ.

»Und?«, fragte er neugierig.

»*Und* Leila Farouk ist seelisch am Ende, will uns aber unbedingt helfen. Er muss beide Opfer im Haus Zuflucht gefunden haben. Aber was noch wichtiger ist: Ich habe kurz bei Ezra vorbeigeschaut, und ich glaube, er hat eine sehr wichtige Entdeckung gemacht.«

»Oh-oh, du scheinst darüber aber nicht gerade glücklich zu sein.«

»Bin ich auch nicht. Er hat die Daten der einzelnen Aufnahmen in den Fotoalben rekonstruiert und sie dann mit Winters' Bankbewegungen verglichen.«

»Uuuuuund?«, fragte Vik.

»Und während Winters für eine Woche auf Hawaii war, hat irgendjemand Fotos von Gwen und Leila gemacht.«

Vik pfiff durch die Zähne.

»Genau. Gab es also jemanden, der auf seine Anweisung hin eine Woche lang auf Hawaii seine Kreditkarte benutzt hat, oder hat das Schwein einen Komplizen? Ich gehe jetzt gleich runter in den Vernehmungsraum und versuche es noch mal mit Winters. Vielleicht kriege ich ja doch was aus ihm heraus.«

Vik hielt die Hand hoch, damit Sayer einschlug, und Sayer war ihm dankbar für die Geste, die sie zum Schmunzeln brachte, auch wenn es nur eine vorübergehende Ablenkung von dem Druck war, der bleischwer auf ihr lastete.

Sayer betrat den leeren Vernehmungsraum. Sie wollte da sein, wenn Winters kam.

Wenige Augenblicke später kam der Immobilienmakler hereingeschlurft, seinen Anwalt im Schlepptau. Winters wirkte zu Tode verängstigt. Zwei Tage in der Gewahrsamszelle hatten ihre Spuren hinterlassen. Er sah müde und zerknittert aus und hatte tiefe Schatten um die Augen. Von seiner selbstbewussten Arroganz war nichts mehr übrig geblieben. Jetzt machte er ein Gesicht wie ein Mann, der kurz davor war, etwas Schreckliches zu gestehen.

Der Anwalt hingegen wirkte ganz eindeutig nervös, warum auch immer. Sayer versuchte die Hoffnung zu unterdrücken, die in ihrem Innern aufkeimte. Ihr war klar, dass sie mit Bedacht vorgehen musste. Dieser Fall riss schneller Löcher in ihren mentalen Vorhang, als sie sie stopfen konnte.

»Mr Winters.« Sayer gab sich Mühe, nicht allzu verächtlich zu klingen, aber das Gespräch mit Leila hatte sie um den letzten Rest ihrer Objektivität gebracht. Trotz allem, was sie während ihrer Ausbildung gelernt hatte, schwang eine nicht zu überhörende Schärfe in ihrer Stimme mit. »Wir wissen, dass Sie im Haus Zuflucht auf Gwen und Leila Farouk aufmerksam geworden sind, und wir wissen auch, dass Sie Leilas Schreiben vom Jugendamt gefälscht haben.«

»Aber ...«

Sie gebot ihm mit einer Handbewegung zu schweigen. »Hören Sie mir einfach nur zu.«

Franklin Winters blickte auf die Tischplatte, als würde er jeden Moment anfangen zu weinen.

Sayer kostete den Anblick voll aus. »Ich habe mit Ms Farouk gesprochen, die nur um Haaresbreite mit dem Leben davongekommen ist. Wir haben die Fotoalben gefunden. Wir wissen alles über Ihre Experimente. Wir wissen sogar, dass Sie einen Komplizen haben. Jetzt oder nie. Reden Sie mit mir, Franklin. Sagen Sie mir, wann Sie das alles geplant haben. Sagen Sie mir, wer Ihr Komplize ist. Sagen Sie mir, ob es ein weiteres Opfer gibt. Sagen Sie mir, ob Sie irgendwo noch ein drittes Mädchen gefangen halten, dann können wir verhandeln – um eine bessere Zelle, mehr Privilegien, keine Todesstrafe ...«

Echte Tränen strömten über Franklin Winters' Gesicht und fielen von seinem Kinn auf die Tischplatte wie Regentropfen. Er musste sich weit nach vorn beugen, um sich mit den gefesselten Händen die Nase abzuwischen.

Das Wort »Todesstrafe« hing wie eine Drohung in der Luft, während Winters weinte. Er warf einen Blick zu seinem Anwalt, und Sayer sah ihm an, dass er mit einer Entscheidung rang: reden oder schweigen. Er knetete seine Hände, blinzelte mehrmals, wischte sich die restlichen Tränen aus dem Gesicht und hob dann endlich den Kopf, um Sayer anzusehen.

»Ich werde alles sagen.«

Sayers Miene blieb neutral. Sie verbarg ihre wachsende Erregung. Statt aufzuspringen und zu jubeln, nickte sie lediglich, um ihn zum Fortfahren zu bewegen.

Winters' Anwalt räusperte sich. »Franklin, ich möchte Ihnen dringend raten, das zuvor mit mir zu besprechen, damit ich Sie ausführlich über die juristischen Konsequenzen aufklären kann, falls Sie sich dafür entscheiden sollten, vor Agent Altair auszusagen.«

Winters winkte ab.

Sayer hielt den Atem an. Vielleicht war es jetzt endlich so weit.

»Ich kann beweisen, dass die DNA, die Sie gefunden haben, nicht von mir stammt«, platzte Winters heraus.

Sayers ruhige Fassade bröckelte, und eine Woge des Zorns überschwemmte sie, bis sie nur noch rotsah. Wie konnte er es wagen, das unschuldige Opfer zu spielen?

»Wollen Sie Ihre Unschuldsnummer allen Ernstes weiter durchziehen?« Ihre Stimme war immer lauter geworden; inzwischen schrie sie fast. Dann riss sie sich am Riemen, atmete tief durch und setzte noch einmal neu an. »Mr Winters, die DNA, die wir am Körper des toten Mädchens gefunden haben, stimmt exakt mit Ihrer überein. Es besteht nicht der geringste Zweifel daran, dass es Ihre ist. Wenn Sie mir nicht sagen wollen, ob es weitere Opfer gibt, nun ja, dann sehen wir uns vor Gericht wieder, wo ich mich nach Kräften dafür einsetzen werde, dass man Ihnen eine Giftspritze in den Arm jagt.«

Sie stand auf und wollte gehen, doch Winters rief ihr in Panik hinterher: »Sperma!«

»Was?«

»Sie sagten, man hätte auf der Leiche eine Spermaspur gefunden, die meine DNA aufweist.«

»Das ist richtig.« Sayer lehnte sich über den Tisch und funkelte Winters an. »Und?«

Erneut kamen Winters die Tränen. »Das ist buchstäblich unmöglich.« Er bebte jetzt am ganzen Leib, und sein Gesicht glühte, so aufgewühlt war er. »Ich bin ein Transmann. Mein Körper produziert kein Sperma.«

»Was?«, war alles, was Sayer daraufhin hervorbrachte. Ihr Verstand konnte das, was sie soeben gehört hatte, gar nicht richtig verarbeiten.

»Ich wurde ohne Hoden geboren. Man hat mich als Mädchen eingestuft. Im Zuge meiner Geschlechtsangleichung habe ich dann eine neue Identität angenommen. Es ist somit physisch gesehen völlig unmöglich, dass Sie meine DNA in einer Spermaspur gefunden haben.«

Sayer ließ sich auf ihren Stuhl fallen und versuchte verzweifelt, diese neuen Informationen zu verarbeiten. »Das ist der Grund, weshalb Sie keine Vergangenheit haben? Ihre neue Identität?«

»Ja!« Seine Stimme drohte zu kippen. »Ich dachte, das wäre alles bloß ein Missverständnis, und ich würde es niemandem sagen müssen. Ich flehe Sie an, Agent Altair, lassen Sie mich hier raus! Ich brauche meine Medikamente!«

Der Anwalt neben Winters strahlte über diese Neuigkeiten.

»Aber Sie wurden von der Streife in der Nähe des Tatorts gesehen, als die sich auf den Notruf hin bei dem Haus in der P Street umgeschaut hat. Sie waren dort, Mr Winters, und Sie haben uns angelogen.«

»Ich weiß!« Winters zitterte am ganzen Körper. »Jemand hat mich angerufen. Sagte, es ginge um meine Ex … sie wäre in Schwierigkeiten.«

»Jemand hat Sie angerufen?«

»Ja, die Person wusste alles Mögliche über meine Ex. Sie sagte, sie sei krank und müsse dringend mit mir reden.« Winters ließ den Kopf in die Hände sinken. »So dumm.« Nach einer Weile sah er wieder auf. In seinen Augen standen schon wieder Tränen. »Ich wusste doch genau, wie das aussehen würde. Ich wusste, dass ich es nicht getan habe, also habe ich gelogen. Ich dachte, irgendwann klärt sich alles auf, und dann spielt es sowieso keine Rolle mehr. Es war eine Falle. Ich wurde reingelegt!«

Sayer dachte an Ezras Kalender, und ihr wurde schlecht. Es gab also noch eine dritte Möglichkeit, weshalb die Daten nicht übereinstimmten, allerdings hatte sie die aufgrund der DNA-Probe bislang noch nicht einmal in Erwägung gezogen. Was, wenn Winters tatsächlich die Wahrheit sagte und die Daten deshalb nicht passten, weil er nicht der Mörder war?

Winters zitterte noch immer. Verdammt, entweder er war ein erstklassiger Schauspieler, oder sie hatten sich in ihm geirrt.

»Sie wollen mir sagen, dass Sie ein Transgender sind.« Sayer musste es laut aussprechen, um es zu begreifen.

»Ja! Jemand will mir die Taten in die Schuhe schieben, oder was weiß ich! Ich habe keine Ahnung, was hier los ist. Alles, was ich weiß, ist, dass ich diesen Mädchen nichts zuleide getan habe und dass Sie unmöglich eine Spermaspur mit meiner DNA gefunden haben können!« Winters wirkte beinahe manisch vor Angst und Erregung.

»Freuen Sie sich nicht zu früh, Mr Winters. Wir haben immer noch Ihren Fingerabdruck in den Katakomben und Ihre DNA am Opfer, Sperma hin oder her. Sie wurden von einem Polizisten in der P Street gesehen, und Sie hatten nachweislich Zugang zu allen drei Tatorten.«

»Sehen Sie denn nicht, dass jemand mir das Ding in die Schuhe schieben will!« Er stand auf, und die Ketten an seinen Handschellen rasselten laut auf der Tischplatte. Sein Anwalt legte ihm begütigend die Hand auf den Arm, damit er Ruhe bewahrte.

»Franklin«, sagte er. »Falls sich herausstellt, dass jemand Ihre DNA absichtlich am Tatort deponiert hat, bedeutet das, dass auch die restlichen Beweise nichtig sind. Es wird sicher ein paar Tage dauern, bis alles geregelt ist, aber geben Sie dem FBI Zeit, die Sache aufzuklären. Dann werden sie schon von selbst erkennen, dass sie nichts gegen Sie in der Hand haben. Die Mühlen des Gesetzes mahlen langsam, aber sie stehen nicht still.«

Winters schnaubte. Er war außer sich und hatte die Augen so weit aufgerissen, dass man um seine gesamte Iris herum das Weiße sehen konnte. »Danke, ich habe selbst gesehen, wie Leute wie ich vom Rechtssystem behandelt werden. Wer weiß, vielleicht stecken sie mich sogar ins falsche Gefängnis.«

Sayer erhob sich. »Mr Winters, ich werde das alles gründlich überprüfen, und ich versichere Ihnen, wenn Sie unschuldig sind, werden wir Sie freilassen. Aber bis ich dahintergekommen bin, was genau hier los ist, liegen immer noch mehr als genug Beweise vor, um Sie hierzubehalten.«

Winters nickte knapp und verschränkte die Finger.

Sayer holte tief Luft, dann eilte sie aus dem Vernehmungszimmer schnurstracks ins Labor der Rechtsmedizin.

Sie tippte mehrmals den falschen Zugangscode ein, so heftig zitterten ihre Finger. Als sie endlich die Tür aufstieß, war sie enttäuscht, statt Joan lediglich einen ihrer Assistenten vorzufinden.

»Ist Joan da?«, wollte sie von dem jungen Mann wissen.

Der Mann mit den weißblonden Haaren sah von den Unterlagen auf, die er gerade bearbeitete. »Nein, sie war heute nicht hier. Es ist Sonntag …«

Sayer überlegte, ob sie Joan anrufen und herbitten sollte, beschloss dann aber, dass der Assistent ihre Fragen vermutlich genauso gut beantworten konnte.

»Ich brauche Hilfe bei einem Fall.«

»Sie meinen bei *dem* Fall. Dem Van-Hurst-Mord.«

»Ja, richtig. Was ich Ihnen gleich erzählen werde, dürfen Sie niemandem weitersagen, bis der Fall aufgeklärt ist, haben Sie mich verstanden?«

»Selbstverständlich, Agent Altair.« Der junge Mann wirkte ein wenig eingeschüchtert, und Sayer wurde bewusst, dass ihr Gesicht zu einer Maske des Zorns erstarrt war, weil die Grundfesten ihrer Ermittlung unter ihnen wegzubrechen drohten.

Sayer ging zum Laborkühlschrank. »Es gibt da eine kleine Unstimmigkeit bezüglich der DNA-Probe aus dem Van-Hurst-Fall.«

Er gesellte sich zu ihr neben die dicke Tür. »Was denn für eine Unstimmigkeit?«

»Die DNA passte zu der von Franklin Winters; allerdings stand im Bericht, die DNA-Probe stamme von einer Spermaspur, und Mr Winters behauptet, ein Transgender zu sein, dem bei der Geburt das weibliche Geschlecht zugewiesen wurde. Von ihm kann das Sperma folglich nicht stammen. Könnte es sein, dass man sich in der Substanz geirrt hat?«

»Na, das wäre aber ein ernst zu nehmender Fehler!« Der Assistent zog ein Schubfach der Kühleinheit auf. Gläserne Teströhrchen klirrten, und ein eigenartiger chemischer Geruch erfüllte den Raum. Er nahm ein Röhrchen heraus und hielt es ins Licht. »Das lässt sich ganz leicht nachprüfen. Warten Sie eine Minute.«

Der Mann präparierte einige Objektträger, dann schob er einen nach dem anderen in verschiedene Apparate und machte sich dazu Notizen.

»Du liebe Zeit«, murmelte er.

»Ja?«, fragte Sayer, die unbedingt wissen wollte, was er entdeckt hatte.

»Moment, ich will noch einen letzten Test machen.«

Während sie wartete, schrieb Sayer eine SMS an Joan, um sie über die veränderte Sachlage zu informieren. Sie wollte hören, wie hoch Joan die Möglichkeit eines abgekarteten Spiels einschätzte.

Der junge Assistent entnahm eine weitere Probe aus der Schale und steckte sie in eine weitere Maschine. Als er auf den Monitor schaute, stöhnte er leise auf.

»Also schön, jetzt reden Sie schon.« Sayer konnte nicht mehr an sich halten.

Der Mann machte ein betroffenes Gesicht. »Wir haben uns alle schon mal über die Möglichkeit unterhalten, aber ich hätte nie gedacht, dass wir hier in unserem Labor damit zu tun bekommen würden.«

»Womit denn? Was ist denn los?«, herrschte Sayer ihn an.

»Künstlich hergestellte DNA«, sagte der Assistent ungläubig.

»Was? Künstlich hergestellt? Im Sinne von: menschengemacht?«

»Ja. Es ist möglich, DNA herzustellen. Sie buchstäblich in einem Labor zusammenzubauen. Weil es ein ziemlich neues Verfahren ist, für das es noch keine medizinische Anwendung gibt, kann keine der DNA-Sequenziermaschinen den Unterschied zwischen echter und künstlicher DNA erkennen. Und gezielt nach künstlicher DNA zu suchen gehört nicht zu unserer Vorgehensweise. Sofern man also keinen konkreten Anlass hat, die Probe speziell daraufhin zu untersuchen, würde man es nie bemerken.«

»Die DNA ist also nicht echt? Jemand hat sie zusammengebastelt?«

Der Assistent nickte. Er war so perplex, dass ihm die Worte fehlten.

Sayer ließ sich auf den nächstbesten Stuhl sinken und legte den Kopf in die Hände. »Sie wollen mir also sagen, dass es nichts mit Kontamination zu tun hat? Dass es kein Fehler war, sondern dass jemand diese DNA-Probe ganz bewusst zusammengebaut hat, um Winters einen Mord in die Schuhe zu schieben?«

Der junge Mann setzte sich neben sie. »Genau das will ich sagen, ja. Es ist nicht weiter schwer, DNA herzustellen. Alles, was man dafür braucht, ist eine Vergleichsprobe, und die kann man von einer Coladose oder weiß der Geier woher bekommen. Ich meine – ein Kinderspiel ist es natürlich auch nicht. Auf jeden Fall muss es jemand absichtlich getan haben.«

»Verdammt noch mal!« Vor ihrem inneren Auge sah Sayer den Fall wie ein Kartenhaus in sich zusammenstürzen. Sie würden noch einmal bei null anfangen müssen. Alles hatte auf Winters als Täter hingedeutet, auch dass sie Leila in einem seiner Häuser gefunden hatten. Immerhin hatten sie Leila retten können. Nachdem sie mehrere Minuten lang schweigend vor sich hin gebrütet hatte, gab Sayer sich einen Ruck.

»Also gut, sagen Sie mir, wie es funktioniert. Können Sie mir den Vorgang in wenigen Minuten erklären?«

Der Mann wirkte ein wenig verunsichert. »Also, ja. Klar kann ich Ihnen sagen, was ich darüber weiß. DNA herzustellen ist schon seit einiger Zeit möglich, vielleicht seit ungefähr zehn Jahren. Wir, ich meine: wir hier in der Rechtsmedizin, haben uns auch schon mal darüber unterhalten, aber bisher hat noch keiner von uns eine Probe künstlicher DNA mit eigenen Augen gesehen.«

»Wäre es Ihnen denn überhaupt aufgefallen? Ich meine, wir haben ja die neueste Technik zur Verfügung, und trotzdem haben Sie es übersehen.«

Er verzog das Gesicht. »Stimmt. Die Geräte, die wir benutzen, sind nicht darauf ausgelegt, den Unterschied zu erkennen. Sie analysieren nur den DNA-Strang als solchen, und künstliche DNA ist ja gewissermaßen dafür gemacht, um die Maschinen zu überlisten. Im Grunde ist es recht simpel, nachzuprüfen, ob eine DNA echt oder künstlich ist, nur dass wir es normalerweise nicht machen. Na ja, ab jetzt vermutlich schon ...

»Aber wie schwierig ist es denn nun? Kann ich im Internet rausfinden, wie man DNA herstellt, oder brauche ich dazu ein universitäres Forschungszentrum und einen Doktorgrad in Biochemie oder so was?«, wollte Sayer wissen.

»Irgendwas dazwischen, würde ich sagen. Man braucht natürlich die entsprechende Ausrüstung, aber ich bin mir ziemlich sicher, dass ich zum Beispiel in unserem Labor DNA herstellen könnte. Ich würde sagen, man braucht schon grundlegende Kenntnisse in Biologie – aber nichts, was man sich nicht anlesen könnte, wenn man das richtige Buch zur Hand hat.« Er verzog das Gesicht, so angestrengt dachte er nach. »Wie leicht es zu verstehen wäre? Allzu schwer nicht, denke ich mal. Es ist kein Allgemeinwissen, aber auch nicht streng geheim.«

In Sayers Kopf überschlugen sich die Gedanken. Die DNA war ihr wasserdichter forensischer Beweis gewesen. Fingerabdrücke konnten leicht von Dritten am Tatort angebracht werden, und dass Winters eine persönliche Verbindung zu allen relevanten Tatorten hatte, taugte allenfalls als Indiz. Falls er wirklich auf Hawaii gewesen war, als die Fotos aufgenommen wurden, stand ihr Fall gegen ihn auf wackligen Beinen. Und falls wirklich jemand die DNA-Beweise gegen Winters manipuliert hatte, warf das zwangsläufig die Frage nach der Echtheit der übrigen forensischen Beweise auf.

»Verdammt noch mal!« Sayer schlug mit der Faust auf den Tisch, sodass der Rechtsmediziner vor Schreck zusammenzuckte.

»Tja, das ändert definitiv einiges im Käfigmörder-Fall«, murmelte er.

»Ach, wirklich?«, sagte sie und stand auf. An der Tür drehte sie sich noch einmal zu ihm um. »Sie müssen darüber Stillschweigen bewahren, bis ich mit Holt gesprochen habe. Momentan sind Sie der Einzige, der Bescheid weiß, und wir haben undichte Stellen im Team. Wenn irgendwas davon nach außen dringt, weiß ich sofort, dass Sie es waren.«

Der junge Mann nickte beflissen.

»Gut. Das Letzte, was wir brauchen, ist, dass die Presse schon wieder verrücktspielt. Aber ich fürchte, genau das wird früher oder später passieren.«

Als Sayer auf dem Weg zu Holt war, summte ihr Handy. Es war eine Nummer aus D. C.

»Agent Altair?«

»Hallo, Agent Altair, hier spricht Mrs Calavera vom Haus Zuflucht.« Die Stimme der Frau zitterte.

»Ja, natürlich, ich erinnere mich. Ist alles in Ordnung?«

»Ich weiß nicht ... Adi wurde schon seit einer ganzen Weile nicht mehr gesehen. Normalerweise würde ich mir deswegen keine Gedanken machen, aber sie war heute Nachmittag mit ihren Freundinnen verabredet, und sie ist nicht gekommen, was ihr überhaupt nicht ähnlich sieht ...«

»Oh nein ...«, stöhnte Sayer.

»Ich glaube, Adi wurde entführt.«

...

Nach dem Telefonat hatte Sayer ein bleischweres Gefühl im Magen. Während sie den Rest der Strecke zu Holts Büro im Laufschritt zurücklegte, grübelte sie über das nach, was sie soeben erfahren hatte. Jemand hatte Franklin Winters' DNA gefälscht und bewusst auf Gwendolyn Van Hursts Leiche platziert. Und jetzt wurde auch noch Adi vermisst. Wenn Winters unschuldig war, bedeutete das, dass der Mörder immer noch frei herumlief – und vielleicht hatte er soeben Adi Stephanopolous gekidnappt.

Vor Holts Tür angekommen, blieb Sayer stehen. Die Assistentin war nicht da, aber wie so oft konnte man Holt in ihrem Büro telefonieren hören – obwohl es Sonntagnachmittag war.

Sayer machte sich auf das Äußerste gefasst. Vielleicht würde es sogar noch schlimmer werden als seinerzeit nach ihrem tätlichen Angriff auf den Journalisten. Sie konnte sich schon ausmalen, was folgen würde: ein öffentlicher Aufschrei, Fragen, Vorwürfe und Schuldzuweisungen. Im Grunde scherte sie sich nicht um solche Dinge – aber es würde hässlich werden, keine Frage.

Sayer atmete noch einmal tief durch, dann klopfte sie an.

»Herein!«, befahl Holt.

Sayer hatte sich seit zwanzig Jahren nicht mehr bekreuzigt, doch in diesem Moment brach eine alte Angewohnheit aus ihrer Kindheit wieder hervor, und sie berührte rasch Stirn, Brust und Schultern mit den Fingerspitzen, ehe sie die Tür öffnete.

»Stellvertretende Direktorin Holt …«, begann sie.

»Verflucht noch mal, wo brennt es denn jetzt schon wieder?«

Sayers Augenbrauen schossen in die Höhe. »Was? Aber woher …?«

»Wollen Sie mich auf den Arm nehmen? Ich bin die stellvertretende Direktorin des FBI. Denken Sie, ich spüre es nicht, wenn etwas Schlimmes passiert ist?« Holt stand auf und war in wenigen Schritten bei Sayer. »Wurde einer unserer Leute verletzt?«

Noch nie hatte Sayer solche Emotionen in Holts Miene wahrgenommen. »Nein, nein, nichts dergleichen.«

»Oh, Gott sei Dank!« Holt legte Sayer eine fleischige Hand auf die Schulter und sackte erleichtert in sich zusammen.

»Ganz so schlimm ist es nicht«, fuhr Sayer fort. »Aber nah dran.«

Holt zog ihren Hosenanzug zurecht und strich sich den grauen Haarhelm glatt. »Nichts könnte schlimmer sein als ein Agent, der im Dienst verletzt wird.« Ihr Blick ließ Sayer innerlich erzittern. »Also. Worum geht es?«

Einen kurzen Moment spielte Sayer mit dem Gedanken, doch lieber nichts zu sagen, aber natürlich wusste sie, dass Schweigen auf lange Sicht alles nur noch schlimmer machen würde.

»Winters' DNA vom Tatort wurde künstlich hergestellt, und es kann sein, dass Adi Stephanopolous entführt wurde«, stieß sie so schnell wie möglich hervor.

Holt blinzelte einige Male, und eine seltsame Röte erschien auf ihren Wangen. »Eins nach dem anderen. Künstlich hergestellte DNA. Erklären Sie mir bitte, was das heißen soll.«

»Solche DNA ist buchstäblich handgemacht. Jemand ist in ein Labor gegangen und hat sich eine DNA-Probe gebastelt.«

»Eine Probe, die genau zu der DNA von Franklin Winters passt?«

»Richtig.«

»Und das wissen wir, weil …«

»Weil Franklin Winters ein Transgender ist und sein Körper keine Spermien produziert.« Sayer stolperte fast über ihre eigenen Worte.

Holt begann rhythmisch die Fäuste zu ballen. »Und was genau bedeutet das? Sind wir absolut sicher, dass es sich nicht um eine kontaminierte Probe handelt?«

»Sind wir. Ein Assistent aus dem rechtsmedizinischen Labor hat mir bestätigt, dass die DNA künstlich ist.«

»Dann wollte jemand Winters die Tat in die Schuhe schieben? Das verändert die ganze Sachlage von Grund auf. Fingerabdrücke sind noch tausendmal einfacher zu manipulieren als DNA, das heißt, den Fingerabdruck-Beweis können wir auch vergessen. Wir stehen also wieder bei null.«

»M-hm.« Sayer nickte unbestimmt. »Wenn es wirklich darum ging, Winters reinzulegen …«

»Dann haben wir schon wieder den Falschen, und diesmal haben wir den armen Kerl *wirklich* verhaftet. Und ein weiteres Mädchen wird vermisst? Erklärung.«

»Adi Stephanopolous, eine Bewohnerin aus dem Haus Zuflucht, auch ein Zwilling. Sie hat sich seit heute Morgen nicht mehr blicken lassen, was angeblich sehr untypisch für sie ist.«

Holt beäugte nachdenklich ihre malträtierte Bürowand, als überlegte sie, ob sie der Sammlung ein weiteres Loch hinzufügen sollte. Schließlich jedoch entschied sie sich dagegen und fuhr stattdessen fort, die Fäuste zu ballen. »Es ist also noch nicht sicher, ob ihr Verschwinden mit unserem Fall zusammenhängt?«

Sayer verlagerte ungeduldig das Gewicht von einem Fuß auf den anderen. Sie wollte so schnell wie möglich wieder an die Arbeit. »Nein ... das ist noch nicht sicher. Aber ich habe es im Gefühl: Unser Täter hat sie entführt.«

Holt holte mühsam Luft und nickte langsam. »Wir dürfen es niemandem sagen.«

»Wie bitte?« Sayer konnte ihre Entgeisterung nicht verbergen.

»Wir sagen niemandem etwas davon.«

»Sie wollen, dass wir die Entführung eines Mädchens vertuschen?«

»Nein. Ich will lediglich, dass die Sache für den Moment noch unter uns bleibt. Finden Sie erst heraus, was zum Henker hier vor sich geht. Sobald wir das wissen, können wir uns immer noch hinstellen und unseren Fehler einräumen – wieder einmal.«

»Wir haben keinen Fehler gemacht«, widersprach Sayer.

»Es wird aber so aussehen.« Holt wandte sich ab und trat zu der vollverglasten Wand mit Ausblick über die sanften Hügel von Virginia.

»Seit wann kümmert es uns, wie wir in der Öffentlichkeit wahrgenommen werden?«

»Begreifen Sie, was wir hier tun, Sayer?« Holt sprach mit ihr, ohne sich umzudrehen. Ihre Stimme war gefährlich ruhig.

»Wir jagen die Bösen und retten die Unschuldigen?«

»Unsere Aufgabe ist es, zu schützen und zu dienen.« Holt faltete hinter dem Rücken die Hände. »Eine alberne Plattitüde, dessen bin ich mir bewusst – aber wenn die Menschen kein Vertrauen mehr in uns haben, hören sie auch nicht mehr auf uns. Dann rufen sie uns nicht mehr, wenn etwas Schlimmes passiert. Und ich meine nicht nur die Zivilisten, ich spreche von der Polizei und den Strafverfolgungsbehörden insgesamt.«

Sayer seufzte. Das war der Aspekt ihrer Arbeit, mit dem sie sich nur höchst ungern auseinandersetzte. Aber das änderte nichts daran, dass Holt recht hatte.

»Also gut. Ich sage den anderen aus der Sondereinheit, sie sollen es für sich behalten.«

»Sie missverstehen mich. Sie sagen es *niemandem*. Auch nicht den Mitgliedern der Sondereinheit.« Holts Stimme war kaum lauter als ein Flüstern.

Sayer stand vor Schock der Mund offen. »Was? Aber wir brauchen doch Leute für …«

Holt fuhr herum und fixierte Sayer. Ihre Augen sprühten Funken. »Sie weigern sich, das große Ganze zu sehen. Wir haben eine undichte Stelle in unserem Team. Seit Tagen habe ich weder Van Hurst noch der Presse irgendwelche Informationen zukommen lassen, und trotzdem wissen sie bis ins letzte Detail, was bei unseren Meetings besprochen wird. Verdammt noch mal, irgendwer leitet unsere gesamte Kommunikation, sogar interne SMS, an die Presse weiter. Was, glauben Sie, wird Van Hurst tun, wenn er rausfindet, dass wir uns schon wieder im Verdächtigen geirrt haben?«

Sayer rutschte das Herz in die Hose. »Eine Pressekonferenz einberufen.«

»Ganz genau. Er wird sich sofort vor die Fernsehkameras stellen und es in alle Welt hinausposaunen. Und nicht nur das – Van Hurst kontrolliert unseren Etat. Ich habe Angst, dass dieser Mistkerl gegen uns Stimmung machen, unseren Etat kürzen oder irgendetwas anderes tun könnte, um das FBI zu ruinieren, wenn er denkt, dass wir in diesem Fall keine erstklassige Arbeit leisten.«

Holts Befürchtung war nicht von der Hand zu weisen. Van Hurst wäre wirklich nachtragend und rachsüchtig genug, um dem gesamten FBI zu schaden, wenn sie sich nicht an seine Spielregeln hielten.

»Van Hurst ist nicht gerade für seine vornehme Zurückhaltung bekannt. Wenn wir unseren Ruf schützen wollen, dürfen wir auf keinen Fall zulassen, dass er uns in Misskredit bringt. Dass er *Sie* in Misskredit bringt. Wir dürfen niemals den Gesamtzusammenhang aus den Augen verlieren.«

»Ich dachte, der Gesamtzusammenhang wäre, dass unser Täter höchstwahrscheinlich gerade ein weiteres Mädchen entführt hat.« Sayer konnte sich die Bemerkung nicht verkneifen. Sie schiss auf politische Notwendigkeiten.

»Falsch. Wir wissen noch gar nicht, was passiert ist, und das Mädchen ist nur einer von vielen Aspekten, die hier eine Rolle spielen.« Holts Blick war so stechend, dass sich Sayer vor Unbehagen wand. Doch dann schien der Zorn der stellvertretenden Direktorin urplötzlich zu verpuffen, und sie sah nicht mehr aus wie eine Walküre kurz vor Beginn der Schlacht, sondern wie eine ganz normale überarbeitete, zu Tode erschöpfte Frau.

»Hören Sie, ich sage ja gar nicht, dass wir weiter an Winters als Täter festhalten sollten. Ich sage gar nicht, dass wir *nicht* Himmel und Erde in Bewegung setzen sollen, um das vermisste Mädchen zu finden. Was ich sage, ist einzig und allein dies: Lassen Sie uns zwei Fliegen mit einer Klappe schlagen. Wir verhindern, dass uns die Presse schon wieder aufs Dach steigt, *und* wir nutzen die Chance, die sich durch Winters' Verhaftung für uns aufgetan hat.«

Sayer nickte. »Wir wissen, dass Winters reingelegt wurde, aber der Täter weiß nicht, dass wir es wissen.«

»Genau. Wir müssen strategisch vorgehen. Unseren Vorteil nutzen, um den Täter und das Mädchen zu finden, bevor die Situation völlig außer Kontrolle gerät.«

»In Ordnung. Trotzdem brauche ich Leute. Ich kann das unmöglich alleine stemmen.«

»Sie schaffen das.«

Sayer schüttelte den Kopf. »Nein, das wäre dem Mädchen gegenüber nicht fair. Sie sitzt irgendwo im Dunkeln in einem Käfig und wird unter Drogen gesetzt oder noch Schlimmeres. Wenn Adi wirklich verschleppt wurde, dann sind wir es ihr schuldig, alles in unserer Macht Stehende für sie zu tun. Und dafür brauche ich ein Team.« Sayer holte tief Luft. Holt die Stirn zu bieten, fiel ihr nicht leicht, dennoch ließ sie nicht locker. »Ich stelle eine Sondereinheit in der Sondereinheit zusammen – nur eine Handvoll Leute, von denen ich ganz sicher weiß, dass sie niemals Informationen weitergeben würden. Und dann schauen wir, was wir erreichen.«

Holt überlegte eine Weile, dann nickte sie. »Von mir aus. An wen hatten Sie gedacht?«

»Vik, Joan, Ezra …«

»Einverstanden. Ezra kann Sie aus dem Krankenhaus heraus unterstützen. Sie und Vik ermitteln vor Ort, und Joan kümmert sich um die Spuren.«

»Es gefällt mir nicht, die Kriminaltechnik außen vor zu lassen. Sie haben so hart für den Fall gearbeitet«, sagte Sayer.

Holt machte ein finsteres Gesicht. »Wir wissen nicht, wem wir trauen können. Sie können weiterhin die Befunde analysieren, schließlich denken sie, dass es um Winters geht, da dürften sie wohl kaum misstrauisch werden. Sie lassen sie für sich arbeiten, ohne sie einzuweihen. Vielleicht halten Sie auch Ihre Besprechungen besser nicht hier auf dem Gelände ab, sondern woanders.«

»Wir können uns in meiner Wohnung treffen«, sagte Sayer.

»Gute Idee. Nicht mehr lange, und wir müssen die Katze aus dem Sack lassen. Nutzen wir die Zeit, die uns bis dahin bleibt.«

»Was ist mit Winters?«

»Ich spreche mit seinem Anwalt. Wir werden alles für seine Freilassung in die Wege leiten, aber wir haben immer noch genug gegen ihn in der Hand, insofern habe ich nicht die Befürchtung, dass er allzu schnell wieder draußen sein wird.«

»Könnten wir ihn nicht wenigstens irgendwohin verlegen, wo er es etwas bequemer hat? Der arme Kerl leidet.«

»Sind Sie hundertprozentig sicher, dass er es nicht war?« Holt sah Sayer tief in die Augen. »Sie legen Ihre Hand dafür ins Feuer, dass wir uns nicht schon wieder an der Nase haben herumführen lassen?«

Sayer dachte an Winters' Gesicht, als er ihr verraten hatte, weshalb er unmöglich der Täter sein konnte. Vermutlich hätte jeder, der fälschlicherweise wegen Mordes verhaftet worden war, ähnlich reagiert wie er. »Ja, ich bin mir sicher. Bei uns sitzt ein Unschuldiger in der Zelle. Im Übrigen benötigt er irgendwelche Medikamente.«

Holt brummte unwillig. »Von mir aus. Hatte ganz vergessen, dass Sie so ein Gutmensch sind, dem Gerechtigkeit über alles geht«, sagte sie ohne jeden Humor. »Ich sorge dafür, dass er alles bekommt, was er braucht.«

Sayer wandte sich zum Gehen.

»Gute Arbeit bisher, Agent Altair. Und jetzt gehen Sie, und finden Sie raus, ob dieses Mädchen tatsächlich entführt wurde.«

Haus Zuflucht, Washington, D. C.

Am Haus Zuflucht angekommen, sprang Sayer von ihrem Motorrad. Mrs Calavera stand vor dem mit bunten Wandbildern geschmückten Gebäude und rang verzweifelt die Hände.

»Immer noch keine Nachricht von Adi?«, wollte Sayer wissen.

Die ältere Frau verneinte. Sie war heute ungeschminkt, und aus ihrem Knoten hatten sich mehrere Haarsträhnen gelöst, die in alle Richtungen abstanden.

»Sie würde uns so was niemals antun. Sie weiß doch ... das mit Leila ... dass ihr etwas Schlimmes zugestoßen ist.«

»Bringen Sie mich zu ihrem Zimmer.«

Mrs Calavera nickte.

»Haben Sie schon die Kliniken und Leichenschauhäuser abtelefoniert?«, erkundigte sich Sayer, während sie einen langen, von Türen gesäumten Flur entlanggingen. Einige der jungen Bewohner steckten die Köpfe aus ihren Zimmern. Ihre Augen waren weit aufgerissen, der Schock stand ihnen in die Gesichter geschrieben. Erneut flammte ein unbändiger Zorn auf den Täter in Sayer auf. Das Wohnheim war ein sicherer Hafen für diese Kinder gewesen, ihr einziger Zufluchtsort, und nun lebten sie alle in Angst.

»Ja, habe ich. Sie wurde nirgends eingeliefert.«

Mit zitternden Fingern schloss Mrs Calavera eine Tür auf und trat zur Seite.

Sayer betrat das typische Mädchenzimmer. An einer Korkpinnwand, über die kreuz und quer violette Bänder gespannt waren, hingen Fotos von Adis Familie. Ihre Mutter war eine echte Schönheit gewesen, eine etwas ältere Version von Adi mit einem strahlenden Lächeln. Auf einem der Bilder war sie zusammen mit Adi und ihrer Zwillingsschwester zu sehen, die einander bei den Händen hielten.

»Clem und Adi.« Sayer strich mit dem Finger über das Bild.

Sie sah sich noch eine Weile im Zimmer um, dann hob sie eine geöffnete, aber noch volle Zigarettenschachtel auf. »Dann hat Adi gar nicht wirklich geraucht?«, wollte sie von Mrs Calavera wissen.

Die Frau schüttelte den Kopf. »Ich habe sie nie dabei gesehen. Ich glaube, ihr Vater hat geraucht – früher, als sie noch in Griechenland war. Der Geruch hat sie wahrscheinlich an ihn erinnert.«

»Kennen Sie ihre Familiengeschichte?«

Mrs Calavera verzog das Gesicht. »Ich weiß nicht, weshalb sie aus Griechenland geflohen sind, aber sie waren alle auf einem Schiff unterwegs, das im Sturm gekentert ist. Die Küstenwache konnte einige Passagiere retten. Sie haben auch Adi und ihre Schwester aus dem Wasser gezogen. Die beiden hielten sich aneinander fest, obwohl sie bereits tot waren. Adi konnte noch wiederbelebt werden. Clem nicht.«

Sayer setzte sich aufs Bett, um nachzudenken.

Als sie den Blick erneut durchs Zimmer schweifen ließ, steckte ein junger Mann den Kopf zur Tür herein.

»Daour, es passt jetzt gerade nicht so gut«, sagte Mrs Calavera sanft.

»Ich weiß, Mrs C. Aber das hier ist gerade gekommen. Ich glaub, es ist wichtig.«

Er reichte ihr einen Umschlag.

»Ich hab die Post sortiert und dabei den hier gefunden. Sehen Sie? Keine Briefmarke drauf. Jemand muss ihn direkt bei uns eingeworfen haben.«

Sayer war bereits dabei, sich Handschuhe überzustreifen.

»Darf ich?« Sie nahm Mrs Calavera den Umschlag aus der Hand.

Die Klappe ließ sich leicht öffnen, der Umschlag war nur flüchtig zugeklebt.

Darin steckte eine Karte aus festem weißem Papier. Darauf stand in Druckbuchstaben geschrieben: *Wenn Sie mir eine von meinen wegnehmen, nehme ich mir eine von Ihren.*

»Oh nein«, wisperte Sayer. Rasch steckte sie Karte und Umschlag in einen Asservatenbeutel und schrieb eine SMS an Vik.

Spurensicherung soll sofort zum Haus Zuflucht kommen. ADI ENTFÜHRT.

»Ist Ihr Briefkasten videoüberwacht?«

»Was? Nein, leider nicht.« Mrs Calavera sah aus, als drohte sie jeden Moment in Tränen auszubrechen.

»Gibt es hier sonst irgendwo Kameras?«

»Nein, so was haben wir nicht. Ich möchte nicht, dass die Kinder sich beobachtet fühlen.« Ihre brüchige Stimme war kaum lauter als ein Flüstern.

Während die Kriminaltechnik das Wohnheim auf den Kopf stellte, fuhr Sayer zurück nach Quantico, um die Karte ins Labor zu bringen.

Wie sich herausstellte, war sie sauber. Keine Fingerabdrücke oder sonstige Spuren.

Sayer saß noch bis kurz vor zwei Uhr morgens an ihrem Schreibtisch und wälzte Akten. Sie suchte verzweifelt nach einem Anhaltspunkt, weil sie nicht wusste, in welche Richtung sie weiterermitteln sollten. Allein in ihrem stillen Büro und im Schein des Mondes, der durch die getönten Scheiben hereinfiel, ergab sich Sayer einen Moment lang ihrer Hoffnungslosigkeit. Sie hatte nicht den winzigsten Hinweis. Nicht den Hauch einer Idee, wo sie ansetzen sollte. Sie brauchte dringend Schlaf, um wieder klar denken zu können. Todmüde fuhr sie nach Hause, um sich ins Bett zu legen.

Unbekannter Ort

Eine Eisentür öffnete sich dröhnend. Adi Stephanopolous brummte immer noch der Schädel von dem Zeug, das der Kerl ihr in den Hals injiziert hatte. Aber sie war bereit, es mit ihm aufzunehmen, falls er ein zweites Mal versuchen sollte, ihr eine Spritze in den Körper zu jagen.

Im Halbdunkel hörte sie Schritte, dann das *Klick-klick-klick* irgendeiner Maschine. Helligkeit flutete den Raum. Adi begriff nicht recht, was sie sah.

Sie saß in einem großen Käfig, der an einer Kette von der Decke hing. Ein Projektor tauchte den riesigen Raum in sein kaltweißes Licht. Sie sah Türme aus Kisten und Kartons, ein kaputtes Klavier, einen alten Kleiderschrank, jede Menge Papierstapel. War dies der Keller irgendeines Privatanwesens? Das Gerümpel stand überall um den Käfig herum und warf riesenhafte Schatten an die Wände.

Eine gebeugte Gestalt machte sich am Projektor zu schaffen. Als sie aufsah, konnte Adi erkennen, dass sie ein Nachtsichtgerät und eine Art Gasmaske trug, die über einen Schlauch an eine Sauerstoffflasche angeschlossen war.

In der Ecke ihres Käfigs flatterte eine Taube, und Adi fragte sich, ob sie womöglich halluzinierte. Ein Vogel?

Der Projektor gab ein lautes Knacken von sich, und im nächsten Moment flimmerten Bilder über Kisten und Wände. Adi blinzelte verwirrt. Dann erkannte sie die Dioskuren – Kastor und Pollux, die Götterzwillinge aus der griechischen Mythologie.

Als sie und Clem noch klein gewesen waren, hatte ihre Mutter ihnen die Sage erzählt, daran konnte sie sich noch sehr gut erinnern. Mami hatte ihnen gesagt, dass die Seelen von Kastor und Pollux auf ewig miteinander verbunden seien, bis über den Tod hinaus – genau wie die Seelen von Adi und Clem. Pollux hatte sogar seine Unsterblichkeit geopfert, um seinen Bruder Kastor aus dem Reich der Toten zurückzuholen. Adi hörte die Stimme ihrer Mami im Kopf und klammerte sich verzweifelt an die Erinnerung. Daran, wie Mami sie und Clem in den Arm genommen und ihre braunen Lockenköpfe geküsst hatte. Sie versuchte sich vorzustellen, wie sie lachend in der Sonne saß und ihre goldbraunen Augen vor Freude funkelten.

Sie wollte nicht darüber nachdenken, was als Nächstes mit ihr passieren würde. Sie wusste, sie war in der Gewalt des Käfigmörders.

Die gebeugte Gestalt ging nun zu einem anderen Apparat und schüttete irgendein klumpiges Pulver in einen Trichter. Dann wurde der Apparat surrend in Gang gesetzt und begann Dampf in die Luft zu blasen.

»Normalerweise nehme ich mir Zeit, um meine Versuchsobjekte adäquat auf das Experiment vorzubereiten. In deinem Fall habe ich es leider eilig«, hörte sie die gedämpfte, elektronisch verzerrte Stimme der Gestalt sagen. »Aber immerhin bin ich endlich dahintergekommen. Es ist eine Frage des Bewusstseins! Unser Bewusstsein ist es, das die Tore zum Jenseits aufstößt. Die Tore müssen geöffnet sein, ehe ich dich töte und dann wieder zurückhole. Ganz einfach!«

Mittlerweile war der Dampf bis in Adis Käfig gedrungen und erfüllte die Luft mit seinem widerwärtigen Gestank.

Adi versuchte ihn nicht einzuatmen, aber sie konnte nicht ewig die Luft anhalten. Der Dampf brannte in ihren Lungen. Kurz darauf wurde ihr schwindlig. Sie hatte das Gefühl, keinen festen Boden mehr unter sich zu haben. Licht- und Farbblitze flimmerten hinter ihren geschlossenen Lidern. Eine Zeit lang kämpfte sie gegen den Drang an, die Augen wieder zu öffnen, aber irgendwann konnte sie nicht mehr. Die Droge rauschte durch ihren Körper, und alles um sie herum wogte und waberte wie in einem Zerrspiegel.

Erneut sah sie die Bilder an allen vier Wänden. Kastor und Pollux zu Pferde. Der Raub der Leukippiden. Eine Skulptur von Pollux, wie er in den Hades herabsteigt, um seinen Bruder zu befreien.

Für einen kurzen Moment blieb Adis verschwommener Blick an dem maskierten Monster hängen. Natürlich wusste sie, dass es nicht wirklich ein Monster war, sondern ein ganz normaler Mensch aus Fleisch und Blut, der eine Gasmaske und ein Nachtsichtgerät trug. Aber schon im nächsten Moment begann er sich in ein echtes Monster zu verwandeln. Seine Hände wurden zu Klauen. Aus seinem Kopf wuchsen Hörner.

Hinter der Maske wisperte es dumpf: »Geh zu ihr ... geh ... finde deine Schwester im Jenseits. Clementia wartet auf dich.«

Das Monster umkreiste den Käfig und beschwor sie immer weiter mit rauer Stimme: »Lass dich von der Taube leiten. Die Taube ist das Symbol der Wiedergeburt, der Avatar des Hermes. Die Taube wird dich sicher in den Hades und wieder hinaus geleiten. Geh und rette deine Schwester, so wie Pollux seinen Bruder Kastor gerettet hat.«

Mit schwerer Zunge gelang es Adi zu erwidern: »Nicht die Taube steht für Hermes, sondern die Schlange, du Vollidiot.«

Daraufhin stieß das Monster ein lautes Wutgeheul aus und schlug mit seiner klauenbewehrten Hand gegen die Gitterstäbe. Der Käfig begann zu schaukeln, und auf einmal wusste Adi nicht mehr, wo oben und wo unten war. Ein lautes Summen in ihren Ohren übertönte die heiseren Atemgeräusche des Monsters. Anfangs war es ein durchaus angenehmes Gefühl, aber dann breitete sich das Summen immer weiter aus, bis ihr ganzer Körper davon erfüllt war. Adi sackte nach hinten und schlug sich den Kopf am Boden des Käfigs an. Sie stürzte hinab in eine Welt, in der Zeit und Raum miteinander verschmolzen, in der das Universum um sie kreiste wie ein wunderschönes Kaleidoskop. Kleine Engel tanzten lachend über ihrem Kopf.

Doch mit der Zeit veränderten sich die Bilder. Die Engel lösten sich auf, und an ihrer Stelle erschien Zeus, der zornerfüllt auf sie herabblickte. Kastor und Pollux galoppierten auf ihren schnaubenden, Feuer speienden Hengsten um sie herum im Kreis, bis Pollux schließlich vor ihr anhielt, den Mund aufriss und schrie. Aus der gähnenden schwarzen Höhle seines Rachens kam eine Schlange hervorgekrochen, die sich auf Adi zuschlängelte und dabei zischte: *»Duuuu hasssst Clem getötet. Duuuuu hassssst esssss getan.«*

Adi wollte schreien, doch ihr ganzer Körper war wie zu Stein erstarrt. Taubenflügel streiften ihr Gesicht. Die Bilder verschwammen vor ihren Augen, und die Schlange wickelte sich um ihren Hals, bis Adi keine Luft mehr bekam. Auf einmal spürte sie Wasser um sich herum, das immer höher stieg. Eisiges, zorniges Wasser. Ein krampfartiges Zucken erfasste ihren Körper, und Kastor und Pollux beobachteten sie aus der trüben Tiefe des Ozeans mit Augen wie glühende Kohlen.

Ein stechender Schmerz fuhr durch ihren Arm, und sie spürte ein Brennen in den Venen.

Ich sterbe, war ihr letzter Gedanke, bevor alles um sie herum schwarz wurde. Doch statt Angst und Entsetzen empfand sie einen tiefen Frieden.

Dann tauchte plötzlich ein kleines flackerndes Licht vor ihr auf, wie eine Kerze in weiter Ferne. Tief in ihrem Herzen wusste Adi, dass dieses Licht ihr den Weg in den Himmel weisen würde. Wunderschön war es. Strahlend. Herrlich.

So ist es recht. Geh weiter. Immer weiter. Finde sie, wisperte eine Stimme.

Sie schwebte vorwärts, als wäre sie bereits ein Geist. Vielleicht wäre dieser Albtraum gleich vorbei und sie würde endlich wieder mit Mami und Clem vereint sein. Sie spürte ihren Körper nicht mehr, sie war nur noch Luft. Sie wurde eins mit dem Licht.

Dann erschien Clem vor ihr, umgeben von einer gleißenden Helligkeit. Ihre Zwillingsschwester streckte die Hand aus. Ihr braunes Haar schwebte um ihren Kopf wie das Haar einer Wassernymphe, und aus ihren goldbraunen Augen, die Mamis und ihren eigenen so ähnlich sahen, leuchtete ein tiefer Frieden. Beim Anblick ihrer Schwester stieß Adi einen Freudenschrei aus. Sie wollte die dargebotene Hand ergreifen. Einen Sekundenbruchteil lang berührten sich ihre Fingerspitzen, und ein Gefühl strahlender, reiner Liebe wärmte ihre Haut, wanderte ihren Arm hinauf direkt bis zu ihrem Herzen.

»Wach auf!«

Der Befehl war wie ein Schlag ins Gesicht. Clem zog jäh ihre

Hand zurück. Adis Körper begann zu krampfen und zu zucken, und ein Gefühl wie von tausend Stecknadeln breitete sich in ihren Gliedern aus.

»So ist es recht, komm zurück«, flüsterte das Monster. Adis Blick geisterte ziellos im Raum umher. Der Projektor warf immer noch die Bilder an die Wände. Über ihr schwebte das schauerliche Gesicht des Monsters.

»Nein«, krächzte sie. »Clem.«

»Du warst bei deiner Schwester?«

Das Monster packte sie bei den Schultern. Seine Finger gruben sich tief in ihre Haut.

»Ich habe sie gesehen. Wir waren zusammen!«, schluchzte Adi.

»Endlich. Der letzte Schritt.« Das Monster ließ sie los, und in dem Moment erkannte Adi, dass die Käfigtür nicht geschlossen war. Trotz der Krämpfe in Armen und Beinen machte sie sich zum Angriff bereit. Vielleicht konnte sie das Monster nicht ernsthaft verletzen – aber sie würde es verdammt noch mal versuchen.

Mit einem gequälten Aufschrei wollte sie sich auf ihren Peiniger stürzen, doch ihr Arm blieb an etwas hängen, und als sie sich umschaute, stellte sie fest, dass sie an eine Infusion angeschlossen war. Durch den Schlauch und ihre kraftlosen Glieder am Angriff gehindert, sackte sie in sich zusammen, ohne auch nur das Gesicht des Monsters berührt zu haben.

Das Monster stieß daraufhin ein langes, tiefes Lachen aus. »Ach, 9.3. Ein heldenhafter Versuch.« Es zog ihr die Infusionsnadel aus der Armbeuge und schlug die Käfigtür zu.

Adi ließ sich auf den Boden sinken und begann zu weinen.

Sayers Wohnung, Alexandria, Virginia

Sayer saß, den schnarchenden Vesper zu ihren Füßen, auf dem verschlissenen Futon im Wohnzimmer. Sie kippte den letzten Schluck ihres mittlerweile kalt gewordenen Kaffees hinunter und verzog das Gesicht, als sie eine Ladung Kaffeesatz auf der Zunge schmeckte. Sie kaute eine Weile geistesabwesend darauf herum und ließ sich von den bitteren Körnchen die Zähne polieren.

Nach einem flüchtigen Blick auf ihre Forschungsunterlagen, die allmählich auf dem Küchentisch Staub ansetzten, wandte sie sich wieder ihren Notizen über Adi Stephanopolous zu. Mrs Calaveras Schilderungen zufolge war Adi ein trauriges, aber zugleich auch leicht reizbares Mädchen, das auf das tragische Schicksal seiner Familie in erster Linie mit Wut und Aggression reagierte. Sie war bei den anderen Kindern und Jugendlichen im Wohnheim beliebt, verbrachte jedoch die meiste Zeit allein. Sie lernte viel für die Schule, weil sie unbedingt aufs College gehen wollte. Ihr Ziel war es, Kinderärztin zu werden, damit sie andere Kinder retten konnte, so wie sie selbst von Ärzten gerettet worden war.

Als es an der Tür klingelte, war Vesper mit einem Schlag hellwach.

Auf der Schwelle stand Vik. Im fahlen Licht des Morgens wirkte er noch blasser als sonst.

»Darf ich nur kurz vorwegschicken, wie irre das alles ist?«, sagte er anstelle einer Begrüßung, während er Vesper kräftig zwischen den Ohren kraulte. Der kleine Hund war angesichts dieser Liebkosungen derart verzückt, dass er sich wie toll am Boden wälzte. Vik schmunzelte über ihn, ehe er an Sayer vorbei in die Wohnung trat und Kurs auf die Küche nahm, wo er sich gleich als Erstes daranmachte, eine Kanne frischen Kaffee aufzusetzen.

»Ich fasse zusammen: Winters wurde reingelegt, ein weiteres Mädchen ist verschleppt worden, und wir dürfen unseren Kollegen nichts von alldem sagen, sondern müssen stattdessen versuchen, den Fall mit einem aus vier Leuten bestehenden Ermittlungsteam ganz alleine zu lösen?«

Sayer war ihm in die Küche gefolgt. »Na ja, wenn du es so formulierst, klingt es wirklich irre. Aber das war nun mal Holts Befehl ... Und ich finde, sie hat recht.« Sayer holte eine zweite Kaffeetasse aus dem Schrank und stellte fest, dass es die letzte war.

»Ich weiß! Das ist einfach – Mann! Da lastet ganz schön viel Druck auf uns«, meinte Vik.

»Es ist ja nur für ein paar Tage. Und wir sind die Besten.«

Nach längerem Schweigen sagte Vik: »Für Adi Stephanopolous kann ich das nur hoffen.« Vesper leckte ihm die Hand, weil er sich weitere Streicheleinheiten erhoffte. Wieder musste Vik lächeln. »Wie ich sehe, hast du den kleinen Köter immer noch.«

Sayer antwortete nicht.

»Und wir sollen uns wirklich hier in deiner Bruchbude treffen? Du hast ja nicht mal Möbel.«

Sayer ignorierte auch diese Frage und deutete stattdessen auf einen der Stühle an ihrem zerschrammten Esstisch. »Setz dich. Ich räume die Ordner weg.« Sie griff nach ihren Forschungsunterlagen, stellte sich dabei jedoch so ungeschickt an, dass ihr die

Ordner aus der Hand rutschten und lauter glänzende Fotos über den Fußboden schlitterten.

Vik trat zu ihr, um ihr beim Aufsammeln zu helfen. »Schaust du dir in deiner Freizeit alte Mordfälle an?«

»Nein, das sind meine neurologischen Forschungen – die Fallakten der Serientäter, deren Gehirne ich untersuche«, erklärte Sayer.

»Ach ja. Das hätte ich fast vergessen.« Vik schlug den obersten Ordner auf und schnitt eine Grimasse. »Mann, das ist aber ganz schön krank.« Er hielt ein Schwarz-Weiß-Foto von einem der Tarlington-Tatorte in die Höhe. Die Nahaufnahme zeigte Kopf und Schulterpartie einer Frau. Ihre Haut war fleckig, das Weiß ihrer leblosen Augen übersät mit geplatzten Blutgefäßen, und sie hatte mehrere deutlich sichtbare Würgemale am Hals.

»Ja, Dugald Tarlingtons letztes Opfer. Er hat sie mehrfach hintereinander gewürgt.«

Erneut klingelte es an der Tür, und als Sayer öffnete, stand Joan auf der Schwelle. Sie hatte zwei Whiteboards und eine Tüte mit Büroutensilien dabei. Heute trug sie einen hellblauen Baumwollpullover zu einem knielangen silbernen Rock und hatte sich das dichte Haar mit einem elfenbeinfarbenen Haarband aus dem Gesicht frisiert. Ihre Augen waren klein vor Müdigkeit.

Auch Vesper sprang herbei, um den Neuankömmling zu begrüßen.

»Du hast einen Hund?« Joan konnte ihr Missfallen nicht ganz verbergen.

»Magst du keine Hunde …?« Sayer versuchte sich das Lachen zu verkneifen, weil Joan wie zur Salzsäule erstarrt mit erhobenen Händen dastand, während Vesper sie intensiv beschnupperte.

»Ich … wahrscheinlich rieche ich nach Tod und Chemikalien.«

Joan zog die Nase kraus. »Deshalb mögen mich viele Hunde nicht, glaube ich.«

Joan schien die Sachlage richtig eingeschätzt zu haben, denn Vesper umkreiste sie aufgeregt schnüffelnd, ehe er sich wieder an Sayers Seite zurückzog, statt sich wie üblich von dem Gast streicheln zu lassen.

Sayer und Joan schenkten sich Kaffee ein und setzten sich an den Küchentisch. Vik stellte fest, dass es keine Kaffeetasse mehr für ihn gab.

»Tja ...« Sayer holte ein Weinglas aus dem Schrank und reichte es ihm mit einem breiten Grinsen. »Willkommen im *Chez Sayer*. Für meine Gäste nur das Beste.«

Vik grummelte etwas Unverständliches, ehe er sich notgedrungen Kaffee in sein Weinglas goss.

Während Sayer von der künstlichen DNA und der Nachricht des Täters bezüglich Adis Entführung berichtete, machte sie im Geiste eine Bestandsaufnahme von ihrem kleinen Team.

Vik, Typ attraktiver Totengräber, durch nichts aus der Ruhe zu bringen, blitzgescheit und gutherzig.

Joan, gewissenhaft, ehrgeizig und bereit, Tag und Nacht durchzuarbeiten, wenn es darum ging, den Toten zu ihrem Recht zu verhelfen.

Und nicht zu vergessen Ezra, der schwer verletzt im Krankenhaus lag und mit seinen eigenen Dämonen zu kämpfen hatte.

Es war ein bunt zusammengewürfelter Haufen, aber sie würden so hart und so lange arbeiten, wie es nötig war, um Adi Stephanopolous zu finden und den Mörder endlich zur Strecke zu bringen.

»Also«, beschloss Sayer ihren Bericht. »So wie es aussieht,

müssen wir fürs Erste wie die Baker-Street-Boys agieren – inoffiziell. Finden wir Adi, und schnappen wir das Schwein.«

»Ich weiß ja nicht, wie es dir geht, aber ich bin ganz bestimmt nicht inoffiziell unterwegs …« Vik wackelte mit den Augenbrauen.

Joan stöhnte. »Dir ist schon klar, dass das eine Anspielung auf *Sherlock Holmes* sein sollte, oder? Die Baker-Street-Boys waren eine Art Spezialeinheit, bestehend aus Straßenkindern, die Geheimaufträge für Holmes erledigt haben.«

Vik verdrehte die Augen. »Für wen hältst du mich? Ich wollte einfach nur die Atmosphäre ein bisschen auflockern.«

Sie alle atmeten einmal tief durch, dann widmeten sie sich wieder dem Fall.

»Wenn Winters die Sache angehängt wurde, heißt das, dass wir tagelang auf der falschen Fährte waren.« Joan blätterte in den Akten, die Sayer auf dem Tisch bereitgelegt hatte. Ihre blaugrünen Augen waren vor Stress zusammengekniffen.

»Am Tatort platzierte Fingerabdrücke und künstliche DNA – da hat es jemand wirklich ernst gemeint.«

»Eben«, sagte Sayer. »Also: Hat dieser Jemand Franklin Winters so sehr gehasst, dass er ihm schaden wollte? Haben wir es hier möglicherweise mit einem transphoben Mörder zu tun? Mit jemandem, der Winters tot sehen will, weil ihm seine Geschlechtsidentität nicht passt? Oder steckt etwas ganz anderes dahinter? Die Käfige, die Experimente, die Fotos – mir persönlich kommt das so vor, als tötete er aus einem Grund, der wesentlich vielschichtiger und schwerwiegender ist als das bloße Bedürfnis, jemanden in die Pfanne zu hauen. Wenn er Franklin Winters einen Mord anhängen wollte, hätte er auch einfach jemanden erschießen und Winters' Fingerabdrücke an der Waffe anbringen können. Aber unser Fall ist viel komplizierter. Ich bin der Ansicht, dass die Taten auch unabhängig von Winters eine Bedeutung haben. Wenn das stimmt, lautet die zentrale Frage: Wurde Winters nur zufällig zum Sündenbock, oder steckt was Persönliches dahinter?«

»Wir müssen all unsere bisherigen Erkenntnisse neu bewerten. Wir müssen das, was lediglich als Ablenkung gedacht war, von dem trennen, was wirklich zur Vorgehensweise des Täters gehört«, folgerte Vik, während er Kaffee aus seinem Weinglas schlürfte.

Sayer erhob sich von ihrem Platz und begann die Informationen auf den Whiteboards nachzubauen, wie sie in Quantico im Besprechungsraum standen.

»Fangen wir ganz am Anfang an. Wir wissen, dass der Täter Gwendolyn Van Hurst vor knapp einem Jahr entführt hat. Vor etwa sechs Monaten hat er sich dann Leila Farouk geschnappt, und seit gestern hat er Adi Stephanopolous in seiner Gewalt. Wir wissen auch, dass er Gwen und Leila an unterschiedlichen Orten in Käfigen gefangen gehalten hat. Er hat sie gezwungen, DMT zu inhalieren, und ihnen Bilder mit verschiedenen mythologischen Motiven gezeigt. Wir wissen weiterhin, dass es sich dabei um eine Art Experiment handelt. Ich habe mich ein bisschen über die Götter Osiris und Seth schlaugemacht, die auf den Bildern auftauchten, die er Leila gezeigt hat. Ich habe auch noch mal dem Wissenschaftler vom Smithsonian gemailt und müsste bald weitere Informationen dazu erhalten, aber basierend auf dem, was ich bisher gelesen habe, können wir in jedem Fall davon ausgehen, dass Zwillinge und das Jenseits in der Psychopathologie des Täters eine entscheidende Rolle spielen.«

Sayer ging mehrmals vom einen Ende ihrer kleinen Küche zum anderen, machte dann kehrt und ging wieder zurück. Dabei musste sie jedes Mal über Vesper hinwegsteigen, der sich mitten im Raum auf dem Fußboden niedergelassen hatte.

»Nachdem ich einige Details aus Adi Stephanopolous' Lebensgeschichte gehört habe, glaube ich, dass auch das Thema Tod und Sterben für ihn ein wichtiges Element sein könnte. Angeblich hat die Küstenwache Adi zusammen mit ihrer Zwillingsschwester tot aus dem Wasser geborgen. Sie hatten keinen Puls mehr. Adi konnte noch wiederbelebt werden, aber für die Schwester kam jede Hilfe zu spät.« Sayer blieb stehen. »Das ist das große Rätsel: Wir haben keine Ahnung, wie viel von dem, was wir sehen, tatsächlich den Täter widerspiegelt und wie viel bloß ein Ablenkungsmanöver ist. Wenn ich an das gefälschte Schreiben vom Jugendamt denke, an den Zeit- und Planungsaufwand, die nötig waren, um Winters die Taten anzuhängen, und an die Sprengfallen an den Tatorten, bin ich geneigt zu behaupten, dass wir nur eine einzige Sache mit Gewissheit sagen können, nämlich dass wir es mit dem bestorganisierten Killer zu tun haben, der uns je begegnet ist.«

Joan meldete sich zu Wort. »Wenn die Gefahr besteht, dass Beweise manipuliert wurden, um Winters reinzulegen, heißt das, dass wir der Beweislage insgesamt nicht mehr trauen können. *Alle* Spuren könnten bewusst vom Täter gelegt worden sein.«

Vik signalisierte seine Zustimmung durch ein Nicken. »Und das bedeutet, dass auch die Tatorte an sich nicht von Bedeutung sind. Die Katakomben, die Luftschutzkeller – die hat der Täter nur deswegen ausgesucht, weil er Winters die Schuld in die Schuhe schieben wollte. Im Endeffekt verraten sie uns rein gar nichts über ihn.«

Sayer fing aufs Neue an, in der Küche hin und her zu tigern, während sie angestrengt ihre Finger knetete. »Wohingegen die

Käfige nicht unbedingt im Zusammenhang mit Winters stehen. Die Projektionen, die Verwendung von DMT, der Opfertypus – all das scheint mir doch einen anderen Hintergrund zu haben. Dasselbe gilt für die zentralen Themen Zwillinge und Unterwelt. Hierbei haben wir es meines Erachtens mit Elementen zu tun, die tatsächlich Bestandteile des spezifischen vom Täter ausagierten Szenarios sind.«

Vik leerte sein Weinglas. »Wir haben also das Profil eines Mörders, der extrem intelligent und organisiert ist, eine Psychopathologie, die irgendwas mit Zwillingen und dem Leben nach dem Tod zu tun hat, uuuuuund ...?«

»Und ... das ist mehr oder weniger auch schon alles. Die Verfahren, mittels derer wir normalerweise einen Mörder jagen würden – geografische Profile, basierend auf den Tatorten, forensische Beweise, Täterprofil ... das können wir in unserem Fall alles vergessen.« Sayer hielt erneut an und versuchte sich zu überlegen, wie sie die anstehende Arbeit am sinnvollsten aufteilen sollte.

»Also gut. Die Wahrscheinlichkeit, dass unser Killer in irgendeiner Weise Verbindungen zum Haus Zuflucht hat, ist hoch. Alle drei Mädchen kamen von dort, deshalb sollte darauf im Moment unser Hauptaugenmerk liegen. Vielleicht hat der Täter dort ja auch Franklin Winters kennengelernt und ist so auf die Idee gekommen, ihm seine Taten unterzuschieben. Die Leiterin Mrs Calavera hat mir eine Liste mit sämtlichen Angestellten und ehrenamtlichen Helfern gegeben«, sagte Sayer, während sie selbige Liste an die anderen zwei austeilte. »Joan, wärst du bereit, mit den Leuten zu sprechen? Vielleicht erfährst du ja was.«

»Sicher«, sagte Joan, während sie die Liste überflog. Ihr entfuhr ein leises »Hmmm«.

»Ist was?«, wollte Sayer wissen.

»Ja. Die Liste ist unvollständig.«

»Wirklich?« Sayer wurde hellhörig.

»Ja. Eigentlich müsste ich nämlich auch draufstehen. Genau wie Andy Wagner und ungefähr ein Dutzend anderer FBI-Agenten.«

»Was?«

»Letzten Dezember ist eine Gruppe von uns zum Haus Zuflucht gefahren, um Weihnachtsgeschenke einzupacken. Ich weiß, dass einige Kollegen danach noch ein- oder zweimal hingefahren sind, um in der Küche auszuhelfen. Aber keiner von uns steht auf der Liste.«

Sayer stöhnte. »Okay, könntest du dann auch noch mal bei der Leiterin nachhaken und dich vergewissern, dass sie die Namen nur deshalb weggelassen hat, weil sie dachte, dass Leute vom FBI sowieso nicht als Verdächtige infrage kommen?«

»Wird gemacht.« Joan nickte kurz.

»Vik? Es ist ja wahrscheinlich besser, wenn ich Senator Van Hurst vorerst nicht mehr zu nahe komme, könntest du dir also noch mal den ursprünglichen Gwendolyn-Van-Hurst-Fall vornehmen und rauszufinden versuchen, was wir übersehen haben? Unter Umständen gibt es noch weitere Verbindungen zwischen den drei Opfern. Sprich auch noch mal mit dem ehrenwerten Herrn Senator – wer weiß, vielleicht bekommst du ja diesmal was Nützliches aus ihm heraus.«

»Ach, Sayer, bist du sicher, dass du nicht mitkommen möchtest? Ihr zwei versteht euch doch so gut …« Vik lachte.

»Es mag ein Schock für dich sein, aber ich glaube, das überlasse ich lieber dir.« Als Nächstes nahm Sayer die Mappe mit dem Täterprofil in die Hand, das Andy vor Winters' Verhaftung erstellt hatte. »Ich selbst mache mit dem Profil und der Opfertypologie weiter, weil ich einen Hintergrund in Psychologie habe. Und ich frage noch mal im Smithsonian nach. Möglicherweise gibt es ja einen Zusammenhang zwischen den einzelnen Mythen.«

»Hast du eigentlich was von Ezra gehört?«, wollte Vik wissen. »Er ist doch auch einer von uns, oder?«

»Ja«, antwortete Sayer. »Ich habe ihn heute Morgen angerufen, um ihm die Sache mit der selbst gebauten DNA und der Theorie von Winters als Sündenbock zu sagen. Er will sowohl Van Hurst als auch Winters noch mal gründlich durchleuchten. Falls er dabei auf etwas stößt, was wir bis jetzt übersehen haben, gibt er uns sofort Bescheid.« Sie rieb sich die Augen. »Gott, manchmal weiß ich echt nicht, warum ich irgendwann mal dachte, Jagd auf Serienmörder zu machen wäre der richtige Beruf für mich.« Sie ließ sich auf ihren Stuhl fallen und wechselte einen Blick mit Vik und Joan. »Ich erinnere mich noch an meinen allerersten Fall, da hatte ich noch nicht mal meinen Doktortitel. Ich war der Ansicht, dass es eine finstere, gefährliche, aber irgendwie auch edle Tätigkeit ist – Monster zu jagen.«

Vik unterdrückte ein Lachen.

»Die Sache ist die«, fuhr Sayer fort. »Ich weiß noch genau, dass ich damals regelrecht einen Kitzel verspürt habe. Ich fand es ... spannend.«

»Im Ernst?« Joan schien der Gedanke regelrecht anzuwidern.

»Ja, ich glaube, ich habe es genossen, mich mit meinen eigenen Ängsten zu konfrontieren – mit dem Schlimmsten, was passieren könnte. Aber ich bin noch einen Schritt weitergegangen: Ich dachte, ich habe die totale Kontrolle, weil ich die Schweine hinter Gitter gebracht habe.« Sayer seufzte. »Warum hast du dir den Job ausgesucht, Joan?«

Joan legte den Kopf schief. »Als ich zehn war, wurde an unserer Schule ein Mädchen ermordet. Ich habe alles hautnah miterlebt – die Ermittlungen, den Prozess ... Ich glaube, es hat mir einfach eine gewisse Genugtuung verschafft, als ich gesehen habe, dass die Verurteilung des Mörders – es war ein Junge aus der Nachbarschaft gewesen – der Familie des Opfers Frieden gebracht hat. Ich fand, der Job wäre eine gute Möglichkeit, anderen Menschen zu helfen.«

Sayer und Vik nickten verständnisvoll.

»Und was ist mit dir, Vik?«, fragte Sayer.

Vik musterte Sayer durch zusammengekniffene Augen. »Müssen wir uns ausgerechnet jetzt darüber unterhalten? Du willst wissen, warum ich diesen Job mache? Weil ich nicht will, dass diese kranken Schweine anderen Menschen wehtun. Ich sperre sie weg und fühle mich gut dabei. Ta-da!«

Sayer hob beschwichtigend die Hand. »Ich wollte nur die Tiefen unseres Verstandes nach den Gründen ausloten, weshalb wir uns einem derart abartigen Job verschrieben haben.«

Schmunzelnd trennten sich die drei. Jeder fuhr in eine andere Richtung. Auf ihrem Weg nach Norden musste Sayer die ganze Zeit an Adis Augen denken.

Ezras Zimmer, Georgetown Hospital, Washington, D. C.

Ezra starrte die hellgrauen Wände des Krankenzimmers an. Alles war besser, als auf die Verbände an seinen Kniestümpfen schauen zu müssen. Die Schmerzen reichten bis tief in die Knochen hinein, die gar nicht mehr existierten. Sie waren so intensiv, dass er am liebsten einen scharfen eisernen Ausstecher zum Sammeln von Bodenproben genommen und ihn sich bis zum Anschlag in die Stümpfe gerammt hätte. Echte Schmerzen wären tausendmal erträglicher gewesen als dieser Phantomschmerz.

Sein Finger schwebte über dem Regler an seinem Morphintropf. Das Morphin würde seine Schmerzen lindern, aber auch seinen Verstand betäuben. Und er musste hellwach sein, weil er fest vorhatte, den Mistkerl zur Strecke zu bringen, der ihm das angetan hatte. Der Sayer und Gwendolyn das angetan hatte ... und Cindy.

Statt also am Regler zu drehen, nahm er die nächste Akte von dem dicken Stapel, bestehend aus Tatortprotokollen, Obduktionsbericht, Verhörmitschnitten und so weiter.

Er würde sie Wort für Wort studieren, um sicherzugehen, dass niemand etwas übersah. Immerhin war sein Selbstvertrauen wiederhergestellt, nachdem herausgekommen war, dass er in Bezug auf die Unstimmigkeiten zwischen den Daten richtiggelegen hatte. Eine Zeit lang war er tatsächlich überzeugt gewesen, dass er nie wieder in der Lage sein würde, irgendeine halbwegs bedeutsame Arbeit zu machen, sondern stattdessen den Rest seines Lebens mit einem kaputten Gehirn in einem Bett vor sich hin vegetieren würde.

»Künstliche DNA, ja?«, sagte Ezra laut zu sich selbst, um die trüben Gedanken zu verscheuchen »Cool. Krank, aber cool. Also schön, du Wichser, dann schauen wir doch mal, was wir da so haben.«

Ezra nahm sich den Stapel Dokumente vor, die das Datenanalyse-Team kurz nach der Entdeckung von Gwendolyn Van Hursts Leiche über den Senator zusammengestellt hatte. Nach Winters' Verhaftung hatte sich keiner mehr die Mühe gemacht, die Informationen noch einmal durchzugehen. Aber nach Sayers jüngstem Anruf war wieder alles offen.

Er überflog die Namen von Van Hursts persönlichen Angestellten. Alle drei Seiten.

»Oh Gott, wieso braucht ein einzelner Mann siebenundzwanzig Angestellte?«

Er fuhr mit dem Finger die Liste entlang. Gärtner. Hausangestellte. Butler. Persönliche Assistentin. Masseurin. Koch. Mann, der Kerl ließ es sich wirklich gut gehen. Doch dann erinnerte sich Ezra daran, dass Van Hurst seine komplette Familie verloren hatte. Wahrscheinlich konnte er die von seinem Koch kreierten Gourmet-Mahlzeiten gar nicht richtig genießen. Obwohl: Eine Strafe war es sicher auch nicht, sie essen zu müssen.

Kein Name auf der Liste sprang ihm ins Auge.

Er wechselte zum nächsten Papierstapel. Es waren die Einzelgesprächsnachweise von Senator Van Hursts privater Telefonverbindung. Mehr der Form halber blätterte Ezra bis zu dem Tag vor, an dem Gwen den Notruf gewählt hatte. Ihm fiel auf, dass an besagtem Tag jemand von einer unbekannten Nummer aus beim Senator angerufen hatte. Das Telefonat hatte dreiunddreißig Sekunden gedauert.

Irgendetwas an der Nummer kam ihm bekannt vor. Neugierig geworden, nahm er sich noch einmal alle anderen Telefonnachweise des besagten Tages vor, einschließlich des Notrufprotokolls.

Sein Blick sprang zwischen den einzelnen Blättern hin und her. Nach einer Weile stieß er einen leisen Pfiff aus.

»Ich fasse es nicht!«, rief er, während er zugleich hektisch nach seinem Handy suchte, um Sayer anzurufen und ihr von seiner neuesten Entdeckung zu berichten.

Smithsonian Museum Support Center, Suitland, Maryland

»Agent Altair!« Der Kunsthistoriker begrüßte sie mit Handschlag.

»Dr. Barta.«

»Ich habe doch gesagt, dass Sie mich James nennen sollen. Bitte, setzen Sie sich doch.«

Zum nunmehr zweiten Mal ließ sich Sayer in dem gemütlichen Ledersessel nieder, ehe sie eine Aktenmappe zückte.

»Vielen herzlichen Dank, dass Sie sich noch mal Zeit für mich nehmen, James.«

Der Experte für alte Kunst winkte ab. »Wie oft kommt es schon vor, dass ich bei einer so wichtigen Sache helfen kann? Normalerweise halte ich Vorträge über Dinge, die von Menschen gemacht wurden, die bereits vor Tausenden von Jahren das Zeitliche gesegnet haben.« Sayer sah kleine Knitterfältchen in seinen Augenwinkeln, als er lächelte, was er oft zu tun schien. Etwas an seinem Lächeln erinnerte sie an Jake, und Sayer spürte ein schmerzhaftes Ziehen in der Magengegend. Wieder roch sie einen Hauch von Sandelholz und richtete hastig den Blick in die Mappe, die sie in den Händen hielt. »Wären Sie vielleicht so gut, sich diese drei Bilder anzuschauen? Wir haben ein zweites Mädchen retten können, und obwohl wir glauben, dass gewisse Aspekte bei ihr ähnlich waren wie bei Gwendolyn Van Hurst, wurden ihr diesmal keine Maya-Bilder, sondern Darstellungen aus der altägyptischen Mythologie gezeigt. Ich habe die Vermutung, dass es dabei auch wieder um Zwillinge ging, bin mir aber nicht ganz sicher, ob sie sich auf eine ganz bestimmte Sage beziehen.«

James nahm die Hochglanzfotos von ihr entgegen. »Ahhh, das hier ist aus der zweiundzwanzigsten Dynastie. Eindeutig ägyptisch, ja. Sie sagten am Telefon, dass das zweite Mädchen aus Ägypten stammt?«

»Das ist richtig.«

»Interessant. Er verwendet ihr eigenes kulturelles Erbe ... Lassen Sie mich genauer hinsehen.« Er studierte die Fotos aufmerksam. »Faszinierend!« Er sprang auf, um mehrere Bücher aus den turmhohen Regalen zu zerren. Er blätterte knisternde Seiten um, bis er gefunden hatte, wonach er suchte. »Aha! Warten Sie, ich zeige es Ihnen.«

Er ließ den schweren Band auf Sayers von Blutergüssen übersäte Beine fallen. Es gelang ihr, nicht vor Schmerzen aufzuschreien.

»Osiris und Seth. Zwillingsbrüder und Todfeinde.« Er tippte auf das Buch. »Ich wette, das hier wurde dem Mädchen gezeigt. Das sind alles Szenen aus dem Mythos, wie Seth seinen Bruder Osiris ermordet.«

Er deutete auf ein Bild zweier ägyptischer Götter, die einander gegenüberstanden und ein Seil zwischen sich hielten. Jeder der beiden stand mit einem Fuß auf etwas, das Ähnlichkeiten mit einem großen Herzen hatte.

»Sehen Sie? Der auf der linken Seite, mit dem Schakalkopf, das ist Seth, manchmal auch Set genannt. Der rechts mit dem Flagellum ist Osiris.«

»Könnten Sie mir die Geschichte kurz zusammenfassen?«

»Aber sicher!« Erneut sprang James auf, um ein weiteres Buch aus dem Regal zu holen. Er blätterte darin, bis er auf die richtige Seite stieß. »Osiris und Seth waren Zwillingsbrüder, Söhne des Gottes Geb. Osiris heiratete ihre gemeinsame Schwester Isis, und die beiden herrschten über ein goldenes Zeitalter des Wohlstands. Seth, der seinem Bruder das Glück und den Erfolg neidete, fasste den Plan, ihn zu ermorden.«

»Diese zwei Brüder waren also Feinde, keine Partner?«, fragte Sayer nach.

»Ja, ganz genau. Seth hasste Osiris und ... nun ja, es ist eine lange Geschichte, aber letzten Endes hat er Osiris in eine hölzerne Kiste gebannt und getötet. Der zentrale Teil der Sage ist allerdings folgender: Nach Osiris' Tod hat Seth die Leiche seines Bruders zerstückelt und sie über ganz Ägypten verstreut.«

»Aha.« Sayer starrte auf die uralte Darstellung. »Das ist vollkommen anders als die Geschichte von den Maya-Zwillingen.«

»In der Tat! Obwohl es auch gewisse Parallelen gibt. Nachdem Osiris' Einzelteile in alle Winde verstreut wurden, ist Isis, seine liebende Gemahlin, durchs ganze Königreich gewandert, um die Teile einzusammeln und ihn wieder zusammenzusetzen. Durch eine List konnte sie den Sonnengott Ra dazu bringen, ihn wieder zum Leben zu erwecken, allerdings hat es letzten Endes nicht funktioniert, und so musste Osiris in die Unterwelt hinabsteigen, über die er nun bis ans Ende aller Zeiten herrscht.«

»Es geht also auch hier wieder um eine Reise ins Jenseits. Um Wiedergeburt.«

James nickte nachdrücklich. »Exakt. Einige Ähnlichkeiten sind vorhanden. Wir haben einerseits das Motiv der Zwillinge und andererseits das eines Abstiegs ins Totenreich. Obwohl auch die Unterschiede offensichtlich sind: Diese Zwillinge waren Erzfeinde, keine Partner wie die Göttlichen Zwillinge der Maya.« Dann hob James einen Finger. »Warten Sie mal, mir ist da eine Idee gekommen!« Er blätterte im Buch weiter, bis er auf eine andere Abbildung stieß. »Sie sagten, das arme Mädchen hätte eine kleine Katze bei sich im Käfig gehabt?«

»Das ist richtig, ja.«

»In der ägyptischen Mythologie wurden Katzen oft als Psychopompoi angesehen!«

»Psychopompoi?«

»Ja, ja, als Seelengeleiter für die kürzlich Verstorbenen. Ein Psychopompos ist ein Wesen, das eine Seele auf ihrem Weg ins Jenseits begleitet. Sie kommen in zahlreichen Kulturen vor. Bei uns ist es der Sensenmann.«

»Aha?« Sayer wusste nicht recht, worauf James hinauswollte.

»Und das erste Mädchen hatte einen Hund bei sich, richtig?«

»Richtig.«

»Bei den Maya war der wichtigste Psychopompos ein Hund. Dieser Hund war in der Lage, die Toten durch die Prüfungen von Xibalba zu führen.«

»Aha, dann sperrt er die Tiere vielleicht mit den Mädchen zusammen in die Käfige, damit sie ihnen helfen ... sicher ins Jenseits zu gelangen?«

James machte fast einen Luftsprung vor Erregung. »Ja! Das würde der Mythologie entsprechen. Die Mädchen bekommen eine Droge verabreicht, die Halluzinationen von Reisen in eine alternative Realität hervorruft. Ihnen werden alte Darstellungen über Reisen in die Unterwelt gezeigt. Und sie bekommen einen Psychopompos zur Seite gestellt, einen Gefährten, der dafür sorgen soll, dass sie auch tatsächlich im Jenseits ankommen.«

Sayer tippte hastig Notizen in ihr Smartphone, während James weiterredete. »Das sind ausgezeichnete Informationen, vielen Dank!« Als sie jedoch versuchte, sich die Notizen als E-Mail zu schicken, musste sie feststellen, dass sie kein Netz hatte. »Gibt es hier drinnen keinen Empfang?«

»Nein, tut mir leid. Muss an den Wänden liegen. Wenn Sie in Richtung Tür gehen, wird es besser«, sagte James.

»Vielen, vielen Dank, Dr. ... James.« Sayer erhob sich. »Ich glaube, ich habe jetzt alles, was ich brauche. Falls trotzdem noch weitere Fragen auftreten sollten, dürfte ich Sie dann anrufen?«

Auch James war aufgestanden. Er sah so aus, als wollte er noch mehr sagen. »Ja, selbstverständlich. Rufen Sie mich jederzeit gerne an. Ehrlich gesagt ...« Er zögerte.

Sayers Finger schwebte über dem Handy, bereit, weitere Notizen zu tippen, falls ihm noch etwas Wichtiges eingefallen war.

»Ehrlich gesagt, habe ich mich gefragt, ob ... Möchten Sie vielleicht mal mit mir zu Abend essen?«

»Was?« Sayer sah von ihrem Handy auf.

»Ich wollte Sie fragen, ob Sie vielleicht Lust hätten, mit mir essen zu gehen.« Als er in ihr völlig entgeistertes Gesicht blickte, wurde er blass. »Es tut mir so leid, das war vollkommen unangemessen.« Er stolperte über seine eigenen Worte. »Oh mein Gott, ich habe Sie gerade mitten in einem Mordfall um ein Date gebeten ...«

»Nein!«, beteuerte Sayer. »Ich meine, nein, es war nicht unangemessen. Ich ... ich mache so was ... ich meine, ich habe schon lange nicht mehr ...« Sie holte tief Luft. »Was ich sagen will, ist, dass ich mich wirklich über das Angebot freue. Aber mein ... Ich war verlobt, und mein Verlobter ...«

»Ojemine, das tut mir so entsetzlich leid. Ich entschuldige

mich bei Ihnen und bei Ihrem Verlobten. Ich habe keinen Ring an Ihrem Finger gesehen, deshalb dachte ich …«

»Nein. Er ist gestorben.«

James wurde noch bleicher und sah sie entsetzt an, ehe er das Gesicht zu einer reuevollen Grimasse verzog. »Tja, also, das ist ja richtig gut gelaufen, was? Das erste Mal seit zehn Jahren, dass ich eine wunderschöne Frau zu einem Date bitte, und ganz offensichtlich bin ich immer noch nicht geschickter als damals auf der Highschool.« Dann wurde er wieder ernst. »Es tut mir wirklich sehr leid, Sayer. Ich kann das absolut nachvollziehen. Das Angebot steht, falls Sie irgendwann doch mal Lust haben sollten – einfach nur als Freunde oder … wie immer Sie mögen.«

»Danke, ich … darf ich erst mal drüber nachdenken?«

»Natürlich.«

Etwas unbeholfen standen sie da. »Ich sollte jetzt gehen … nochmals danke.« Sayer ergriff schleunigst die Flucht. Ihr war ganz seltsam zumute – einerseits aus Sehnsucht nach Jake, andererseits aus Verwirrung, weil sie in der Tat sehr gern mit diesem Mann essen gegangen wäre.

Als sie aus der Seitentür des Gebäudes in den grauen Nachmittag hinaustrat, summte ihr Handy. Sie hatte eine Nachricht von Ezra auf der Mailbox.

…

»Sie hat ihren Vater angerufen!«, brüllte Ezra ins Telefon.

»Was? Noch mal langsam«, sagte Sayer.

»An dem Tag, als Gwendolyn Van Hurst den Notruf gewählt hat.«

»Ja?«

»*Bevor* sie den Notruf gewählt hat, hat sie bei Senator Van Hurst angerufen!«

»Was?« Sayer rannte zu ihrem Motorrad.

»Ja, genau! Ich hab das Telefonat auf der Liste gesehen, und die Nummer kam mir irgendwie bekannt vor, aber ich hab mir nichts dabei gedacht – bis ich sie mit dem Notrufprotokoll verglichen hab. Beide Anrufe kamen von derselben Nummer! Und halten Sie sich fest: Der Anruf ist durchgekommen. Sie haben dreiunddreißig Sekunden lang miteinander gesprochen.«

»Aber wenn Van Hurst an dem Tag mit seiner Tochter gesprochen hat, warum hat er uns dann nicht gesagt, wo sie ist? Warum hat er nicht alles getan, um sie da rauszuholen?«

»Es sei denn …«

»Es sei denn, er hatte was mit ihrer Entführung zu tun!«

»Eben!«

»Um Vik zu zitieren: Heilige Scheiße!«

Ezra und Sayer mussten die Tragweite dessen, was sie soeben herausgefunden hatten, erst einmal sacken lassen.

»Danke, Ezra. Möglicherweise haben Sie dem Fall eine völlig neue Richtung gegeben. Können Sie sich mit dem Datenanalyse-Team in Verbindung setzen und in Erfahrung bringen, ob Van Hurst irgendeinen naturwissenschaftlichen Hintergrund hat, der es ihm erlauben würde, DNA herzustellen?«

»Wird gemacht, Sayer. Und er hat mehr als zwanzig persönliche Angestellte, die lasse ich gleich mit überprüfen.«

»Ausgezeichnete Idee. Van Hurst scheint mir definitiv ein Mensch zu sein, der gerne delegiert. Vik ist gerade dort und vernimmt das Personal«, setzte Sayer hinzu. »Ich glaube, ich werde ihm Gesellschaft leisten und bei der Gelegenheit mal ein Wörtchen mit Van Hurst reden.«

»Schnappen Sie ihn sich, Sayer!«

Sie legten auf. Sayers Gehirn lief auf Hochtouren.

Der Senator engagierte sich hin und wieder ehrenamtlich im Haus Zuflucht. Wieso um alles in der Welt hatte er ihnen verschwiegen, dass er einen Anruf von seiner Tochter entgegengenommen hatte? Warum hatte er nichts gesagt – hatte er etwas zu verbergen? War Van Hurst die ganze Zeit ihr Mann gewesen?

Sayer schrieb eine SMS an Vik. *Komme zu dir. Gwen hat Van Hurst angerufen, am selben Tag wie der Notruf! Verrat ihm nichts. Bin gleich da.*

Anwesen von Senator Van Hurst, Nordwesten von Washington, D. C.

Maxine, die kraushaarige Haushälterin, öffnete Sayer die Tür.

»Special Agent Altair, wie schön, Sie wiederzusehen. Ihr Partner ist noch in der Küche und befragt die Angestellten.« Sie bedeutete Sayer, ihr zu folgen.

Sayer versuchte sich an einem Lächeln, das aber vermutlich eher wie ein Zähnefletschen aussah. Sie war sich der Tatsache bewusst, dass ihr glühender Zorn zu dicht unter der Oberfläche brodelte, trotzdem machte sie sich keine große Mühe, ihn zu verbergen. »Eigentlich möchte ich gerne mit dem Senator sprechen.«

»Oh, also ...« Maxine sah sich um, als hielte sie nach jemandem Ausschau, der sie vor Sayers bohrendem Blick retten würde.

»Er ist doch hier, sehe ich das richtig?«

»Ja, Ma'am, er ist im Haus, aber ...«

»Gut. Dann holen Sie ihn, bitte.«

»Möchten Sie ... möchten Sie vielleicht zu Ihrem Partner in die Küche gehen?«

»Ja.«

Maxine wrang ihre Schürze zwischen den Fingern. »Natürlich. Zur Küche geht es dort lang. Ich, äh, ich melde derweil dem Senator, dass Sie gerne mit ihm sprechen würden.«

Sayer machte sich auf den Weg in Richtung Küche. Im Gehen

fügte sie noch hinzu: »Sagen Sie ihm, es handelt sich nicht um eine Bitte.«

Sie durchwanderte mehrere Flure und war fast schon überzeugt, sich in der weitläufigen Villa verirrt zu haben, als sie endlich durch eine Schwingtür in eine riesige Küche gelangte.

Der Duft von frisch gebackenem Brot stieg ihr in die Nase, was dazu führte, dass ihr Magen ein lautes Knurren von sich gab und ihr unwillkürlich das Wasser im Mund zusammenlief. Vik saß an einem kleinen Tisch mitten im Raum, umgeben von einer ganzen Reihe gewerblich aussehender Öfen, drei langen Arbeitstresen aus Edelstahl und einer Schrankwand. Er kritzelte gerade etwas in sein Notizbuch und bekam von Sayers Ankunft nichts mit.

»Wow!«, sagte Sayer, während sie sich staunend in der Küche umsah.

Vik hob den Kopf. »Ich weiß! Ich glaube, die Küche ist größer als mein ganzes Haus.«

Sayer setzte sich zu ihm und berichtete, was Ezra ihr am Telefon gesagt hatte.

Er stöhnte. »Soll das bedeuten, dass er vielleicht der Täter ist? Und wir hatten ihn die ganze Zeit direkt vor der Nase?«

»Möglicherweise. Auf alle Fälle bedeutet es, dass der ehrenwerte Senator etwas zu verbergen hat. Wenn man dann noch die Pressekonferenzen und die durchgesickerten Informationen betrachtet … Also, ich habe keine Ahnung, was für ein Spiel er spielt.«

Vik dachte nach. »Glaubst du, das ist irgendwie politisch motiviert? Will er Sympathiepunkte sammeln und auf dem Weg Präsident werden?«

»Das fände ich doch ziemlich … extrem«, meinte Sayer. Es

war warm in der Küche, und sie wischte sich ein dünnes Rinnsal Schweiß von der Stirn. »Aber wir wissen, dass er häufiger im Haus Zuflucht war, insofern hat er eine Verbindung zu allen drei Mädchen. Und überhaupt: Was für ein Mensch hört von seiner seit Monaten vermissten Tochter und informiert nicht sofort das FBI? Und selbst wenn jemand vom Personal den Anruf entgegengenommen hat, dann hätte der- oder diejenige ihm doch auf alle Fälle Bescheid gesagt. Lass mich das Gespräch übernehmen, ich will ihn dazu befragen, ohne dass er mitbekommt, dass wir von Winters' Unschuld wissen.«

»Agent Altair!« Van Hursts Bariton hallte durch die große Küche. »Maxine hat mir gesagt, Sie müssten mich unbedingt sprechen. Gibt es Neuigkeiten?«

Sayer erhob sich und deutete auf die gegenüberliegende Seite des kleinen Tischs. »Bitte, setzen Sie sich, Senator.«

Der Politiker trat zu ihnen, blieb jedoch stehen. »Wenn es keine Neuigkeiten gibt, habe ich leider keine Zeit für –«

»Setzen Sie sich!«, schnitt Sayer ihm in strengem Ton das Wort ab.

Van Hurst verschränkte die Arme vor der Brust und musterte sie mit schief gelegtem Kopf. »Ich denke gar nicht daran. Nicht bis Sie mir gesagt haben, worum es geht. Ich habe Ihnen mein Haus geöffnet und meine Hilfe angeboten. Ich habe meinen ganzen politischen Einfluss geltend gemacht, um Ihr Team mit allem Nötigen auszustatten. Es gefällt mir nicht, wie Sie mich gerade ansehen. Sagen Sie mir, was los ist, sonst gehe ich wieder.«

Sayer, die auf der anderen Seite des Tisches ebenfalls aufgestanden war, zwang sich, tief durchzuatmen. »Also gut. Wir haben Grund zu der Annahme, dass Winters nicht allein gehandelt hat. Uns ist auch bekannt, dass Sie häufiger im Haus Zuflucht in D. C. waren – an dem Ort, der die Verbindung zwischen allen drei vermissten Mädchen darstellt.«

Van Hursts Augen wurden schmal. »Natürlich bin ich häufiger dort. Halb Washington, D. C. ist häufiger dort.«

»Sind Sie dabei jemals mit Leila Farouk oder Adi Stephanopolous in Kontakt gekommen?«

Van Hurst schwieg einen Moment lang fassungslos, ehe er anklagend mit dem Finger auf sie zeigte. »Sie kommen hierher, obwohl Sie das Schwein, das meine Tochter auf dem Gewissen hat, längst überführt haben, und erheben solche infamen Vorwürfe gegen mich?« Er richtete sich zu seiner vollen Größe auf und straffte die Schultern. Seine Wut war regelrecht beängstigend, wie die eines Bären, kurz bevor er angriff. »Sie betreten mein Haus und beschuldigen mich, mein eigenes Kind getötet zu haben? Das reicht jetzt, Agent Altair. Ich habe mich von Janice Holt überreden lassen, Ihnen noch eine Chance zu geben, aber dies hier wird ganz offiziell der letzte Fall sein, den Sie für das FBI geleitet haben.« Sein Gesicht war puterrot angelaufen. »Und jetzt verlassen Sie mein Haus!«

Er fuhr herum und wollte abrauschen.

Doch Sayer sagte ganz leise: »Wir wissen, dass sie Sie angerufen hat.«

Der Senator blieb mit dem Rücken zu ihnen wie angewurzelt stehen.

»Wir wissen, dass Sie mit ihr gesprochen haben. Der Anruf ist durchgekommen. Warum haben Sie uns nichts davon erzählt?«

»Ich habe keine Ahnung, wovon Sie reden«, knurrte Van Hurst und setzte sich wieder in Bewegung.

»Zwingen Sie mich nicht, mit einem Haftbefehl zurückzukommen«, rief Sayer ihm nach. »Sie wissen etwas.« Ihre Stimme wurde lauter. »Und wenn Sie Gwendolyn getötet haben, werde ich höchstpersönlich dafür sorgen, dass Sie dafür büßen.« Ihr Herzschlag pochte in ihren Ohren. Ein Mann von Van Hursts Machtfülle, einer der bestvernetzten Politiker und wichtigsten Strippenzieher in D. C., wäre nur schwer zu verurteilen. Trotzdem: Falls sie Beweise dafür fanden, dass er Gwen ermordet hatte, würde Sayer alles daransetzen, um ihn zur Rechenschaft zu ziehen.

Van Hurst war drauf und dran, die Küche zu verlassen, doch im selben Moment kam Maxine durch die Tür gestürzt. Die Haushälterin fasste ihn am Arm und schrie ihn förmlich an: »Ich habe genug von den Lügen! Jetzt sagen Sie ihnen doch endlich, was passiert ist, damit sie begreifen, dass Sie es nicht getan haben!« Ihre schrille Stimme hallte von den Wänden der Küche wider.

Sayer und Vik beobachteten, wie der Senator zu Maxine herumwirbelte, als wollte er sie anfahren. Sayer machte einen Schritt auf die beiden zu, damit sie einschreiten konnte, falls Van Hurst gewalttätig wurde.

Doch der ließ stattdessen resigniert die Schultern hängen. Es war, als fiele sein ganzer Körper in sich zusammen. Er ließ den Kopf in die Hände sinken.

Maxine berührte ihn sanft an der Schulter. »Bitte. Sagen Sie ihnen doch einfach, was passiert ist«, beschwor sie ihn leise.

Van Hurst nickte, und erst da erkannte Sayer, dass der Mann weinte. Mit gesenktem Kopf drehte er sich zu ihnen um. Seine Züge waren von einem so tiefen Schmerz gezeichnet, dass er kaum noch atmen konnte. »Ja, sie hat mich angerufen.« Er holte zitternd Luft. »Ich bin rangegangen, weil die Einzigen, die meine Privatnummer haben, Familienmitglieder sind.« Er bebte am ganzen Leib, so viel Mühe kostete es ihn, darüber zu sprechen. »Ich ... ich ... Gott möge mir vergeben.«

Er musste sich abwenden.

»Der Senator hat es für einen gemeinen Scherz gehalten.« Maxine nahm Van Hurst in die Arme. »Er dachte, der Anrufer wäre irgendein Verrückter, der ihn verspotten wollte, deshalb hat er ... aufgelegt.«

Van Hurst hob den Kopf. Die Qual, die sich in seinen Augen spiegelte, war so unerträglich anzusehen, dass Sayer sich um ein Haar von ihm abgewandt hätte.

Unter Tränen sagte er: »Vielleicht bin ich ein Widerling ... das weiß ich selbst. Ich bin Politiker, verflucht noch mal! Genau wie Ihr Großvater.« Er richtete seine Worte ausschließlich an Sayer. »Er war auch einer von uns.« Van Hurst zog geräuschvoll die Nase hoch und versuchte sich am Riemen zu reißen. »Als ich den Hörer abnahm, war es ... sie hat irgendein völlig zusammenhangloses Zeug gestammelt. Sie klang überhaupt nicht wie meine Gwen. Ich dachte ... oh Gott.« Er schluckte mühsam. »Ja, es mag sein, dass ich ein abscheulicher Mensch bin – aber ich habe meine Tochter geliebt, Agent Altair. Und ich muss jetzt für den Rest meines Lebens damit klarkommen, dass sie die Hilfe ihres Vaters gebraucht hätte und ich sie ihr verweigert habe. Ich habe aufgelegt, und in diesem Wissen ist sie gestorben.«

Er drehte ihnen den Rücken zu. Ein Schluchzen schüttelte seinen Körper.

Sayer und Vik tauschten einen vielsagenden Blick.

Maxine fuhr fort, den Senator zu trösten. »Sie müssen ihm glauben, Agent Altair. Ich war dabei, als es passiert ist.«

Sayer musterte den Mann und musste sich eingestehen, dass er sehr überzeugend wirkte. Sie kniff sich in die Nasenwurzel und seufzte tief. »Also gut. Ich werde das ganz genau überprüfen und sämtliche Ihrer Telefonate bis in die Steinzeit zurückverfolgen. Ich werde nach weiteren Indizien suchen, die Sie mit den Morden in Verbindung bringen, und falls ich welche finden sollte, werde ich nicht zögern, Sie zu verhaften.«

Van Hurst nickte mit hängendem Kopf. »Von mir aus, Agent Altair. Tun Sie, was Sie tun müssen. Aber bitte glauben Sie mir, dass ich meine Kleine nicht getötet habe.«

Sayer und Vik verließen das Haus und standen zusammen in der Einfahrt.

»Dieser Scheißfall«, schimpfte Sayer.

»Ich weiß!«, entgegnete Vik, wie es seine Art war.

»Na ja, aber das erklärt immerhin, weshalb er sich die ganze Zeit so unmöglich benommen hat.« Sayer sah noch ein letztes Mal zurück zum Anwesen. Van Hurst war ein erfolgreicher Mann, der alles hatte, was man sich nur wünschen konnte, und doch herrschten in seinem Haus nichts als Kummer und Leid.

»Ja.« Vik folgte ihrem Blick. »Schuldgefühle sind kein guter Ratgeber. Er hat wild um sich geschlagen und alles Mögliche versucht, um die Schuld gegenüber seiner Tochter irgendwie wiedergutzumachen.«

»Aber wenn er nicht der Täter ist, wer dann, verdammt noch mal?« Sayer langte in ihre Tasche, um bei ihren Bernsteinperlen Trost zu suchen, nur um gleich darauf zum hundertsten Mal den Umstand zu verfluchen, dass sie nicht mehr da waren. »Jemand mit einer persönlichen Beziehung zu ihm und zu Winters? Oder hatte Van Hurst einfach nur Pech, dass seine Tochter ermordet wurde? Langsam weiß ich gar nichts mehr.«

Straße nach Alexandria, Virginia

Sayer winkte Vik zum Abschied, schwang sich auf ihr Motorrad und machte sich auf den Heimweg. Die Dämmerung war bereits hereingebrochen, als sie die noble Wohngegend in D. C. verließ und die Maschine in Richtung Alexandria lenkte. Trotzdem nahm sie nicht die übliche Ausfahrt, sondern beschloss, noch eine kleine Spritztour in die Berge zu machen, um einen klaren Kopf zu bekommen.

Die meisten Fälle verfügten über eine gewisse innere Logik, einen roten Faden, dem man folgen konnte. Doch bei diesem Fall hatte sie das Gefühl, als würden die Hinweise in tausend verschiedene Richtungen zeigen. Es gab nichts, was die Einzelteile miteinander verbunden hätte. Sie brauchte Ruhe, um einmal gründlich nachzudenken und sich alles ganz genau durch den Kopf gehen zu lassen.

Wenige Meilen nachdem sie die Virginia Mountains erreicht hatte, wich der staubige Abgasgeruch der Stadt dem Duft von Geißblatt. Die frische Abendluft und die leere Landstraße boten ihr den Raum, loszulassen: ihre Schultern zu entspannen und ihren Geist zu öffnen. Obwohl die Prellungen immer noch wehtaten, empfand sie den Schmerz nicht länger als etwas Negatives, im Gegenteil: Durch ihn fühlte sie sich besonders wach und lebendig, war sich auf einmal jeder Faser ihres Körpers bewusst.

Eins hatte sie inzwischen erkannt: Die manipulierten Beweise waren der Schlüssel zur Lösung des Falls. Aber warum das alles?

Diese Frage spukte in ihrem Kopf herum, bis Sayer sie irgendwann aus ihrem Bewusstsein verbannte und sich stattdessen ganz dem Gefühl der Straße überließ. Nachdem sie fast eine Stunde ziellos durch die Gegend gefahren war, wusste sie, dass sie irgendetwas übersehen haben mussten. Doch diese Erkenntnis allein half auch nicht weiter. Sie brauchten etwas Konkreteres.

Sie lenkte ihre Maschine heimwärts und stellte fest, dass sie sich darauf freute, Vesper wiederzusehen. Als sie vor dem Haus hielt, saß Tino wie so oft an seinem Platz im Garten. Eine Girlande aus bunten Laternen schaukelte in der leichten Brise und warf ihren warmen Lichtschein auf die steinerne Terrasse. Vesper sprang auf, um sie willkommen zu heißen.

»Vesper, braver Junge!« Sayer ließ sich bereitwillig von ihm anspringen und abschlecken. Sie wusste, dass sie sein Verhalten eigentlich hätte unterbinden sollen, aber seine überbordende Freude war einfach zu schön.

»Einen wunderbaren Abend wünsche ich Ihnen, Agent Altair.«

»Hey, Tino. Gut, dass Sie zurück sind. Vesper und ich haben Sie schon vermisst.«

»Das Gefühl beruht auf Gegenseitigkeit.«

Sayer machte Anstalten, die Stufen zu ihrer Wohnung hinaufzusteigen.«

»Sie sehen aus wie gekaut und wieder ausgespuckt«, rief er ihr nach.

»So fühle ich mich auch«, brummte sie.

»Haben Sie zufällig Lust, sich ein wenig zu mir zu setzen?«, fragte Tino und hielt ein halb leeres Glas in die Höhe. »Ich wollte mir gerade einen zweiten Caipirinha machen. Sie könnten auch einen haben.«

»Caipirinha?«

»Ein brasilianischer Cocktail. Cachaça, Zucker und Limette.«

»Cachaça?«

Tino lachte leise. »Das ist so was Ähnliches wie Rum. Na, kommen Sie, setzen Sie sich. Ich finde, Vespers Eltern sollten sich nicht nur vom Grüßen kennen.«

Sayer zögerte. Sie war todmüde, andererseits stand ihr nicht der Sinn danach, allein in ihre Wohnung zu gehen, wo sie sich doch nur wieder die Fallakte vornehmen oder über ihrem glücklosen Forschungsprojekt brüten und sich fragen würde, wo sie einen Fehler gemacht hatte. Also sagte sie mit einem Achselzucken: »Gut. Solange das keine Anmache ist.«

Tino lachte schallend aus dem Bauch heraus. »Ach, Calida, ich kann Ihnen versichern, dass Sie nicht mein Typ sind.«

Er verschwand im Haus, um die frischen Drinks zuzubereiten, während Sayer mit Vesper zu ihren Füßen unter den Papierlaternen saß. Jasmin und Bougainvillea rankten am hölzernen Zaun empor und schufen eine Einfassung aus rosafarbenen und weißen Blüten um den Garten herum. Jenseits der kleinen sattgrünen Rasenfläche wuchsen Hunderte verschiedener Blumen und Kräuter. Wieso hatte sie in all der Zeit noch nie bemerkt, wie schön es hier war? Tino musste viel Arbeit in den Garten investieren, damit er so hübsch und gepflegt aussah.

Über ihnen war das entfernte Dröhnen eines Flugzeugs zu hören. Sayer hob den Kopf. Vereinzelte Sterne blinkten durch die Lichtverschmutzung wie Leuchttürme an einsamen Küsten. Einen Moment lang dachte sie an ihren letzten Campingausflug mit Jake zurück. Die Milchstraße war so hell gewesen, wie ein kosmischer Schotterweg. Unter diesem Meer aus Sternen hatten sie sich geliebt, auf einem glatten Felsen, der noch warm gewesen war von der Sonne des Tages.

Vesper schien zu spüren, dass ihre Stimmung ins Melancholische umzukippen drohte, denn er sprang auf und stupste mit der Nase gegen ihre Hand. Die Geste war Bitte um Streicheleinheiten und Trost in einem. Sayer nahm das Angebot an und vergaß ihren Kummer in Vespers seidigem Fell.

Kurz darauf kehrte Tino zurück.

»Zum Wohl, auf unser geteiltes Sorgerecht für den besten Hund der Welt.« Tino hob sein Glas, und sie tranken einige Minuten schweigend.

Als ihr Cocktail halb leer war, stieß Sayer einen tiefen Seufzer aus. Tino tat es ihr nach. Sayer sah ihn an. Seine Drahtbrille und die kurzen Haare verliehen ihm das Aussehen eines älteren spanischen Gentlemans, aber dann wurde ihr bewusst, dass er gar nicht so alt war, wie er zu sein schien, vielleicht Anfang vierzig. Sayer wusste, dass er Kinder hatte, aber mehr auch nicht.

»Wollen Sie drüber reden?«, fragte sie.

Tino lachte leise. »Ich wollte Sie gerade dasselbe fragen.«

»Sie zuerst. Weshalb der abgrundtiefe Seufzer?«

»Das Leben, Calida. Das Leben.«

»Ach ja?«

Tino warf Sayer einen Blick zu. »Sie wollen sich ernsthaft meine Probleme anhören?«

»Klar. Das lenkt mich vielleicht von meinen eigenen ab.«

Wieder lachte Tino. »Tja. Vor zehn Jahren hatte ich mir das perfekte Leben aufgebaut – eine erfolgreiche Karriere als Küchenchef in einem Sternerestaurant, zwei wundervolle Kinder, eine tolle Frau ... Aber in Wahrheit versuche ich immer noch rauszufinden, wer ich eigentlich bin.«

»Was ist denn passiert?«, fragte Sayer und deutete auf seine kleine Wohnung.

»Mir ist klar geworden, dass alles eine Lüge war.«

»Ja?«

»Genauer gesagt: Mir ist klar geworden, dass ich schwul bin. Ich kann Ihnen sagen, es ist nicht leicht, seiner Frau so was beizubringen.«

»Autsch. Das glaube ich gern.« Sayer leerte ihr Glas. »Hat sie Sie vor die Tür gesetzt?«

»Nein. Die ersten Monate waren ziemlich hart, aber inzwischen verstehen wir uns gut. Sie hat mich gebeten, die Kinder behalten zu dürfen, bis ich mir darüber klar geworden bin, was ich als Nächstes tun will, aber wir lieben uns immer noch. Es ist mir wichtig, am Leben meiner Familie teilzuhaben.«

Er trank einen tiefen Schluck von seinem Cocktail. »Und das ist auch alles gut und schön, aber jetzt wohne ich in einem Apartment in Alexandria, ich kümmere mich zusammen mit meiner Nachbarin, die ich eigentlich gar nicht kenne, um einen verrückten Hund, ich verbringe meine Tage mit Lesen, Gärtnern und Kaffeetrinken, und ich zerbreche mir den Kopf darüber, was ich mit dem Rest meines Lebens anfangen will.«

»So schlimm klingt das nun auch wieder nicht. Was wollen Sie denn mit Ihrem Leben anfangen?«, fragte Sayer.

Tino lachte, dass sich sein grau melierter Schnauzbart sträubte. »Na ja, ich würde gerne einen netten Mann finden. Und ich glaube, ich möchte noch mal studieren. Ich weiß nur nicht, was.«

»Na, dann melden Sie sich doch auf einer Dating-Plattform an, und schreiben Sie sich für ein paar Kurse am College ein.«

»Wenn Sie es sagen, klingt es so simpel.« Tino erhob sich und griff nach ihrem leeren Glas. Auch Vesper sprang schwanzwedelnd auf. »Wahrscheinlich haben Sie recht. Ich sitze hier und grüble und lese und streichle Hunde, während ich eigentlich meine Zukunft gestalten sollte. Aber im Moment kann ich nicht weiter planen als bis zu unserem nächsten Drink. In diesem Sinne: Ich werde wiederkommen.«

Während Tino, gefolgt von Vesper, im Haus verschwand, warf Sayer einen Blick auf ihr Handy. Keine Nachrichten. Keine SMS. Nichts. Die Ermittlungen steckten in einer Sackgasse. Seit klar geworden war, dass Van Hurst als Verdächtiger ausfiel, hatten sie nicht einmal mehr einen Verdächtigen.

»So«, meinte Tino, als er wieder Platz nahm und ihr einen zweiten Caipirinha reichte. »Und was ist Ihr Problem?«

Sayer lachte laut über die unverblümte Frage. »Ich weiß gar nicht, wo ich anfangen soll.«

»Na ja – am Anfang vielleicht.«

Sayer ging im Geiste die Stationen ihres bisherigen Lebens durch. Mit neun Jahren hatte sie mit ansehen müssen, wie ihre Eltern bei einem Autounfall starben. Danach war sie bei ihren reichen Großeltern aufgewachsen. Dann kam ihre Zeit an der Universität, von der es nichts Besonderes zu berichten gab. Während ihres ersten großen Forschungsprojekts über Serienmörder hatte sie Jake kennengelernt, einen attraktiven Special Agent beim FBI. Er hatte sie überzeugt, ebenfalls zum FBI zu kommen, statt eine Karriere in Lehre und Forschung anzustreben. Nach einer Weile hatte er ihr einen Heiratsantrag gemacht. Dann der Anruf von

Holt, dass Jake im Dienst getötet worden war. Und seitdem ... Arbeit, Arbeit und noch mehr Arbeit. Nichts als Arbeit.

»Die letzten Jahre waren ziemlich hart ...«

»Das hatte ich mir schon gedacht, nachdem ich in Ihre Wohnung eingebrochen war.«

»Ach ja«, sagte Sayer. »Was das betrifft ...«

Tino wedelte mit der Hand. »Nein, nein, so leicht kommen Sie mir nicht davon. Was ich damit meinte, war, dass Sie außer Umzugskartons und einem Futon nichts in Ihrem Wohnzimmer stehen haben. Und Ihr Kühlschrank? Hotdogs und Bier, das war's.«

»Tja, ich hause wie eine arme Studentin.«

Tino presste die Lippen aufeinander. »Hm. Eher wie eine seelisch traumatisierte Frau, die sich auf nichts und niemanden einlassen will, nicht einmal auf etwas so Harmloses wie ihr eigenes Apartment.«

»Autsch.«

»Tut mir leid«, sagte Tino achselzuckend. »Ich bin neuerdings nicht mehr so gut im Warme-Worte-Sagen.«

»Nein, nein, Sie haben ja recht. Wie gesagt, es war eine schwere Zeit.« Sayer bückte sich, um Vespers Ohren zu zausen. »Vielleicht muss ich auch endlich mal damit anfangen, mir ein neues Leben aufzubauen.« Sayers Gedanken wanderten kurz zu Dr. James Barta, dem attraktiven Kunsthistoriker, der sie zum Essen einladen wollte. Gleich darauf schüttelte sie den Gedanken wieder ab. »Aber im Moment gilt meine größte Sorge dem Fall, an dem ich gerade arbeite.«

»Ein Mordfall, nehme ich an.«

»Sie sehen offenbar nicht viel fern. Es ist der Fall, von dem im Moment alle reden.« Sayer kniff sich in die Nasenwurzel.

Tino hielt sein Buch in die Höhe. »Ich beschäftige mich lieber mit Dingen, die meinen Geist erbauen, nicht mit Blut und Eingeweiden.«

Sayer lachte. »Blut und Eingeweide – das fasst mein derzeitiges Leben ziemlich gut zusammen.«

»Mögen Sie darüber reden?«

Sayer überlegte. In der Regel wurde es nicht gern gesehen, wenn FBI-Agenten mit Zivilisten über laufende Ermittlungen sprachen – zumindest nicht, wenn es um die Weitergabe von Informationen ging. Andererseits holten sich ihre Kollegen oft bei Außenstehenden Rat. Vielleicht würde es ihr eine neue Perspektive eröffnen, wenn sie den Fall mit jemandem besprach, der ein wenig mehr Abstand zu allem hatte.

»Also, viel kann ich Ihnen nicht sagen, das meiste ist vertraulich, aber im Grunde geht es um ein entführtes Mädchen. Der Täter foltert sie höchstwahrscheinlich, und vielleicht lässt er sie verdursten und verhungern, und ich habe nicht die geringste Ahnung, wo ich nach ihr suchen soll.«

»Ach, du gütiger Himmel, das ist ja furchtbar!« Tino beugte sich nach vorn und legte ihr seine große Hand auf die Schulter. »Aber Sie wissen schon, dass es nicht Ihre Schuld ist.«

»Irrtum. Genau genommen ist es sehr wohl meine Schuld. Wir wurden ... auf die falsche Fährte gelockt, und ich bin darauf reingefallen. Wir haben in die völlig falsche Richtung ermittelt.«

»Sayer, Sie sind nicht Gott. Sie können nicht zaubern. Sie sind nur ein Mensch. Ihren Fähigkeiten sind Grenzen gesetzt.«

Sayer seufzte. »Das Schwerste an solchen Fällen ist das hier. Genau das.« Sie machte eine Handbewegung in den Garten hinein.

»Was? Hier zu sitzen und Cocktails zu trinken?«

»Ja.« Wie auf ein Stichwort trank Sayer einen tiefen Schluck aus ihrem Glas. »Ich weiß, dass das Mädchen irgendwo da draußen in einem Käfig sitzt. Vielleicht muss sie gerade in diesem Augenblick Schreckliches erleiden, und ich habe das Gefühl, als müsste ich Himmel und Erde in Bewegung setzen und jede Minute meines Lebens damit verbringen, nach ihr zu suchen. Jede *Sekunde*. Aber nach ein oder zwei Tagen ist langsam die Luft raus. Man muss mal wieder was essen. Dann muss man irgendwann auch mal wieder schlafen. Und früher oder später muss ich mich leider von der Vorstellung verabschieden, ich könnte jede Tür auf der ganzen Welt eintreten, bis ich sie gefunden habe.«

Sayer hielt ihr Glas hoch. »Welches Recht habe ich, hier an diesem wunderschönen Ort zu sitzen, Alkohol zu trinken, meinen Hund zu streicheln und mich mit Ihnen zu unterhalten? Ich komme mir dabei so schäbig und egoistisch vor, aber ich weiß einfach nicht, was ich noch machen soll.«

»Ach, Calida, so dürfen Sie das nicht sehen. Im Moment sind Sie die einzige Hoffnung dieses Mädchens. Sie sind diejenige, die dieses Mädchen retten kann, und für so was sind Marathonläufer gefragt, keine Sprinter. Es ist Ihre Pflicht, gut auf sich achtzugeben, damit Sie die Kraft haben, so lange weiterzusuchen, bis Sie sie gefunden haben. Sie wissen doch, wie das mit den Sauerstoffmasken im Flugzeug ist ...«

»Ja, ja, man legt erst seine eigene Maske an, ehe man anderen hilft. Vom Verstand her begreife ich das ja auch. Aber emotional macht es mich vollkommen fertig.«

Tino drückte sanft ihre Hand.

»Was ich einfach nicht begreifen kann, ist ...« Sayer suchte nach einer Möglichkeit, ihren Gedanken in Worte zu fassen, ohne Tino zu viel zu verraten. Sie musterte ihn nachdenklich und versuchte ihn einzuschätzen. »Ich habe eine Frage an Sie, die aber nichts mit meinem Fall zu tun hat. Verstehen Sie?«

Tino nickte. »Verstanden, Calida. Was Sie mich gleich fragen werden, hat rein gar nichts mit Ihrem Fall zu tun.«

»Ganz genau. Also, mal angenommen, Sie wären ein Mörder.«

Tino schnaubte. »Alles klar. Ich, der sogar Spinnen von der Wohnung in den Garten trägt, statt sie zu töten.«

»Genau, Sie sind ein eiskalter Killer. Warum würden Sie jemand anders Ihre Morde in die Schuhe schieben wollen?«

»Na, Sie sind mir ja ein richtiger Sonnenschein.«

Sayer sah ihn finster an, und er hob in einer beschwichtigenden Geste die Hände. »War nur ein Scherz. Lassen Sie mich kurz darüber nachdenken ...« Er rieb sich den Schnauzbart. »Ich glaube, mir fallen da nur zwei Gründe ein.« Er hielt einen Finger in die Höhe. »Rache.« Dann kam der zweite Finger hinzu. »Oder um selbst nicht erwischt zu werden.«

»Mehr ist mir auch nicht eingefallen«, gestand Sayer. »Schließen wir Rache als Motiv aus, das erscheint mir eher unwahrscheinlich. Bleibt also noch die zweite Option: Sie tun es, um nicht erwischt zu werden. Sie haben den unstillbaren Drang zu töten. Sie *können* gar nicht anders. Und Sie sind ein hochintelligenter Mensch, also bringen Sie jemanden um und hängen Ihren Mord anschließend jemand anders an. So weit, so gut. Aber wenn Sie damit erfolgreich waren – was kommt dann?«

»Dann mache ich es beim nächsten Mal wieder. Und wieder«, sagte Tino.

Seine Antwort schien eine Weile zwischen ihnen in der Luft zu schweben, ehe sie in Sayers leicht alkoholvernebelten Verstand vordrang. »Sie machen es wieder und wieder«, wiederholte sie halblaut, wie zu sich selbst. »Wieder und wieder.«

Auf einmal kam ihr Dugald Tarlington in den Sinn. Seine orangefarbene Häftlingskluft; die Unterhaltung, die sie mit ihm geführt hatte; seine Frage, ob das fMRT seine Unschuld beweisen würde; seine Tränen beim Durchblättern des JC-Penney-Katalogs, weil ihm seine Familie so sehr fehlte.

Ihre Forschungsergebnisse oben auf dem Küchentresen. Wendys Bemerkung über Tarlingtons in jeder Hinsicht unauffälliges MRT. Die MRTs dreier Männer, die als Serienmörder verurteilt worden waren und dennoch standhaft auf ihrer Unschuld beharrten. Drei Männer und ihre hundsgewöhnlichen Durchschnittsgehirne.

»Oh mein Gott!«, rief sie laut und sprang auf. Vesper tat es ihr nach und begann, von ihrer Aufregung angesteckt, wie verrückt mit dem Schwanz zu wedeln.

»Tino, ich glaube, Sie sind ein Genie.« Sie gab ihm einen dicken Schmatzer auf die Backe. »Ich muss jetzt los!«

Ohne seine Antwort abzuwarten, sprang sie die Stufen zu ihrer Wohnung hoch. Vesper folgte ihr dicht auf den Fersen.

• • •

Sayer stürzte zum Stapel mit ihren Forschungsunterlagen und fischte die drei Mappen heraus. Atemlos schlug sie sie auf, legte sie nebeneinander auf den Küchentisch und begann sie zu vergleichen. Erst las sie die eine, dann die zweite, dann die dritte. Dann kehrte sie wieder zur ersten zurück und begann die Prozedur noch einmal von vorn.

Ganz langsam kristallisierten sich dabei Zusammenhänge heraus, die aus den vielen, scheinbar disparaten Einzelteilen ihres Falls ein vollständiges Bild machten.

Ein Bild, das alles erklärte.

Sayer schaute nicht einmal auf die Uhr, ehe sie einen der Psychologen vom FBI anrief. Die Einheit für Verhaltensanalyse führte mit jedem gefassten Serienmörder ein ausführliches psychologisches Interview durch, um das Profiling bei späteren Fällen zu erleichtern und eine umfassende Datenbank anzulegen.

»Sayer, verdammt, was ist denn los?«, meldete sich der Psychologe mit vom Schlaf belegter Stimme.

»Als Dugald Tarlington verhaftet wurde, waren Sie doch derjenige, der die Sondereinheit beraten hat. Haben Sie auch das Erstgespräch mit ihm geführt?«

»Was soll das? Es ist drei Uhr morgens. Sind Sie betrunken?«

»Nein ... na ja, vielleicht ein bisschen. Es tut mir leid, aber es ist wichtig! Was hielten Sie von ihm?«, wollte sie wissen.

»Was ich von ihm ... Sayer, was zum Henker geht hier vor?«

»Sie sollen mir einfach nur schildern, was für einen Eindruck Sie von Tarlington hatten. Ich habe Ihren Bericht vor mir liegen, aber da scheint mir so einiges zwischen den Zeilen zu stehen, deshalb wollte ich es unbedingt noch mal aus Ihrem Mund hören. Bitte.«

»Meinetwegen.« Sayer hörte eine Bettdecke rascheln, als der Psychologe sich aufsetzte. »Dugald Tarlington erfüllte keinen Punkt auf der Psychopathie-Checkliste. Entweder der Mann ist kein Psychopath, oder aber er ist der intelligenteste Psychopath, der mir je begegnet ist.«

»Glauben Sie, er hat es getan?«

»Sie wissen, dass ich dazu nichts sagen kann.«

»Inoffiziell, nur als ein Freund. Glauben Sie, er war's?«, drängte Sayer ihn.

Der Psychologe schwieg längere Zeit.

Dann sagte er: »Nein, ich glaube nicht. Wenn es all die Beweise gegen ihn nicht gäbe und Sie mich fragen würden, ob er schuldig oder unschuldig ist, würde ich sagen, er ist definitiv unschuldig. Um ehrlich zu sein, hat mir der Fall ziemliche Kopfschmerzen bereitet, weil ja zweifelsfrei feststeht, dass Tarlington die Frauen ermordet hat. DNA lügt nicht.«

Sayer stieß den Atem aus, den sie angehalten hatte, und nuschelte ein Dankeschön, ehe sie mit wild klopfendem Herzen auflegte.

Nachdem sie noch eine weitere Stunde über ihren Unterlagen gebrütet hatte, überlegte sie kurz, ob sie nüchtern genug war, um auf ihre Maschine zu steigen, dann fuhr sie los in Richtung Stadt.

Eine Viertelstunde später schaute sie ungläubig auf die Adresse, die sie sich aus Viks Personalakte notiert hatte. Sie hatte mit einer Junggesellenwohnung in irgendeinem anonymen Wohnblock gerechnet, stattdessen stand sie vor einem viktorianischen Cottage, das in einem Blau gestrichen war, das an die Eier von Rotkehlchen erinnerte, und auf dessen breiter Veranda gleich mehrere antike Schaukelstühle aus Holz standen.

Sie zuckte mit den Achseln und klopfte beherzt an die Tür.

»Vik?«, rief sie.

Sekunden später wurde die Tür aufgerissen, und Vik stand breitbeinig mit der Waffe im Anschlag vor ihr. Die schwarzen Haare standen ihm in einem gigantischen Wirbel vom Kopf ab, und seine hellblaue Schlafanzughose leuchtete im fahlen Mondlicht. Er blinzelte verdattert, als er sie sah.

»Sayer. Was ist passiert?« Er ließ die Waffe sinken, trat beiseite und bedeutete ihr, ins Haus zu kommen. »Na los, rein mit dir, bevor du die ganze Nachbarschaft aufweckst.«

Leise schloss er die Tür hinter ihr. »Also. Was ist passiert?« Seine Augen waren groß vor Sorge.

»Ich muss dir was zeigen. Ich brauche jemanden mit einem unverstellten Blick, dem ich zu hundert Prozent vertrauen kann«, murmelte sie. Die zwei Cocktails gurgelten sauer in ihrem Magen.

Vik starrte sie eine scheinbare Ewigkeit ungläubig an. »Und das ist so dringend, dass du mitten in der Nacht vorbeikommst ... ohne vorher anzurufen?« Er musterte Sayer durch schmale Augen, ehe er einen Entschluss fasste. »Also gut, sicher. Wann hast du zum letzten Mal was gegessen?«

Sayer hob die Schultern. »Keine Ahnung. Kann mich nicht mehr dran erinnern.«

»Also gut. Erst Essen und Kaffee, und dann reden wir.« Vik führte sie in seine Küche und wies auf den geschnitzten Mahagonitisch.

Er machte frischen Kaffee in seiner Espressomaschine und wärmte einen Rest Thaicurry mit Kokosreis für sie auf.

Er stellte beides vor sie hin, und sie machte sich gierig darüber her.

»Okay, dein Bauch ist voll, und du hast eine Tasse koffeinhaltiges Lebenselixier in der Hand ... Was ist jetzt so wichtig, dass es nicht warten konnte?«

»Bevor ich was dazu sage ...« Sayer sah sich in der wunderschönen, mit allen Schikanen ausgestatteten Küche um. »... verkünde ich offiziell, dass wir uns in Zukunft hier bei dir treffen sollten statt in meiner Wohnung.«

»Ohne Witz«, entgegnete Vik. »Und jetzt schieß los.«

Sayer zückte ihre Unterlagen und legte sie einzeln vor Vik auf den Tisch.

»Vier verschiedene Fälle. Vier Serientäter – unser Kumpel, der

Käfigmörder, oder wie auch immer wir das Schwein nennen wollen, mit eingeschlossen.«

Vik betrachtete die Fallakten. »Okay. Weiter.«

»Du musst mir jetzt gut zuhören und mir hinterher sagen, ob ich spinne, in Ordnung? Falls du meine Idee nicht vollkommen abwegig findest, holen wir den Rest des Teams ins Boot.«

»In Ordnung«, sagte Vik, der aussah, als würde er am liebsten bei Sayer Fieber messen. Stattdessen stand er auf und goss sich selbst ebenfalls einen Espresso ein.

»Also, beim Käfigmörder-Fall haben wir es mit einem Ausmaß an Beweismanipulation zu tun, das viel zu komplex erscheint, als dass es dem Täter *ausschließlich* darum gegangen sein könnte, jemand anders seine Taten in die Schuhe zu schieben. Denn das macht man doch normalerweise, um jemandem zu schaden. Um ihn ins Gefängnis zu bringen oder so.«

»So weit nachvollziehbar«, ermunterte Vik sie zum Fortfahren.

»Gut. Aber unser Fall kommt mir anders vor. Meiner Einschätzung nach geht es dem Täter vorrangig darum, nicht erwischt zu werden. Die Taten des Käfigmörders tragen alle den Stempel eines eingefleischten Serientäters – die Käfige, die alte Mythologie, die experimentellen Aspekte ... Wer auch immer dahintersteckt, hat ein ganz spezifisches Krankheitsbild.« Sayer erhob sich und begann im Raum auf und ab zu gehen.

»Verstehe«, sagte Vik. »Die Manipulation diente aller Wahrscheinlichkeit nach in erster Linie dazu, uns vom eigentlichen Täter abzulenken. Er wollte Winters seine Taten anhängen, um selber unentdeckt zu bleiben.«

»Eben. Also ... Mal angenommen, du wärst ein Serienmörder. Würdest du dir dann gleich bei deinen ersten Morden einen derart komplizierten Plan ausdenken?«

Vik lehnte sich auf seinem Stuhl zurück. »Na ja, vermutlich eher nicht. Soweit ich es verstanden habe, fangen die typischen Serientäter ja in der Regel klein an und steigern sich dann zu immer komplexeren und ausgefeilteren Szenarien.«

»Genau. Wir sind von der begründeten Annahme ausgegangen, dass dies hier nicht seine ersten Taten sind. Aber wir haben auch angenommen, dass er bei seinen früheren Morden noch nicht so planvoll vorgegangen ist und wir sie deshalb nicht mit ihm in Verbindung gebracht haben. Vielleicht hatte er noch gar keine feste Vorgehensweise ausgebildet.«

»Sicher, aber wir haben die Infos doch in ViCAP eingegeben, und das gab keine nennenswerten Treffer«, gab Vik zu bedenken.

Sayer tippte auf die Akten. »Allerdings enthält ViCAP keine Fälle, die offiziell abgeschlossen wurden.«

Sie gab ihm etwas Zeit, um das zu verarbeiten. Irgendwann riss er die Augen auf.

»Heilige Scheiße! Wie konnten wir das nur übersehen?«

»Eben. Was, wenn das hier gar nicht das erste Mal ist, dass er systematisch Beweise manipuliert hat, um den Verdacht auf jemand anders zu lenken – nur das erste Mal, dass ihm jemand auf die Schliche gekommen ist?«

Vik fuhr sich mit der Hand durch sein zerzaustes Haar und dachte über die Konsequenzen von Sayers Theorie nach. »Gesetzt den Fall, unser Täter mordet schon seit vielen Jahren. Er hätte seine Taten immer wieder verschiedenen Leuten in die Schuhe schieben können, und genau das ist auch der Grund, weshalb wir bislang nichts von seiner Existenz gewusst haben.«

»Du sagst es!« Sayer verspürte ein Gefühl des Triumphs und auch eine gewisse Erleichterung, weil Vik zu denselben Schlüssen gekommen war wie sie.

Mit noch immer großen Augen betrachtete Vik die glänzenden Tatortfotos, die vor ihm ausgebreitet auf dem Tisch lagen. »Heilige Scheiße«, sagte er noch einmal. »Du glaubst, deine drei alten Fälle gehen in Wahrheit auf das Konto unseres Täters?«

»Ja, das glaube ich. Wenigstens halte ich es für möglich.« Sayer ließ sich schwer auf einen Stuhl fallen. »Ich kann nur nicht genau sagen, ob ich das glaube, weil ich heute Abend einen Cocktail zu viel hatte und meine Fantasie mit mir durchgeht, oder ob es wirklich realistisch ist.«

»Na ja, was hat dich denn dazu veranlasst, an der Schuld dieser Männer zu zweifeln? Wie bist du ausgerechnet auf diese drei Fälle gestoßen?«

Sayer holte tief Luft. »Wir haben uns ja schon mal über mein Forschungsprojekt unterhalten.«

Vik nickte.

»Ich analysiere die Gehirne von Serienmördern und suche nach Markern, die uns dabei helfen können, konkrete neurologische Defekte in ihren Gehirnen zu identifizieren.«

»Ja, du hast so kleine Knubbel im menschlichen Gehirn erwähnt, die darüber bestimmen, wie böse jemand ist.«

»Ha! Ja, die Amygdalae. Große Amygdalae heißen, dass der Betreffende sehr altruistisch veranlagt ist, während kleine darauf hindeuten, dass jemand eher zum Soziopathen tendiert. Aber ganz so simpel ist es auch wieder nicht. Es gibt viele unterschiedliche Teile des menschlichen Gehirns, die zu gewalttätigem Verhalten beitragen können. Der präfrontale Cortex beispielsweise reguliert unser soziales Normverständnis.«

»Okay, jetzt bin ich raus. Soziales Normverständnis?«

»Das beinhaltet Dinge wie Impulskontrolle oder wie gut man auf die Emotionen anderer reagieren kann.«

»Aha.«

»Ich betrachte viele verschiedene Teilaspekte der Hirnaktivität dieser Männer, um Gemeinsamkeiten zwischen ihnen herauszuarbeiten. So eine Art Schablone für Serienmörder-Hirne.«

»Und alle anderen Gehirne, die du untersucht hast, bestätigen deine Theorie.« Vik zeigte auf die Akten.

»Genau. Sicher, meine Stichprobe ist nicht gerade riesig, aber bei den neun anderen Gehirnen, die ich bisher untersucht habe, konnte ich eindeutige Defekte nachweisen, oft sogar mehrere. Nur diese drei hier sind in jeder Hinsicht absolut durchschnittlich.«

Vik sah Sayer scharf an. »Ich muss dich das fragen. Du suchst nicht nur nach einer Möglichkeit, deine Forschungsergebnisse zu rechtfertigen, oder? Ich meine, falls das, was du gerade eben gesagt hast, stimmt, würdest du damit ja gewissermaßen auch deine These retten.«

»Soll ich ehrlich sein? Ich habe keine Ahnung. Ich glaube nicht, dass ich mich davon habe beeinflussen lassen. Aber du hast schon recht, wenn es stimmt, dass diesen Männern die Morde nur angehängt wurden, würde das in der Tat meine Forschungsergebnisse bestätigen.«

Vik rieb sich nachdenklich das Kinn und nickte. »Tja, ich glaube, du könntest da wirklich auf was gestoßen sein. Mich hast du jedenfalls überzeugt.«

In ihrer Begeisterung schlug Sayer mit der Hand auf den Tisch, dann begann sie ihre Akten einzusammeln. »Mehr wollte ich gar nicht hören. Sobald es hell wird, gehe ich zu Holt. Wir müssen uns so schnell wie möglich Gewissheit verschaffen!«

Vik verzog das Gesicht und klopfte Sayer auf den Rücken, als diese ins Freie trat. »Na dann. Viel Glück damit ...«

Unbekannter Ort

Adi Stephanopolous knirschte mit den Zähnen. Das Knirschen hielt sie wach und half ihr, nach dem heftigen Drogenrausch der letzten Nacht wieder einen klaren Kopf zu bekommen. Vor lauter Anspannung hatte sie Schmerzen im ganzen Körper, weil sie sich wieder und wieder ihre Flucht ausmalte. Sie wühlte zwischen den Chipstüten und abgepackten Sandwiches, die ihr das Monster in eine Ecke des Käfigs gelegt hatte, und tastete mit den Händen die Gitterstäbe ab. Sie suchte nach etwas, das ihr helfen könnte, das massive Vorhängeschloss an der Käfigtür aufzustemmen.

Der Vogel flatterte bis unter das Dach des Käfigs und gurrte ein paarmal, bevor Adi ein leises Platschen hörte und ein Klecks Vogelscheiße auf den knisternden Chipstüten landete.

Der beißende Geruch von Urin brannte ihr in der Nase, und einen Moment lang schämte sie sich dafür, dass sie sich in der Hocke durch die Stäbe im Käfigboden erleichtern musste wie ein Tier.

Der Lavendelduft des Reinigungsmittels, das das Monster unter ihr ausgeschüttet hatte, vermischte sich mit dem Gestank ihrer Ausscheidungen. Wenn sie das hier überlebte, würde sie nie wieder Lavendel riechen können, ohne dabei würgen zu müssen.

Adi steckt den Arm zwischen den kühlen eisernen Gitterstäben hindurch und griff nach dem Vorhängeschloss. Wenn sie nur einen Hebelpunkt hätte, könnte sie das Schloss bestimmt aufzwängen. Allerdings hatte sie nicht vor zu fliehen. Stattdessen war in Adi langsam ein anderer Plan herangereift. Sollte sie es tatsächlich schaffen, aus dem Käfig zu entkommen, würde sie sich eine Waffe suchen und dem Monster auflauern. Sie würde es ihm heimzahlen. Es umbringen. Ihre Schwester Clem war nach der Göttin der Vergebung benannt worden, aber Adi nicht. Adis Name bedeutete Rache, und sie war fest entschlossen, ihm alle Ehre zu machen.

Als sie mit der Hand über eine Ecke des Käfigs strich, wackelte einer der dünnen Metallstäbe unter ihrer Berührung. Sie zog daran. Der Stab gab ein wenig nach.

Mit klopfendem Herzen machte sie sich an die Arbeit. Sie begann an der Stange zu rütteln, um sie irgendwie abzubrechen. Gefühlt stundenlang mühte sie sich ab. Irgendwann begannen ihre Finger zu bluten, da zog sie sich das T-Shirt aus und wickelte es um ihre Hand. Die Stange ließ sich jetzt schon zwei Zentimeter hin und her bewegen. Bald waren es fünf, schließlich zehn, bis sie irgendwann merkte, dass die Schweißnaht kurz davor war, nachzugeben. Und dann endlich spürte sie das letzte Knacken des Eisens unter ihren zitternden Fingern, und die Stange löste sich.

Mit einem triumphierenden Aufschrei schob Adi sie in ihr Hosenbein.

Dann schlief sie erschöpft ein.

Büro der stellvertretenden Direktorin Holt, FBI-Hauptquartier, Quantico, Virginia

Sayer saß auf dem Gang und machte sich Notizen, um etwas zu tun zu haben, während sie wartete. Ihr Knie wippte zu einem Rhythmus, den nur ihre überreizten Nerven hören konnten.

Holt erschien gegen sechs Uhr dreißig, einen silbernen Thermobecher in der Hand.

»Kein Wunder, dass alle glauben, Sie würden hier schlafen«, meinte Sayer, als Holt, ohne ihr einen guten Morgen zu wünschen, die Tür zu ihrem Büro aufschloss. Womöglich war es nicht klug, mit ihrer Chefin zu scherzen. Erst recht nicht, wenn diese ihren Morgenkaffee noch nicht getrunken hatte.

»Darf ich reinkommen? Ich müsste mit Ihnen reden?«, fragte Sayer betont höflich.

Holt grunzte zur Antwort und schaltete das Licht ein. »Reden Sie«, sagte sie, während sie den Inhalt ihrer Tasche auf den Schreibtisch leerte und ihren Rechner einschaltete.

Sayer holte tief Luft und erläuterte Holt ihre Theorie. Während sie sprach, schlürfte Holt ihren Kaffee und drehte sich in ihrem Chefsessel so, dass sie aus dem Fenster schauen und die ersten Strahlen der Morgensonne über dem Meer aus Bäumen genießen konnte.

»Und deshalb«, sagte Sayer irgendwann, »habe ich den starken Verdacht, dass es mindestens noch drei weitere Fälle gibt, wo etwas Ähnliches passiert ist …« Sie war am Ende ihres Vortrags angelangt. Nun hieß es abwarten, wie Holt reagieren würde.

»Sie wollen mir sagen, dass Ihrer Ansicht nach in mindestens drei Fällen, die das FBI in den vergangenen Jahren aufgeklärt hat, die rechtskräftig verurteilten Täter in Wahrheit reingelegt wurden?«

»Ja«, bekräftigte Sayer.

»Oder um es anders zu formulieren: Sie glauben, wir sind schuld daran, dass mindestens drei Männer wegen mehrerer Morde im Gefängnis sitzen, die sie nicht begangen haben?« Holts Stimme wurde ein wenig lauter.

Sayer schluckte den Kloß in ihrem Hals herunter. »Ja.«

»Nein«, sagte Holt.

»Nein?«

»Sie haben richtig gehört: Nein.«

»Also …« Sayer wusste nicht recht, was sie darauf erwidern sollte.

»Sie werden diesen Gedankengang nicht weiterverfolgen.«

»Was? Aber wenn das stimmt, ist der Käfigmörder-Fall doch viel größer als ursprünglich angenommen!«

Holt stellte ihren Thermobecher behutsam auf dem Schreibtisch ab. Sie atmete mit geschlossenen Augen einmal tief ein und aus, und als sie die Augen danach wieder öffnete, blitzte die reine Mordlust aus ihnen.

»Ich sage es nur einmal. Der Skandal, den wir damit am Hals hätten, würde uns im Moment komplett handlungsunfähig machen. Sie werden die Sache auf sich beruhen lassen und sich ausschließlich auf den Käfigmörder-Fall konzentrieren. Sobald der abgeschlossen ist, werde ich offizielle Ermittlungen wegen Ihrer Anschuldigungen einleiten, das verspreche ich Ihnen.«

»Aber ...«

Holt wollte ihr mit erhobener Hand Schweigen gebieten, doch Sayer ließ sich nicht bremsen. »Aber wenn die Fälle zusammenhängen, wie sollen wir dann den Käfigmörder-Fall lösen, wenn wir gar nicht auf alle verfügbaren Informationen zugreifen dürfen? Dieser Täter ist ... viel perfider und gefährlicher als alle, mit denen wir es bisher zu tun hatten.«

»Ich habe nein gesagt, und ich meine auch Nein. Wenn Sie jemanden aus dem rechtsmedizinischen Labor bitten wollen, die Befunde der alten Fälle noch mal zu analysieren – von mir aus. Aber bis mir jemand zweifelsfrei bestätigen kann, dass die DNA-Beweise in besagten Fällen ebenfalls manipuliert wurden, werde ich Ihnen ganz sicher nicht erlauben, irgendeinem Hirngespinst nachzujagen.«

Obwohl Holt leise sprach, schlug sie mit der Faust auf den Schreibtisch, sodass die Akten darauf einen Hüpfer machten.

Sayers Herz hämmerte wie wild gegen ihre Rippen.

»Ein Hirngespinst, das garantiert irgendwann nach außen dringen wird«, setzte Holt hinzu. »Ich habe die letzten zwei Tage damit verbracht, nach dem Wiesel zu suchen, das der Öffentlichkeit vertrauliche Informationen zukommen lässt – ohne jeden Erfolg. So ein Skandal würde in null Komma nichts von Van Hurst zu den Medien und von da aus zum Kongress wandern.«

»Aber ...«, versuchte Sayer es erneut.

»Nein. Es ist eine schöne Theorie, aber sie wird durch nichts außer Ihren eigenen Forschungsergebnissen gestützt. Es tut mir leid, Sayer. Sie schließen jetzt diesen gottverdammten Fall ab, sonst enthebe ich Sie Ihrer Position.«

Sayer stand wie vom Blitz getroffen da und konnte sich nicht entscheiden, was sie tun sollte. Holt war eine Frau, die nicht lange fackelte, und keiner, der sie offen herausforderte, überlebte das. Bis zu diesem Fall hatte Sayer die Entscheidungen ihrer Chefin immer respektiert – aber das war einfach zu viel. So etwas Großes konnte sie nicht einfach auf sich beruhen lassen. Aber sie wusste auch, dass es im höchsten Maße unklug gewesen wäre, ihrem Zorn gegenüber Holt freien Lauf zu lassen.

»Meinetwegen«, stieß sie unter äußerster Überwindung hervor.

»Gut. Ich meine es ernst, Sayer. Ich weiß, Sie wollen sich am liebsten sofort kopfüber da reinstürzen und das Rätsel knacken – aber ich sage Ihnen: Lassen Sie die Finger davon. Ich weiß, Sie möchten den Racheengel spielen, aber Sie sind eine Mitarbeiterin des FBI, und Sie arbeiten unter meinem Kommando. Und jetzt müssen Sie mich entschuldigen, ich habe einen Termin.«

Obwohl ihre Hände zitterten, weil es sie solche Mühe kostete, ihre Emotionen in Schach zu halten, gelang es Sayer, ruhig die Tür zu öffnen und auf den Gang hinauszutreten. Dort stieß sie auf Andy Wagner, der ebenfalls zu warten schien.

»Morgen, Sayer. Na, wie läuft's im Käfigmörder-Fall?«, fragte der Profiler mit einem selbstgefälligen Grinsen.

Sayer gelang es, ihn nicht niederzuschlagen, sondern ohne ein Wort an ihm vorbeizugehen.

Viks Haus, Nordwesten von Washington, D. C.

Die Hälfte des Tages verbrachte Sayer damit, Anrufe zu tätigen, Berichte zu tippen und Hinweisen nachzugehen, die allesamt in Sackgassen führten. Gegen fünfzehn Uhr saßen Joan und Sayer an Viks glänzendem Küchentisch. Joan sah sehr müde aus. Sie hatte dunkle Schatten unter den Augen, und ihre Haare waren hastig zu einem unordentlichen Knoten frisiert. Der emotionale Druck, unter dem sie standen, schien seinen Tribut zu fordern. Andererseits empfand Sayer die zerrupfte Erscheinung der Rechtsmedizinerin als seltsam tröstlich, denn wenn der Fall sogar Joan zu schaffen machte, die sonst durch nichts aus der Ruhe zu bringen war, musste sich Sayer über ihr eigenes strapaziertes Nervenkostüm keine ernsthaften Sorgen machen. Sie betrachtete ihr Handgelenk mit dem Ring blauer Flecken, wo Vik sie gepackt und aus dem Keller gezogen hatte, kurz bevor die Bombe hochgegangen war.

»Hast du schon mit Holt gesprochen?«, fragte Joan.

Sayer nickte und verzog das Gesicht. »Ja, und es war nicht angenehm. Insofern ist das hier … absolut inoffiziell. Seid ihr damit einverstanden?«

Die beiden anderen nickten.

»Gut. Dann lasst mich zunächst mal die drei Fälle vorstellen, angefangen mit dem neuesten, und anschließend vergleichen wir sie mit dem Käfigmörder-Fall, um zu prüfen, ob es eindeutige Gemeinsamkeiten gibt, einverstanden?« Sayer spielte mit ihrem Stift – ein kläglicher Ersatz für ihre Perlenschnur. »Und wenn meine Idee irrsinnig ist, nehmt sie bitte auseinander.«

Sie heftete eine Reihe von Tatortfotos ans Whiteboard.

»Also, Fall Nummer eins: Dugald Tarlington, auch bekannt als der Würger von Baltimore. Tarlington wurde vor zwei Jahren wegen vierfachen Mordes verurteilt. Joan erinnert sich wahrscheinlich noch an die Einzelheiten, sie hat damals die Leichen obduziert. Jedes der Opfer wurde über Stunden, manchmal sogar über Tage hinweg immer wieder gewürgt.«

»Stimmt«, sagte Joan. »Ich erinnere mich noch genau an den Fall. Tarlington hat seine Opfer stranguliert, bis sie fast gestorben sind – aber eben nur fast. Immer und immer wieder hat er das gemacht. Alle Frauen wiesen mehrere Würgemale am Hals auf, die unterschiedlich alt waren. Er hat dafür einen breiten Ledergürtel oder etwas Ähnliches benutzt. Ich nehme an, sein Ziel war es, sie so lange wie möglich *nicht* zu töten, denn er ist mit der Zeit immer besser geworden.«

»Besser im Morden?«, fragte Vik.

»Nein. Besser darin, sie am Leben zu erhalten. Sein erstes Opfer hatte nur drei Würgemale und wurde vermutlich im Verlauf weniger Stunden getötet. Sein letztes Opfer – wartet kurz.« Joan blätterte rasch durch die Akte. »Ah, hier steht es: Der Hals der letzten Frau wies so viele Würgemale auf, dass man sie gar nicht mehr voneinander unterscheiden konnte. Basierend auf der Ausprägung der Petechien in ihren Augen und den Verletzungen der Haut im Hals- und Nackenbereich, habe ich die Vermutung angestellt, dass sie möglicherweise eine ganze Woche lang überlebt hat, während sie immer wieder von ihm gewürgt wurde.«

»Also ein sexueller Sadist?«, fragte Vik.

Sayer nickte. »Das haben die Ermittler zumindest angenommen, allerdings gab es keine weiteren Anzeichen von Misshandlung. Normalerweise beschränkt sich ein sexueller Sadist nicht auf eine einzige Form der Folter. Außerdem scheint er auch keine Abscheu für seine Opfer empfunden zu haben, wie es bei den meisten Sadisten der Fall ist. Das legt zumindest die Art nahe, wie er hinterher mit den Leichen verfahren ist.«

»Es gab also Unklarheiten, was sein Motiv betrifft?«, wollte Vik wissen.

»Ja, aber weil es DNA-Beweise gab, haben die keine große Beachtung gefunden«, erklärte Sayer. »Ich weiß noch genau, wie sehr sich Andy gefreut hat, dass er so ein interessantes Profil erstellen durfte. Die Konstellation der Charakteristiken bei Tarlington war so ungewöhnlich, dass er für sein Profiling-Handbuch extra einen neuen Mördertypus eingeführt hat.«

Joan schüttelte den Kopf. »Andy war wirklich sehr angetan von dem Fall, stimmt's?«

»Das wäre doch schon mal eine Parallele zu unserem jetzigen Fall. Die Mordmethode ist so ungewöhnlich, dass unser gottverdammter Profiler sich vor Freude fast in die Hose macht.« Sayer konnte ihre Wut nicht zügeln. Für ihren Geschmack begeisterte sich Andy immer ein bisschen zu sehr für die Mörder, denen sie auf der Spur waren.

Sayer nahm sich den zweiten Fall vor.

»Okay, möglicherweise manipulierter Fall Nummer zwei.« Sie pinnte das Foto eines attraktiven Mannes mit grau melierten Haaren und in blauem OP-Kittel ans Whiteboard. »Das hier ist Tom

Middleton, Anästhesist im Holy Cross Hospital nördlich von D. C. Dieser liebreizende Mann hat mit Narkosemitteln experimentiert und auf diese Weise sechs Frauen ermordet.«

»Das ist alles?«, fragte Vik.

»Ja.« Joan öffnete die Middleton-Akte. »Ich war nicht an dem Fall beteiligt, aber die Analysen wurden in unserem Labor gemacht. Ich weiß noch, dass ich mich mit Kollegen über die Einzelheiten unterhalten habe. Es gab unterschiedliche Meinungen über die Zielsetzung der Morde. Anfangs sahen sie nach Sterbehilfe aus.«

»Sterbehilfe?«, fragte Vik. »Er dachte, er würde seinen Opfern einen Gefallen tun, indem er sie tötet?«

»Genau. Aber so ganz passte diese Interpretation nicht auf sein Tatmuster«, fuhr Joan fort. »Er hat die Frauen in ein Mietlager der Firma U-STOR verschleppt, wo er sich in einer Lagereinheit einen kleinen OP-Saal eingerichtet hatte. Dort hat er sie auf einen OP-Tisch geschnallt und ihnen verschiedene Mischungen von Anästhetika injiziert – Medikamentencocktails, wenn man so will. Es hatte fast den Anschein, als hätte er Versuche an ihnen durchgeführt.«

»Du glaubst also nicht, dass er sie aus falsch verstandener Barmherzigkeit getötet hat?«, wollte Sayer wissen.

»Nein, mit der These konnte ich nie etwas anfangen.« Joan klappte die Akte zu. »Wie gesagt, mir kamen die Morde eher wie Experimente vor. Als hätte er verschiedene Medikamentenkombinationen ausprobieren und ihre jeweilige Wirkung überprüfen wollen.«

»Also wieder Experimente«, meinte Vik.

»Und wieder ein Fall, bei dem das Warum nie eindeutig geklärt wurde. Andy und die Einheit für Verhaltensanalyse konnten sich jedenfalls über Middletons Motiv nicht ganz einig werden. Aber genau wie bei Dugald Tarlington war das den Beteiligten letztendlich egal, weil die DNA-Beweise gegen ihn erdrückend waren.«

Sayer heftete die Fotos des dritten Falls an das Whiteboard. »Okay. Zu guter Letzt haben wir noch John Kent, einen Park-Ranger, der wegen Mordes an neun Frauen verurteilt wurde.«

Vik pfiff durch die Zähne. »Neun. An den Fall erinnere ich mich noch, das war vor fünf oder sechs Jahren, stimmt's? Er hat die Frauen in einer Hütte draußen in den Blue Ridge Mountains versteckt gehalten.«

»Ja. Als das FBI ihn endlich aufspürte, behauptete er, noch nie von der Hütte gehört zu haben, aber aufgrund von DNA und Fingerabdrücken konnte man ihn eindeutig mit dem Tatort in Verbindung bringen.«

Vik stöhnte. »Beweise, von denen wir jetzt wissen, dass sie bewusst deponiert worden sein könnten.«

»Stimmt das, Joan?«, fragte Sayer. »Das ist nämlich eine der Fragen, die ich in Bezug auf meine großartige Theorie habe: War es vor sechs Jahren überhaupt schon möglich, DNA künstlich herzustellen, oder ist das Verfahren noch relativ neu?«

Joan dachte mit geschlossenen Augen nach. »Ich kann es nicht mit absoluter Sicherheit sagen, aber ich weiß noch, dass ich vor fünf oder sechs Jahren von der Möglichkeit künstlicher DNA gehört habe. Das bedeutet wahrscheinlich, dass das Verfahren schon ein oder zwei Jahre davor existierte. Ich prüfe das noch mal nach, um ganz sicherzugehen, aber spontan würde ich sagen: Ja, es war damals möglich. Obwohl es dann ein Täter gewesen sein muss, der mit der neuesten wissenschaftlichen Forschung vertraut war.«

»Gut. Nehmen wir also an, es war damals schon möglich, DNA herzustellen. John Kents Hütte hatte einen Keller mit sechs Zellen. Er hat die Frauen dort jeweils für ein bis zwei Tage gefangen gehalten. Hauptsächlich hat er sich Immobilienmaklerinnen als Opfer gesucht.«

»Wieso Immobilienmaklerinnen?«, wollte Vik wissen.

»Das haben wir nie wirklich herausgefunden, aber die Ermittler haben spekuliert, dass es für ihn am bequemsten war«, sagte Sayer. »Immobilienmakler ist einer der gefährlichsten Berufe für Frauen. Man fährt zu leer stehenden Häusern, trifft sich dort mit unbekannten Interessenten ...«

»Verstehe. Demnach wäre es ein Leichtes, solche Frauen an abgelegene Orte zu locken.«

»Genau. Es gab übrigens auch Spekulationen über die Körpergröße des Täters. Anscheinend hat er mehrere seiner Opfer, nachdem er sie zu leer stehenden Häusern gelockt hatte, unter Drogen gesetzt. Andy fand, so ein Verhalten könne ein Hinweis darauf sein, dass der Täter gebrechlich oder von schwacher Konstitution war.«

»Das wäre eine weitere Parallele«, warf Joan ein. »Der Käfigmörder hat die Mädchen auch mit Drogen außer Gefecht gesetzt.«

»Stimmt. Als das FBI die Hütte gestürmt hat, fand man außerdem Anzeichen dafür, dass die Frauen in einer Schubkarre transportiert worden waren, deshalb hat der damalige Ermittlungsleiter die Annahme geäußert, der Täter müsse ein eher schmächtiger Mann sein, der die Frauen möglicherweise nicht anders bewegen konnte.«

»Und wie hat er seine Opfer getötet?«, fragte Vik.

»Im Wesentlichen hat er sie ausbluten lassen. Es gab Hinweise darauf, dass er zumindest über medizinische Grundlagenkenntnisse verfügt, weil er die Schnitte an den Armen und Beinen seiner Opfer sehr präzise gesetzt hatte.«

Joan nickte. »Das ist richtig. Wie ein Jäger, der ein Reh ausbluten lässt.«

Sayer ging in Viks geräumiger Küche hin und her. »Ein ziemlich langsamer Tod. Es muss mehrere Stunden gedauert haben, bis die Frauen gestorben sind.«

»Hatte das irgendeinen besonderen Grund?« Vik leerte seine mittlerweile zweite Tasse Kaffee.

»Keine Ahnung. Und niemand hat sich die Mühe gemacht, der Frage nachzugehen, weil ...«

Vik stöhnte. »Weil die DNA-Beweise gegen Kent absolut wasserdicht waren. Deshalb brauchten sie sein Motiv nicht für eine Verurteilung.«

»Du hast es erfasst.«

»Gut, reden wir über Gemeinsamkeiten und Unterschiede zwischen den drei Fällen und unserem Käfigmörder. Ich habe meine eigenen Ideen dazu, aber ich würde gerne zuerst eure hören. Erkennt ihr eindeutige Ähnlichkeiten?«

»Sicher«, sagte Joan und blätterte noch einmal durch alle vier Akten. »Es gab keine konkreten Hinweise auf sexuelle Gewalt, abgesehen von einer einzigen DNA-Spur. Im Grunde gab es überhaupt keine handfesten Beweise gegen diese Männer – abgesehen von den forensischen. Keine Zeugen, keine Fasern oder irgendwelche sonstigen Spuren.«

»Und kein klares Motiv.« Vik überflog nun seinerseits die Akten. »Keiner der Männer hatte ein Vorstrafenregister, von den Menschen in ihrem Umfeld wurden sie ausnahmslos als unauffällig und sozial gut integriert beschrieben. Keiner von ihnen zeigte irgendwelche Anzeichen einer wie auch immer gearteten Psychopathie. Ich wäre sogar bereit zu wetten, dass ohne die DNA-Beweise keiner der Fälle jemals vor Gericht gelandet wäre.«

»Und das Krasseste ist«, fuhr Sayer fort und tippte auf die Fotos, »dass all diese Männer nach wie vor auf ihrer Unschuld beharren – trotz der vernichtenden Beweislage gegen sie. Ungewöhnlich, wenn man bedenkt, dass Serientäter, sobald sie erst mal gefasst sind, es normalerweise gar nicht abwarten können, sich mit ihren Taten zu brüsten.«

Das Trio starrte die vier Hochglanzfotos am Whiteboard an. Franklin Winters, Dugald Tarlington, Tom Middleton und John Kent. Falls Sayer mit ihrer Theorie richtiglag, waren nicht nur zahlreiche Frauen, sondern auch diese vier Männer Opfer ein und desselben Täters.

»Was die Beweislage anbelangt, gibt es offensichtliche Parallelen.« Vik hob seine großen Hände. »Aber was ist mit Motiv und Vorgehensweise? Soweit ich es überblicken kann, waren die Mordmethoden doch sehr verschieden.«

Sayer fuhr mit dem Finger die lange Reihe der Opferfotos entlang. Wenn man Gwen mitzählte, waren es insgesamt zwanzig Frauen. Alle tot. »Ich sage euch, was ich glaube. Ich glaube, all diese Morde sind Ausdruck einer Besessenheit des Täters vom Tod.« Sie setzte sich wieder in Bewegung, diesmal noch schneller als zuvor.

»Na ja, geilen sich nicht die meisten Serienmörder irgendwie am Tod auf?«, fragte Vik.

»Aber nicht so. Wenn man alle vier Fälle zusammen betrachtet, geht es in jedem einzelnen um die Grenze zwischen Leben und Tod. Es ist nicht das Töten an sich, das den Mörder befriedigt, sondern der Moment des Sterbens. Bei den Käfigmorden hat er seinen Opfern sogar Psychopompoi zur Verfügung gestellt, vermutlich in der Hoffnung, dass sie die Grenze zwischen Diesseits und Jenseits mit ihrer Hilfe leichter überschreiten können.«

Sie deutete nacheinander auf jedes der Täterfotos. »Im Fall John Kent hat man noch den Eindruck, als wäre es dem Täter einzig und allein um die Masse gegangen. Er hat getötet und getötet, eine nach der anderen. Er hat die Frauen ausbluten lassen, damit er zusehen konnte, wie sie die Schwelle zum Tod überschreiten. Dann haben wir den Tom-Middleton-Fall. Hier hat der Täter versucht, seine Opfer *beinahe* umzubringen und sie dann wieder zurückzuholen. Oder vielleicht ging es ihm auch um ein besonders langsames, kontrolliertes Übertreten der Schwelle zum Tod. Bei Dugald Tarlington ist es ähnlich. Er bringt sie wieder und wieder bis an den Rand des Sterbens, als wollte er ausloten, wie weit er sich dem exakten Moment annähern kann. Und schließlich der Franklin-Winters-Fall. Hier wird den Opfern eine extrem hohe Dosis DMT – fast schon eine Überdosis – verabreicht. Aber das ganze Szenario ist noch viel ausgetüftelter. Mir kommt es so vor, als hätten wir es mit einer neuen Phase in der Vorgehensweise des Mörders zu tun.«

Sayer blieb stehen. »Ich glaube, unser Täter ist besessen davon, die Grenze zum Tod zu überschreiten – und zwar in beide Richtungen. Denkt an das Video von Gwens Tod, das er uns zurückgelassen hat. Aus irgendeinem Grund will er wissen, was im Augenblick des Sterbens vor sich geht. Vielleicht will er rausfinden, ob ein Mensch die Grenze final überschreiten und später trotzdem wieder ins Leben zurückkehren kann.«

»Der Todeswanderer«, murmelte Joan leise.

»Was?« Vik lehnte sich vor.

»Er zwingt seine Opfer dazu, auf der Grenze zwischen Leben und Tod zu wandeln. Er ist der Todeswanderer«, führte Joan aus.

»Normalerweise findest du es doch abartig, wenn diese Kerle Spitznamen bekommen.« Sayer war regelrecht schockiert.

Joan nickte zustimmend. »Diesmal fühlt es sich irgendwie anders an.«

Offenbar hatte der Fall sie alle in einen emotionalen Ausnahmezustand versetzt.

»Hört sich für mich nach einer klaren Vorgehensweise an.« Vik starrte in seine leere Kaffeetasse.

»Gehen wir also davon aus, dass seiner Vorgehensweise ein Experimentieren mit dem Überschreiten der Grenze zwischen Leben und Tod zugrunde liegt. Was jetzt? Können wir irgendwie darauf aufbauen?«, wollte Joan wissen.

»Na ja, zumindest können wir auf der Basis endlich ein richtiges Profil erstellen. Wir kennen jetzt seine Psychopathologie. Die große Frage ist nur: Wieso? Wieso ist er so besessen davon? Wenn wir diese Frage beantworten können, dann haben wir unseren Täter.«

Joans Stimme klang wieder normal. »Wusstet ihr, dass Wissenschaftler Nahtoderfahrungen untersucht und herausgefunden haben, dass der Vorgang des Sterbens wesentlich vielschichtiger ist als bisher angenommen? Wir stellen uns den Tod immer als einen konkreten Moment vor, aber das entspricht nicht der Wahrheit.«

»Was gibt's da schon groß zu verstehen? Das Herz hört auf zu schlagen, und man ist tot.« Viks erhöhter Kaffeekonsum machte ihn ein wenig gereizt.

Sayer schüttelte den Kopf. »Nein, Joan hat recht. Das menschliche Bewusstsein ist viel komplexer. Ich habe die Forschungen zu Nahtoderfahrungen studiert. Die meisten Menschen, die sterben und dann wiederbelebt werden, haben nur vage Erinnerungen an das, was sie während der kurzen Phase, in der sie tot waren, erlebt haben. Aber es gibt auch einige, die sich sehr genau erinnern können – sogar an Details, die nur jemand wissen kann, der dabei gewesen ist. Ich rede hier von Menschen, die offiziell für tot erklärt wurden: keine Gehirnaktivität, keine Pupillenreaktion, kein Herzschlag. Und trotzdem können sie sich hinterher an Dinge erinnern, die Sanitäter oder Ärzte gesagt haben, während sie tot daneben lagen.«

»Ernsthaft?«, fragte Vik. »Und das ist kein esoterischer Hokuspokus?«

»Nein«, beteuerte Joan. »Das wurde in wissenschaftlichen Studien nachgewiesen.«

»Okay, vielleicht gibt es also irgendwas in diesem Graubereich zwischen Leben und Sterben, das unseren Täter fasziniert. Was sonst noch?«, wandte sich Sayer an die anderen beiden. Sie merkte, dass ihre Energie langsam nachließ, und wollte die Besprechung so schnell wie möglich zu einem Ende führen.

»Ich möchte wetten, dass das Zwillingsthema der Schlüssel zu allem ist. Vielleicht hatte unser Täter einen Zwilling, der gestorben ist, und er will ihn im Jenseits besuchen, danach aber wieder ins Leben zurückkehren?«, spekulierte Vik.

»Interessant.«

»Ein Täter mit einem Zwilling …« Joan rieb sich nachdenklich das Kinn.

»Keine Ahnung, ob uns das weiterhilft, aber wir sollten es definitiv im Hinterkopf behalten.«

Eine Weile saßen sie da und schwiegen vor sich hin.

»Und was nun?«, fragte Vik irgendwann.

Sayer ließ sich auf einen freien Stuhl fallen. »Das Wichtigste zuerst: Sind wir uns alle einig, dass ein Zusammenhang zwischen diesen Fällen besteht?«

Joan hob die Hand. »Die Theorie hat nur einen Haken. Sagen wir, du hast recht und dieser Kerl tötet schon seit langer, langer Zeit. Wie hoch ist die Wahrscheinlichkeit, dass du ausgerechnet seine Fälle für dein Forschungsprojekt ausgesucht hast? Ich meine, jedes Jahr werden Hunderte von Mördern verhaftet. Ist es da nicht ein bisschen zu viel des Zufalls, dass du auf sie alle aufmerksam geworden bist?«

Sayer brummte zustimmend. »Der Gedanke ist mir auch schon gekommen. Und ja, es scheint ... ungewöhnlich, aber in all diesen Fällen war extreme Gewalt im Spiel. Ich halte unseren Täter für schwer geistesgestört, und seine Taten reflektieren das. Der Umstand, dass ich mir ausgerechnet seine Fälle für meine Forschung ausgesucht habe, legt doch die Vermutung nahe, dass es eine zugrunde liegende Psychopathologie gibt. Außerdem besteht die nicht geringe Chance, dass es noch weitere Fälle gibt, die wir bloß noch nicht gefunden haben.«

»Ich wäre bereit zu wetten, dass es genau fünf sind«, verkündete Vik.

Sayer nickte. »Der Meinung bin ich auch.«

»Äh, habe ich irgendwas nicht mitbekommen?«, fragte Joan.

»Der Täter hat Leila Farouk 9.2 genannt.«

Joan stöhnte auf. »Sie war Teil seines neunten Experiments, Versuchsobjekt zwei.«

»Genau«, sagte Sayer. »Vier Fälle haben wir schon, das bedeutet, es muss fünf weitere geben, die wir noch nicht identifiziert haben.«

Eine Zeit lang saßen sie da und ließen diese Erkenntnis auf sich wirken.

»Gut, zurück zu meiner Frage. Sind wir uns alle einig, dass die Fälle zusammengehören?«

»Ja«, sagte Joan.

»Ich auch«, pflichtete Vik ihr bei.

»Ich auch. Bei all diesen Fällen war es dasselbe Schema: Wir sind der Spur der forensischen Beweise gefolgt, und sie haben uns in die Irre geführt.«

»Statt ›Todeswanderer‹, was zugegeben ein ziemlich cooler Name ist, sollten wir unseren Täter lieber ›Nebelkerze‹ nennen.« Vik wackelte mit den Brauen, um die Stimmung im Raum ein wenig aufzuheitern.

Joan rollte mit den Augen.

»Können wir uns bitte wieder auf die Sache konzentrieren?« Frustriert trommelte Sayer mit den Knöcheln auf die Tischplatte. »Wir folgen den Beweisen, und sie beißen uns in den Hintern. Ergo: Hören wir auf, den Beweisen zu folgen. Treten wir einen Schritt zurück und fangen wir noch mal ganz von vorne an.«

Joan holte ihren Laptop hervor. »Bevor wir weitermachen, schaue ich kurz nach, ob ich mir im Labor die DNA-Proben der drei alten Fälle besorgen kann. Es wäre auch möglich, dass die Beweise schon in der Asservatenkammer sind, dann müsste ich sie schnellstmöglich holen und ins Labor schicken.«

Ihre Finger flogen mit beeindruckender Geschwindigkeit über die Tastatur. Während ihr Blick über den Bildschirm huschte, verfinsterte sich ihre Miene zusehends, bis sie schließlich verkündete: »Ich fürchte, es gibt schlechte Neuigkeiten.«

»Schlechte Neuigkeiten?« Sayer trat zu ihr, um zu sehen, was Joan meinte.

Am Bildschirm waren drei Dokumente geöffnet, und auf

jedem einzelnen stand in großen roten Buchstaben: BEWEISMITTEL WÄHREND ANALYSE VERNICHTET.

»Was soll das heißen?«, fragte Sayer.

»Das heißt, dass die DNA-Spuren so gering waren, dass wir sie komplett aufgebraucht haben, um die Analyse durchführen zu können.«

»Mit anderen Worten ... es ist nichts mehr davon übrig.« Vik stöhnte.

»Und *das* wiederum heißt, wir haben keine Möglichkeit, zu verifizieren, ob die DNA echt ist oder künstlich.« Joan stand auf und legte Sayer eine Hand auf die Schulter. »Tut mir leid.«

»Verdammte Scheiße. Dieser Fall ... ich schwöre es euch ...« Sayer überlegte fieberhaft, wie sie jetzt weitermachen sollten.

»Können wir uns irgendwie die Originale der Fallakten besorgen?«, fragte Vik.

Sayer hielt den dünnen Stapel Unterlagen hoch. »Das hier *sind* die Originale der Fallakten.«

»Was?«

»Die DNA wurde ziemlich schnell gefunden. Treffer, versenkt in allen drei Fällen ...«

»Also bestand keine Notwendigkeit, weiter zu ermitteln.« Vik schlug die oberste Akte auf. »Unfassbar. Die haben sich nicht mal angeschaut, wer alles den Park besucht hat, in dem Kents Hütte stand.«

»Ja«, sagte Sayer. »Wer weiß, was sonst noch alles übersehen wurde.«

»Ich habe die Akten bereits an Ezra geschickt. Ich werde ihn bitten, in der Datenbank nach ähnlichen Fällen zu suchen, bei denen die Vorgehensweise des Täters mit unserer übereinstimmt.«

»Wir könnten uns auch die alten Tatorte noch mal ansehen«, schlug Vik vor.

»Gute Idee. Wobei der Tarlington-Tatort wegfällt. Er hat die Frauen in seiner Werkstatt neben dem Haus seiner Familie getötet.«

»Tarlingtons Familie lebt noch hier?«, fragte Vik fassungslos.

Sayer nickte. »Sie glauben fest an seine Unschuld. Trotz der Spuren in seiner Werkstatt beharren sie darauf, dass dort niemand umgebracht wurde.«

»Tja, wer weiß? Vielleicht stellt sich ja bald heraus, dass sie die ganze Zeit recht hatten«, meinte Vik. »Da wird ihnen ein Stein vom Herzen fallen.«

»Vik und ich fahren in die Berge und schauen uns in der Hütte um, in der Kent angeblich die Frauen hat ausbluten lassen. Joan, kannst du dir die Lagereinheit im U-STOR vornehmen, wo Middleton seinen geheimen OP-Saal hatte? Ich weiß, dass sie die Einheit nicht wieder neu vermietet haben. Der Besitzer wollte sie in ihrem ursprünglichen Zustand erhalten, als eine Art Mahnmal oder was weiß ich.«

»Geht klar.« Joan steckte die Akten in ihre Tasche.

»Dann los, an die Arbeit. Wenn wir recht haben, geht es hier nicht nur um ein verschwundenes Mädchen, sondern auch um mindestens drei Männer, die unschuldig im Gefängnis sitzen für bestialische Morde, die sie nicht begangen haben.«

Ezras Zimmer, Georgetown Hospital, Washington, D. C.

Ezra sah, wie der überarbeiteten Schwester draußen vor seinem Krankenzimmer das Metalltablett aus den Händen glitt. Er sah es fallen, schrie aber trotzdem vor Schreck, als es am Boden aufkam. Das blecherne Scheppern wurde zusammen mit seinem Aufschrei von den gefliesten Wänden des Korridors zurückgeworfen.

Seine Hände zitterten wie verrückt. Er versuchte die Fassung zu bewahren, aber das Geräusch des fallenden Tabletts hallte in seinem Kopf wider, ein Echo der Bombendetonation. Er presste sich die Hände auf die Ohren und kniff die Augen zu.

Großer Fehler.

Jedes Mal, wenn er die Augen schloss, sah er Cindy vor sich. Wie sie in dem Moment ausgesehen hatte, als ihr klar geworden war, was sie getan hatte. Ihre Lippen formten sich zu einem kleinen O des Erstaunens, und im nächsten Moment ging die Bombe hoch. Dann war sie nicht mehr da.

Das Schlimmste daran war, dass Ezra sich an nichts anderes erinnern konnte, nicht einmal an seine eigenen Schmerzen oder seine Angst. Da war immer nur dieses Bild von Cindy kurz vor ihrem Tod.

Und jetzt gab es für ihn nur die Schmerzen, diese brutalen, unerträglichen Schmerzen in seinen Beinstümpfen.

»Konzentrier dich, du Vollidiot. Das Schwein darf nicht entkommen«, wies er sich zurecht.

Mit noch immer zitternden Fingern nahm er sich die Fallakten vor, die Sayer ihm hatte zukommen lassen. Wenn es sich bei all diesen Fällen um Beweismanipulation handelte, musste es irgendwo zwischen den Seiten eine versteckte Verbindung geben.

Er begann mit der Akte zu Gwendolyn Van Hurst. Er wollte sie noch einmal durchgehen, ehe er sich die älteren Fälle vornahm.

Ezra begann mit dem Autopsiebericht, den seine Kollegen aus dem kriminaltechnischen Labor ihm gleich am ersten Tag ausgedruckt hatten.

Sein Blick fiel auf das Foto der toten Gwendolyn. Wie gebannt starrte er es an. Die dunklen Lippen. Ihr eingesunkener, abgemagerter Körper, der aussah wie ein Häufchen Vogelknochen, die von einem Hautsack zusammengehalten wurden. Ihre erschlafften Gesichtszüge, die einst voller Leben gewesen waren. Ezra wollte sich mit seinem Zungenpiercing gegen die Zähne klopfen, doch das hatte man ihm vor der OP herausgenommen. Stattdessen trommelte er mit den Fingern auf die Bettdecke, während er sich in Joans Bericht vertiefte.

Hinten angeheftet befand sich das Ergebnis der ursprünglichen DNA-Analyse.

Er blinzelte mehrmals. *Zwei Übereinstimmungen* stand ganz oben auf dem Blatt.

Zwei? Ezra konnte sich nicht an eine zweite DNA erinnern.

Er las weiter. Übereinstimmung eins: Gwendolyn Van Hurst. Übereinstimmung zwei: Joan Warren.

»Was soll das denn?«, wunderte sich Ezra.

Er suchte nach dem Protokoll von der Besprechung der Sondereinheit, während der Joan die Ergebnisse der DNA-Analyse bekommen hatte. Nirgendwo ein Wort davon, dass die DNA der leitenden Rechtsmedizinerin des FBI am Tatort gefunden worden war. Warum waren Sayer und Joan der Sache nicht nachgegangen? Das sah doch nach einer ernst zu nehmenden Verunreinigung der DNA-Probe aus.

Neugierig geworden, klappte Ezra seinen Laptop auf, um das, was er im Bericht gelesen hatte, anhand des digital eingespeicherten Laborberichts nachzuvollziehen.

Als er sowohl den Papierausdruck als auch das online verfügbare Dokument der DNA-Analyse vor sich hatte, begann er die Inhalte miteinander zu vergleichen. Wieder und wieder sprang sein Blick zwischen den beiden Seiten hin und her.

Mit klopfendem Herzen nahm er sich die anderen drei Fälle vor. Er tippte etwas in seinen Rechner und durchforstete fast eine halbe Stunde lang verschiedene Unterlagen, ehe er nach seinem Handy griff, um Sayer zu alarmieren.

Viks Haus, Nordwesten von Washington, D. C.

Sayers Handy summte auf Viks Tisch.

»Das ist Ezra.« Sie schaltete den Anruf laut.

»Ezra, du bist auf Lautsprecher. Vik und Joan sind auch da. Hast du was für uns?«

»Das kann man wohl sagen.« Seine Stimme klang ganz zittrig.

»Oje«, sagte Vik. »Das hört sich ja nicht so gut an.«

»Ist es auch nicht. Ganz und gar nicht.«

Sie hörten Ezras rasselnden Atem durch die Leitung.

»Geht es dir gut?«, erkundigte sich Sayer.

»Ja, ich hab bloß Mörderkopfschmerzen, weil ich so lange vor dem Rechner gesessen hab.«

»Ich dachte, du hast Computerverbot.«

»Hab ich auch, aber ich musste mich vergewissern, dass ich keine Gespenster sehe.«

»Gespenster?« Als sie Ezras Ton hörte, machte Sayers Herz einen unangenehmen Satz.

»Ja. Also, ich weiß nicht, wie ich es anders ausdrücken soll ... Jemand manipuliert die Akten auf dem Server des FBI.«

»Was meinst du damit?«, fragte Sayer. Jetzt begnügte sich ihr Herz nicht mehr damit, unregelmäßig zu schlagen, sondern rutschte ihr direkt in die Hose. Dieser verfluchte Fall.

»Unsere Akten. Im Computersystem. Jemand hat sie gefälscht.«

»Gefälscht?« Sayer wurde lauter.

»Ja. Das ist mir zuerst bei der DNA-Analyse von Gwendolyn Van Hurst aufgefallen.«

Sayer und Vik seufzten wie aus einem Mund. »Noch mehr Ärger mit der DNA?«, fragte Sayer.

»Viel mehr Ärger. Im ursprünglichen Bericht war von zwei DNA-Übereinstimmungen die Rede.«

»Zwei?«, fragte Joan. »Aber ich habe den Bericht gelesen, da stand nichts von zwei Übereinstimmungen.«

»Wahrscheinlich hast du nur die digitale Version gelesen. Durch Zufall hab ich die Originalversion aus dem Labor vorliegen. Die, die direkt von den Labortechnikern kam.«

»Moment mal – zwei Übereinstimmungen. Wer war denn die zweite?« Joan beugte sich auf ihrem Stuhl nach vorn, die Augen weit aufgerissen.

»Joan«, sagte Ezra unumwunden.

»Joan, im Sinne von: die Joan, die gerade hier am Tisch sitzt?«, fragte Sayer.

»Ganz genau«, keuchte Ezra.

Joan lief rot an und blinzelte verwirrt. »Meine DNA tauchte in dem Bericht auf? Aber ... oh mein Gott.«

»Joan ...« Sayer legte ihr begütigend die Hand auf die Schulter. »Du weißt, dass immer die Möglichkeit einer Kontamination besteht, insbesondere durch denjenigen, der die Proben sammelt. So was kommt vor. Das ist nicht das Ende der Welt.«

»Doch, ist es ...« Ihre Augen wurden feucht. »Das ist ein schlimmer Fehler. Ich muss ... irgendwo grob gepatzt haben.« Sie ließ den Kopf in die Hände sinken.

Sayer schüttelte den Kopf. »Man hört doch immer mal wieder davon, dass es in Labors zu einer Kreuzkontamination kommt.«

»Aber nicht in *meinem* Labor.« Joans Stimme war kurz davor überzuschnappen.

»Ist Winters' Aussage damit hinfällig?«, wollte Vik wissen. »Ich meine, wenn die Probe kontaminiert war …«

Joan schüttelte nachdrücklich den Kopf. Sie wischte sich die Tränen von den Wangen und holte tief Luft. »Nein. Wenn die DNA-Probe sich als künstlich herausgestellt hat, dann ist das auch so. Daran ändert es gar nichts.«

»Dann handelt es sich also nur um eine ganz normale Kontamination, oder wie?« Sayer suchte nach einer möglichen Erklärung.

»Oder wie«, sagte Ezra. »Weil dieser Fall nämlich nicht der einzige ist, in dessen Akten nachträglich etwas verändert wurde.«

»Was?«

»Ja … Dass Joans DNA im Van-Hurst-Bericht auftaucht, ist definitiv ein Problem. Aber das viel größere Problem hat mit unseren Akten im Allgemeinen zu tun.«

»Erklären Sie mir das, bitte.« Sayer spürte eine leichte Übelkeit in sich aufsteigen.

»Ich habe die verschiedenen Versionen des DNA-Analyseberichts durch das System zurückverfolgt.«

»So was können Sie?« Sayer staunte. Die meisten Kriminaltechniker waren nicht gerade als Computergenies bekannt.

»Was soll ich sagen? Ich bin ein Universalgenie.« Ezra lachte atemlos. »Ursprünglich haben sie mich für die IT-Abteilung angeworben. Ich hacke, seit ich zwölf bin. Aber als ich an die Akademie kam, hab ich festgestellt, dass ich lieber zur Spurensicherung wollte.«

»Seit Sie zwölf sind. Und wie alt sind Sie jetzt? Dreizehn?«, scherzte Sayer gutmütig.

»Ha, ha.«

»Okay, Sie haben die Datei also zurückverfolgt ...«

»Derjenige, der sie ursprünglich im Rechner abgelegt hat, hat vermutlich noch alles korrekt eingegeben. Aber dann, vierzig Minuten später, hat sich jemand ins System eingeloggt und einige Angaben geändert.«

»Wie kann das sein?«, wollte Vik wissen. »Wem wäre denn eine Kontamination im Labor so wichtig, dass er sich Zugang zum Server verschafft und eine interne Datei ändert?«

»Es kommt noch schlimmer«, warnte Ezra. »Die drei anderen Fälle, die ich von Ihnen gekriegt hab – bei denen ist es genau dasselbe.«

Sayer fiel vor Schreck die Kinnlade herunter. »Sagen Sie das noch mal!«

Ezra atmete lang und rasselnd ein. »Ich hab mir danach auch die drei anderen Fälle angesehen. Bei allen dreien wurden nachträglich Änderungen vorgenommen.«

»Und wissen Sie noch, was ursprünglich drinstand?«

»Nein. Ich weiß nur, wann sie verfälscht wurden. Was ursprünglich drinstand, lässt sich nachträglich nicht mehr feststellen. Allerdings wurde in den Akten ziemlich viel geändert: Autopsieberichte, Notizen – sogar die Protokolle von den Sitzungen der Sondereinheit.«

»Haben Sie sich auch noch andere Akten angesehen als die, die Sie von uns bekommen haben? Vielleicht ist das ja ein Systemfehler, und es sieht bloß so aus, als würde jemand absichtlich Informationen manipulieren?«, fragte Sayer hoffnungsvoll.

»Daran hab ich natürlich auch gedacht, und deshalb hab ich

zur Sicherheit noch zehn weitere Fälle überprüft. Bei keinem hab ich auch nur ansatzweise Ähnliches gefunden.«

»Das heißt, alle vier Fälle mit möglicher Beweismanipulation wurden heimlich auf dem FBI-Server geändert.«

»Und zwar nur die.«

»Könnte es sein, dass sich jemand von außen bei uns reingehackt hat?«, wollte Vik wissen.

Ezra lachte kurz auf. »Möglich ist so was vielleicht, aber das wäre wirklich eine Meisterleistung.«

»Ezra, um uns ins System einzuloggen, hat jeder von uns eine eigene Login-ID. Können Sie die Änderungen zu einer bestimmten Login-ID zurückverfolgen?«

»Glaub schon. Könnte sein, dass es ein bisschen dauert, bis ich rausgefunden hab, wie man an die Metadaten kommt, aber irgendwo müssen diese Infos ja abgelegt sein.«

»Super, dann machen Sie sich gleich an die Arbeit. Wir müssen rausfinden, was zum Teufel hier vorgeht.«

»Wird gemacht.« Ezra legte auf.

Sayer rieb sich ihre schmerzende Schulter und zuckte zusammen, als sie dabei versehentlich eine Prellung berührte. »Also«, sagte sie mit einem tiefen Seufzer. »Ich kenne mindestens eine Person, die illegalen Zugang zu unseren Akten hatte.«

Vik nickte. »Senator Van Hurst.«

»Ganz genau.« Sayer hielt ihr Handy in die Höhe. »Ich rufe den Senator an und lasse mir von ihm bestätigen, dass er nichts damit zu tun hat.«

Sie wählte. Ihre Schläfen pochten vor Stress. Sie wechselte einige Worte mit Maxine, dann kam der Senator an den Apparat.

»Agent Altair, was verschafft mir die Ehre? Bitte, sagen Sie mir, dass Sie in Gwens Fall Fortschritte gemacht haben.«

»In gewisser Weise schon. Aber ehrlich gesagt, rufe ich an, um Sie zu fragen, wie Sie Zugang zu unseren internen Unterlagen erhalten haben.«

Van Hurst sog die Luft durch die Zähne ein. »Tut mir leid ... eine vertrauliche Quelle preiszugeben ... das erscheint mir nicht richtig.«

»Senator Van Hurst, wir haben die begründete Sorge, dass die Person, von der Sie gewisse Inhalte unserer Dateien bekommen haben, sich ins Computersystem des FBI gehackt und illegal Zugriff auf interne Daten verschafft hat. Sie sind kein Mitglied der Presse, insofern können Sie sich in dieser Sache nicht auf Quellenschutz berufen. Wir könnten Sie wegen Beihilfe zu einem Kapitalverbrechen verhaften lassen, denn genau das ist es, wenn man als Unbefugter FBI-Unterlagen fälscht.«

Van Hurst seufzte. »Also gut. Ich weiß ohnehin nicht, wer die Quelle ist.«

»Was?«, sagte Sayer.

»Ich habe die Dateien anonym per E-Mail bekommen.«

»Sie müssen uns diese Mails sofort schicken.«

»Gut, von mir aus. Aber ich bin mir sicher, dass sie von jemandem aus dem FBI kamen. Ich hätte sie doch gar nicht verwendet, wenn ich nicht überzeugt gewesen wäre, dass es sich wirklich um Ihre internen Dokumente handelt.«

»Woher wollen Sie das so genau wissen?«

»Vor der ersten Mail habe ich einen Anruf bekommen. Eine automatische Ansage, ich solle meine E-Mails lesen. Der Anruf kam von einer Nummer aus Quantico. Das wurde auf meinem Telefon angezeigt.

»In Ordnung. Danke für Ihre Kooperation.« Sayer legte auf und sah sich im Zimmer um.

»Also gut, wenn die Informationen aus Quantico kamen, war es ja vermutlich kein Hacker von außen. Und das wiederum bedeutet …«, begann Vik.

»… dass jemand innerhalb des FBI die Dokumente geändert haben muss«, beendete Sayer den Satz.

»Aber wieso?«, fragte Joan. »Was hat er denn davon, wenn er unsere Fallakten ändert? Wieso hat er meinen Namen bei den DNA-Übereinstimmungen gelöscht? Gut, er hat mich vor einer Peinlichkeit bewahrt, aber ich muss doch wissen, ob es irgendwo ein Problem gibt, damit ich es beseitigen kann. Und wieso manipuliert diese Person ausschließlich die Todeswanderer-Akten?«

»Weil … er der Killer ist?«, sagte Sayer zaghaft. Der Gedanke war zu grauenhaft.

»Heilige Scheiße«, hauchte Vik. »Du glaubst, der Todeswanderer arbeitet beim FBI?«

Sayer, Vik und Joan waren stumm vor Entsetzen.

»Spielen wir das mal durch. Vielleicht ziehen wir ja voreilige Schlüsse. Was wären denn die möglichen Alternativen?«

Irgendwann schüttelte Vik den Kopf. »Mir fällt keine ein. Wenn wir davon ausgehen, dass Ezra sich nicht irrt, stehen drei Dinge fest.« Vik zählte an seinen Fingern ab. »Erstens: Jemand beim FBI manipuliert interne Dokumente. Zweitens: Die betreffende Person ändert nur Dokumente aus den Todeswanderer-Fallakten. Daraus folgt drittens, dass besagte Person weiß, dass die Fälle in irgendeiner Weise zusammenhängen.«

»Und wer hätte die Verbindung zwischen den Fällen ziehen können?«, fragte Joan. »Ich meine, wer außer dem Mörder selbst?«

»Gut. Also angenommen, der Todeswanderer ist ein FBI-Agent. Was folgt daraus?« Sayer ballte die Hände zu Fäusten. Sie brauchte dringend etwas, womit sie ihre nervösen Finger beschäftigen konnte.

»Na ja, wenn man jemandem einen Mord anhängen will, gibt es praktisch keinen besseren Ort«, meinte Joan. »Der Mörder könnte die Ermittlungen von innen heraus sabotieren. Er wüsste zu jedem Zeitpunkt über die Beweislage Bescheid. Er könnte die Ermittler immer wieder auf die falsche Fährte locken.«

»Das würde auch die DNA-Beweise erklären«, sagte Vik. »So musste er sich keine Gedanken mehr darüber machen, dass wir uns die alten DNA-Analysen vornehmen könnten. Er hat die Proben einfach vernichtet und die dazugehörigen Dokumente entsprechend verändert.«

Sayer stützte sich auf den Tisch. »Wir müssen es Holt sagen.« Sie begann ihre Sachen zusammenzusuchen. Sie hatte ein ganz ungutes Gefühl.

»Nein.« Joan hielt sie sanft am Arm zurück.

»Nein?«, wiederholte Vik. »Wieso um alles in der Welt sollten wir so was vor der stellvertretenden Direktorin geheim halten?«

»Weil ich weiß, dass sie in der Vergangenheit selbst Autopsiedaten geändert hat«, antwortete Joan. »Bis wir wissen, wer der Mörder ist, haben wir keine Ahnung, wem wir trauen können.«

»Moment mal ... Wovon redest du? Glaubst du etwa, die stellvertretende Direktorin ist der Todeswanderer?« Vik lachte ungläubig.

Joan schloss ihre blutunterlaufenen Augen. Sie schien sich innerlich für etwas zu wappnen. »Sayer, ich habe schon oft überlegt, ob ich es dir sagen soll. Ich konnte es bisher nur nie wirklich rechtfertigen.«

»Ob du mir *was* sagen sollst?«

»Es geht um Jake.«

Sayer setzte sich wieder hin.

»Jake. Du meinst Sayers Verlobten?«, fragte Vik, dessen Blick zwischen Joan und Sayer hin und her sprang. »Der Jake, der vor drei Jahren im Dienst ums Leben gekommen ist?«

Sayer ließ kraftlos die Arme hängen. »Willst du mir sagen, dass Holt sich Zugang zum FBI-Server verschafft und irgendwas an Jakes Autopsiebericht geändert hat?«

Joan nickte mit geschlossenen Augen. »Genau das will ich sagen.«

»Und woher weißt du das?«, wollte Sayer wissen.

»Weil ich seine Autopsie selbst durchgeführt habe, und weil ich weiß, dass das, was im offiziellen Bericht steht, erheblich von meinen Befunden abweicht.«

»Erheblich ...« Sayer verstummte. »Aber warum hätte Holt das tun sollen?«

Erst jetzt öffnete Joan wieder die Augen. »Ich habe keine Ahnung, Sayer. Mir wären die Unterschiede nicht einmal aufgefallen, aber als ich am Ende des Jahres meinen Jahresbericht vorlegen musste, wollte ich darin auch Jakes Fall erwähnen, also habe ich mir den Autopsiebericht noch mal vorgenommen, um ganz sicherzugehen, dass ich alles korrekt wiedergebe.«

»Und was war anders?«

»Alles. Einschließlich der Todesursache.«

»Jake wurde erschossen.«

Erneut schloss Joan die Augen. »Nein, das stimmt nicht. Er ist ertrunken.«

»Ertrunken?« Vor Sayers Augen verschwamm alles. »Aber das ergibt doch überhaupt keinen Sinn.«

Vik ging dazwischen. »Woher weißt du überhaupt, dass Holt diejenige war, die die Änderungen vorgenommen hat?«

»Weil ich damit zu ihr gegangen bin und sie es mir gesagt hat. Es ging angeblich um die interne Sicherheit.« Joan sah Sayer entschuldigend an. »Sie hat mich gebeten, dir nichts zu sagen. Also habe ich es für mich behalten.«

Das Zimmer um Sayer geriet ins Schwanken. Sie beugte sich nach vorn, ließ den Kopf zwischen die Knie sinken, und versuchte krampfhaft, nicht ohnmächtig zu werden.

Vik sprang auf und holte ihr ein Glas Eiswasser. »Hier. Komm hoch und trink das.«

»Es tut mir so leid, Sayer. Ich weiß, ich hätte es dir längst sagen sollen, ich wusste einfach nicht, warum Holt es geändert hat. Ich bin davon ausgegangen, dass sie gute Gründe dafür hatte.«

Sayer stürzte das kalte Wasser hinunter und versuchte dem Sturm der Emotionen Herr zu werden, der sie vollkommen aus dem Gleichgewicht gebracht hatte. »Weißt du sonst noch was?«

Joan schüttelte den Kopf. »Das ist alles. Aber in diesem neuen Kontext kam es mir irgendwie ... verdächtig vor.«

»Was könnte Jakes Tod denn mit dem Todeswanderer zu tun haben?«

»Keine Ahnung. Aber solange wir nicht wissen, wer der Mörder ist, wissen wir auch nicht, wem wir trauen dürfen.«

Sayer schenkte Vik ein mattes Lächeln zum Dank für das Wasser, ehe sie aufstand. Ihre Knie schlotterten. »Also gut, dann bleibt das fürs Erste unter uns. Wir sollten aber trotzdem an unserem Plan festhalten. Es ist schon spät, wir können sicher alle was zu essen und eine Mütze Schlaf vertragen, und ich brauche Zeit, um das alles zu verdauen. Ich sehe zwei große Versäumnisse in den alten Todeswanderer-Ermittlungen. Ich werde den Park-Ranger im Shenandoah-Park bitten, Ezra die Besucherlisten zu schicken, und ich frage in dem Lagerhaus nach, in dem Middleton angeblich seine Opfer getötet hat, ob man uns die Kundendateien zukommen lassen kann.«

Vik machte ein entsetztes Gesicht. »Die Listen sind nicht in den ursprünglichen Fallakten enthalten?«

»Nein, wie gesagt, damals hat sich keiner die Mühe gemacht. Es gab ja den DNA-Beweis.« Sayer tippte auf die Fotos am Whiteboard. »Lasst uns die Sache ins Rollen bringen. Morgen teilen wir uns dann auf und klappern die alten Tatorte ab. Mal sehen, ob uns das irgendwie weiterbringt.«

Unbekannter Ort

Adi erwachte vom *Klick-klick-klick* des Projektors, vom Surren des Verdampfers und von den schlurfenden Schritten des Monsters in der Dunkelheit.

Sie beobachtete, wie der maskierte Mann im Raum umherging.

»Sie haben gemerkt, dass du verschwunden bist.« Das Monster lachte leise. »Aber du bist die Krönung meiner Forschung. Ich wusste, dass es so kommen würde. Ein Geistesblitz. Der finale Durchbruch!«

Adi erkannte ihre eigenen Gefühle gar nicht wieder. Wo zuvor noch mörderische Wut auf das Monster in ihr gewesen war, empfand sie jetzt nur noch Angst. »Bitte nicht schon wieder.«

Mit einem Mal brach alles Leid des letzten Jahres über sie herein. Adi spürte den Verlust ihrer Familie und sehnte sich zurück nach dem wunderbaren Gefühl des Friedens, das sie erfüllt hatte, als sie Clem begegnet war. Sie fehlte ihr so sehr. Die Taubheit in ihrem Innern, an die sie sich die ganze Zeit geklammert hatte, war nach den wenigen Augenblicken, in denen sie Clems Hand gehalten hatte, wie weggeblasen.

Adi wollte endlich wieder mit ihrer Familie vereint sein. »Lassen Sie mich frei, oder lassen Sie mich sterben, bitte.«

»Noch nicht, 9.3. Erst muss ich das Ergebnis noch einmal wiederholen. Das Kennzeichen eines guten wissenschaftlichen Experiments ist das reproduzierbare Ergebnis. Danach erfülle ich dir liebend gern den Wunsch nach dem Tod.«

»Nein«, krächzte Adi und klammerte sich verzweifelt an das letzte bisschen Kraft, das sie noch hatte.

»Nein?«

»Diesmal komme ich nicht wieder zurück …«

Wieder lachte das Monster. »Das werden wir ja sehen.«

Die Bilder flackerten über die Wände, und Dampf verschleierte den Raum. Adi kauerte sich ganz klein zusammen, presste sich die Hände auf die Ohren und kniff fest die Augen zu. Dann öffnete sie den Mund und atmete den Dampf so tief ein, wie sie konnte. Sie wollte einfach nur noch vergessen.

»Ja, so ist es gut. Tief einatmen, 9.3. Und dann geh. Geh zurück zu deiner Schwester.«

Straße nach Alexandria, Virginia

Nachdem Sayer veranlasst hatte, dass die Liste der Besucher im Shenandoah-Nationalpark und die Kundendatei des U-STOR-Lagerhauses an Ezra ins Krankenhaus geschickt wurden, fuhr sie nach Hause.

Unten im Garten saß Tino an seinem angestammten Platz, den dösenden Vesper neben sich. Als Sayer sich näherte, schossen seine Augenbrauen in die Höhe.

»Calida, Sie sehen ja schon wieder zum Gotterbarmen aus.«

»Kein Witz.« Sayer schenkte ihm ein trockenes Lächeln. »Hey, danke für das Gespräch gestern Abend.«

»Jederzeit. Ich habe Ihre Gesellschaft genossen. Hat es denn geholfen?«

»Ja, das hat es. Mir und meinem Fall. Also ... vielen Dank.« Sie wandte sich zur Treppe, um nach oben zu gehen.

»Ich habe Limettensuppe gekocht, wenn Sie welche mögen«, rief er ihr nach.

Sayer roch den leichten, frischen Zitrusduft, der aus Tinos Wohnung drang.

»Nichts lieber als das.«

Tino scheuchte sie nach oben und kam eine Minute später mit einer großen Schüssel heißer Suppe hinterher, die Sayer gierig auslöffelte. Während sie aß, fütterte Tino den kleinen Vesper. Anschließend befahl er ihr, unter die Dusche zu gehen, und verabschiedete sich mit einem Wangenkuss.

»Sie müssen sich ausruhen, Calida. Schlafen Sie gut.« Er verließ ihre Wohnung.

Das Duschen erledigte Sayer wie einen automatisierten Vorgang, dann ließ sie sich neben Vesper auf ihr Bett fallen. Ihr Gehirn lief auf Hochtouren. An den bereits selig schnarchenden Hund gekuschelt, starrte sie auf das Foto von Jake neben ihrem Bett. Wenn er nicht erschossen worden war, wie um alles in der Welt war er dann gestorben? Jake war einer der besten Schwimmer, die Sayer kannte. Ein Tod durch Ertrinken war vollkommen unglaubwürdig.

»Das Rätsel kann ich jetzt sowieso nicht lösen. Eine Krise nach der anderen«, murmelte sie, während sie das Licht ausknipste. Vespers Schwanz zuckte in Reaktion auf ihre Stimme. Sayer vergrub das Gesicht in seinem warmen Fell und fiel in einen tiefen Schlaf.

Sie hatte einen beängstigend realistischen Traum. Jake stand am Strand, während die Wellen seine nackten Füße umspülten. Er trug eine Hose, die er sich bis zu den Knien hochgekrempelt hatte, und dazu den dicken grünen Pullover, den seine irische Großmutter für ihn gestrickt hatte. Er hatte grau melierte Bartstoppeln am Kinn, und um seine Augen herum erschienen kleine Knitterfältchen, als er lächelte.

Er sagte etwas, aber Sayer konnte ihn nicht verstehen. Jedes Mal, wenn er den Mund öffnete, verließ ein kalter Atemhauch seinen Körper. Er wurde immer verzweifelter und versuchte wieder und wieder, sich ihr begreiflich zu machen, aber kein Laut drang aus seinem Mund. Atemzug für Atemzug wich das Leben aus ihm, bis sein Körper langsam in sich zusammenzusacken begann. Ein Zucken ging durch sein ausdrucksstarkes Gesicht und seine schönen Augen. Angst spiegelte sich auf seinen Zügen.

Sayer versuchte, durch den nassen Sand zu ihm zu laufen, aber ihre Füße sanken immer tiefer ein, bis sie schließlich bis zur Taille im Sand steckte. Wie von Sinnen wand sie sich hin und her und weinte vor Verzweiflung, weil sie Jake nicht erreichen konnte.

Seine Knie knickten unter ihm ein, der Kopf sackte ihm auf die Brust. Seine Kräfte drohten ihn zu verlassen.

Bevor er nach vorne kippte und mit dem Gesicht ins Wasser fiel, sah er ihr noch ein allerletztes Mal in die Augen.

Sayer sah keine Liebe, keinen Kummer in seinem Blick, nur Anklage.

»Wieso hast du es nicht gewusst?«, röchelte Jake, als die Wellen gegen seinen Mund schwappten.

Dann sank er unter die schäumende Meeresoberfläche, und Sayer schrie und schrie, bis sie davon aufwachte.

Das Handy neben ihr auf dem Bett summte.

Noch immer in ihrem Albtraum gefangen, streckte Sayer die Hand danach aus.

»Nana« stand auf dem Display.

»Hallo? Nana, ist alles in Ordnung?«, murmelte sie schlaftrunken.

»Sayer?«

Nana klang so matt und verstört, dass ein plötzlicher Adrenalinstoß durch Sayers Körper ging, der sie mit einem Schlag hellwach machte.

»Nana? Was ist passiert?«

»Jemand hat Blut vor meine Haustür gekippt. Und ein Päckchen dagelassen.«

»Was?« Sayer war bereits aufgesprungen und zog sich hastig an. Ein verschlafener, verwirrter Vesper wuselte ihr um die Beine.

»Sayer, ich glaube, das Päckchen ist für dich.«

Georgetown, Washington, D. C.

Auf Sayers panische Anrufe hin war das halbe FBI in Sophia McDuffs Vorgarten eingefallen.

Sayer selbst kam kurz vor dem Bombenräumkommando an, das sofort den gesamten Block evakuieren ließ. Übermüdete, verängstigte Familien in Schlafanzügen und Bademänteln standen hinter der Absperrung am Ende der Straße zusammen. Sayer saß neben Nana und hatte einen Arm um ihre schmalen Schultern gelegt. Wortlos sahen sie zu, wie ein Roboter des Bombenräumkommandos einen Deckel über den großen Pappkarton stülpte. Die Blutlache, in der er stand, leuchtete im gelblichen Schein der Straßenlaternen purpurrot.

»Wessen Blut ist das?« Nach ihrem anfänglichen Schock klang Nanas Stimme jetzt wieder wie immer. »Doch nicht das des vermissten Mädchens ...«

»Um Himmels willen, ich hoffe nicht«, sagte Sayer, die ihrer eigenen Stimme noch nicht wieder ganz traute. Es war sehr viel Blut. »Magst du mir erzählen, was passiert ist?«, fragte Sayer, um ihre Großmutter von dem Rummel um sie herum abzulenken.

Nana zuckte die Achseln. »Jemand hat an die Tür geklopft, und ich habe aufgemacht.«

»Ohne vorher durch den Spion zu schauen? Es ist nach Mitternacht!«

Nana wischte Sayers Einwand mit einer Handbewegung beiseite. »Ach, was hat eine alte Dame wie ich heutzutage denn schon zu befürchten?«

»Nana, es gibt so was wie Einbruchsdiebstahl ...«

»Ich bitte dich. Ich habe Pfefferspray im Haus. Außerdem habe ich einen sehr gefährlichen rechten Haken. Soll ruhig jemand versuchen, ins Haus zu kommen. Der muss erst mal an mir vorbei.«

Sayer lachte kurz und drückte Nana noch fester. Die alte Frau gab sich nach außen hin unerschütterlich, und wenn jemand sie verärgerte oder ihr dumm kam, war mit ihr nicht gut Kirschen essen. Aber sie wurde nicht jünger, und Sayer empfand plötzlich das starke Bedürfnis, ihre Großmutter zu beschützen. Es war ein vollkommen neues Gefühl für sie. Einen Moment lang blieb ihr bei dem bloßen Gedanken daran, sie könnte noch ein Familienmitglied verlieren, fast das Herz stehen. Die Müdigkeit machte es ihr noch schwerer, ihre Emotionen im Griff zu behalten.

»In Ordnung, du hast also die Tür geöffnet ...«, animierte sie Nana zum Weiterreden.

»Und da habe ich den Karton gesehen. Darauf stand dein Name – sehr krakelig, als hätte ihn ein Vorschulkind geschrieben«, fügte Nana missbilligend hinzu. »Und dann habe ich das Blut gerochen. Ich ... ich musste würgen, so streng war der Geruch. Nach Eisen. Ich hätte nach draußen laufen und den Schweinehund verfolgen sollen. Was bildet der sich überhaupt ein, einer alten Frau so einen Schrecken einzujagen?«

»Nana, bitte verfolge keine Leute, die dir blutverschmierte Päckchen auf die Veranda stellen.«

»Von mir aus. Ich hoffe nur, dass keine zerstückelte Leiche drin ist oder so was.«

»Nana!«

»Was denn? Sag jetzt nicht, der Gedanke wäre dir nicht auch schon gekommen.«

Sayer seufzte bloß. »Du hast recht, der Gedanke ist mir gekommen. Aber es sieht nicht so aus, als käme das Blut aus dem Karton.« Sie zog die Decke auf Nanas Schultern zurecht, doch die alte Dame schüttelte ihre Berührung ab.

»Geht es dir gut?« Nana sah Sayer an.

»Hm.« Sayer ließ ihren Blick über die hin und her eilenden FBI-Leute schweifen: die Fotografen, die Mitglieder des Bombenräumkommandos, die Kriminaltechniker. War der Todeswanderer einer von ihnen? Stand er jetzt gerade irgendwo in der Nähe und tat so, als würde er helfen, während er sich in Wahrheit an der Angst und dem Chaos weidete, die er verbreitet hatte?

Sayer versuchte immer noch den Gedanken zu verdrängen, dass der Täter womöglich jemand aus ihren eigenen Reihen war, als Viks Nissan mit quietschenden Reifen vor dem Haus anhielt.

Er kam zu ihr geeilt. »Ist alles in Ordnung mit euch beiden?«

Nana sagte: »Das war nur irgendein Schwachkopf, der mir Angst einjagen wollte.«

Sayer lachte. »Ein Schwachkopf, der Sophia McDuff nicht sehr gut zu kennen scheint.«

Vik grinste schief. »Ich weiß.« Dann trottete er davon, um den weiteren Einsatz zu koordinieren, während Sayer bei Nana blieb.

»Ich habe gefragt, ob es dir gut geht, weil ich mir Sorgen um dich mache.« Nana nahm Sayers Hand.

»Wieso denn?«

»Du warst früher immer so lebensfroh. Aber in letzter Zeit

kommt es mir so vor, als hättest du dich komplett aus dem Leben verabschiedet. Ich meine – man muss sich nur mal deine Wohnung anschauen.«

»Nana, ich weiß deine Fürsorge wirklich zu schätzen, aber jetzt ist nicht der richtige Zeitpunkt, um mein Privatleben zu diskutieren.«

Nana nickte. »Natürlich. Ich frage mich nur, ob dieses Schneckenhaus, in das du dich zurückgezogen hast, dich nicht daran hindert, deine Arbeit zu machen.«

Sayer knirschte mit den Zähnen, gab jedoch keine Antwort, sondern beobachtete lediglich schweigend das Team des Bombenräumkommandos bei seiner Arbeit.

Als Nana sah, welch großer Druck auf ihrer Enkeltochter lastete, lenkte sie ein. »Es tut mir leid, du hast recht. Jetzt ist nicht der richtige Zeitpunkt.«

Sobald das Paket entfernt und Nanas Haus gründlich durchsucht worden war, kehrten die Nachbarn in ihre Häuser zurück, wobei sie die Köpfe zusammensteckten und besorgt miteinander tuschelten.

Als die Tür hinter den letzten Nachbarn ins Schloss gefallen war, sagte Sayer: »Mir tut es auch leid, Nana. Ich will nicht, dass du wegen meiner Arbeit Probleme bekommst. Schon gar nicht solche.«

»Ach was, hör auf, dir Sorgen zu machen. Du liebe Güte, ich war mit einem Senator verheiratet.« Nana stand auf und streckte sich. »Wir haben Bombendrohungen erhalten. Einmal hat ein Mann versucht, Charles beim Dinner zu erstechen. Wenn man etwas Wichtiges tut, macht man sich Feinde, so ist das nun mal. So, und jetzt lass uns reingehen und einen Tee trinken.«

Nachdem sie eine Tasse brühheißen Earl Grey hinuntergestürzt und sichergestellt hatte, dass Nana in Sicherheit war, weil ein Polizist vor ihrer Haustür Wache hielt, fuhr Sayer auf dem schnellsten Weg ins Labor, um zu sehen, was der Killer ihr hinterlassen hatte.

FBI-Hauptquartier, Quantico, Virginia

»Akten.« Der Kriminaltechniker wirkte ein wenig enttäuscht. »Akten und eine CD.«

Ein Pappkarton, der in einer Blutlache stand ... Sayer hatte mit menschlichen Körperteilen gerechnet – vielleicht sogar mit Körperteilen von Adi Stephanopolous. Ihr fiel vor Erleichterung ein ganzer Felsblock vom Herzen.

»Hatten Sie schon Gelegenheit, sich was davon anzusehen?«, fragte sie.

»Nein, Ma'am. Die Jungs vom Bombenräumkommando mussten erst prüfen, ob auch wirklich kein Sprengstoff drin ist, deswegen haben wir den Karton gerade erst bekommen. Wir sind eben mit der Untersuchung der Außenseite fertig geworden, den Inhalt haben wir uns noch nicht vorgenommen. Die stellvertretende Direktorin Holt meinte, Sie wollten vielleicht dabei sein und uns bei der Durchsicht helfen.«

Sayer bejahte. Sie streifte sich ein Paar Latexhandschuhe über und trat zu dem Karton, der auf einem langen Tisch aus rostfreiem Stahl stand.

»Drinnen ist kein Blut?«, fragte sie.

»Nein. Der Karton war innen mit Plastikfolie ausgeschlagen, um den Inhalt zu schützen.«

»Hm«, machte Sayer nachdenklich. »Woher dann das viele Blut auf der Veranda …?« Sie ging einmal um den Tisch herum und betrachtete die Aktenmappen, die mitsamt der CD in ihrer transparenten Hülle neben dem Karton ausgebreitet waren.

In dem fensterlosen Laborraum mit seinen grellen Neonröhren hätte man fast vergessen können, dass es mitten in der Nacht war. Aber Müdigkeit und andauernder Stress hatten Sayer erneut eine Verhärtung der Schultern beschert, und ihr Körper, der immer noch unter den Nachwirkungen der Explosion zu leiden hatte, sehnte sich nach einem weichen, sauberen Bett.

Sie schob das Bedürfnis nach Schlaf beiseite und überlegte, wo sie anfangen sollte. Während sie eine weitere Runde um den Tisch drehte, kam Vik zur Tür hereingefegt. Er war bleich wie ein Gespenst und trug zwei Kaffeebecher in den Händen.

»Ich bringe milde Gaben.«

»Scheiße, du bist ein Engel«, sagte Sayer und nahm den Kaffeebecher, den er ihr hinhielt. Sie hob ihn an die Nase und atmete mit geschlossenen Augen das Aroma ein. Der vertraute Duft weckte ihre Lebensgeister und vertrieb zumindest einen Teil der Erschöpfung. »Übrigens, danke, dass du so schnell gekommen bist und dich um alles gekümmert hast. Tut mir leid, dass ich dich mitten in der Nacht aus dem Bett holen musste.«

»Aber wirklich! Zumal du ja auch diejenige warst, die deiner Großmutter ein paar Liter Blut vor die Tür gekippt hat. Wie konntest du nur?«

Sayer brachte ein schiefes Lächeln zustande, ehe sie auf die Schachtel mit den Latexhandschuhen deutete. »Magst du dir welche überziehen und mir helfen, die Akten durchzusehen?«

»Ich kann mir nichts Schöneres vorstellen!«, sagte Vik mit gespielter Begeisterung.

Der Kriminaltechniker verließ kurz den Raum, und Sayer sah Vik in die Augen. »Einer muss die ganze Zeit bei den Akten bleiben. Falls der Todeswanderer wirklich jemand vom FBI ist …«

»… müssen wir dafür sorgen, dass er nicht noch weitere Beweise manipulieren kann«, beendete Vik ihren Satz. »Ich wette, er möchte zu gerne sehen, wie wir auf diese Akten reagieren. Wir sollten uns merken, wer alles reinkommt, um sich mal ganz unauffällig umzusehen.«

»Sehr gut. Und bis wir mehr wissen, sollten wir den Großteil unter uns regeln – ohne andere zu involvieren.«

»Aber eins muss dir klar sein: Wenn das hier ist, was wir denken, dass es ist … dann können wir die Angelegenheit mit den älteren manipulierten Fällen sowieso nicht mehr lange geheim halten.«

Sayer holte tief Luft. Dass sie der Sondereinheit gewisse Informationen vorenthalten hatten, würde sicher nicht gut ankommen, selbst wenn es nur um einen einzigen Tag ging. Aber darüber konnte sie sich jetzt nicht den Kopf zerbrechen.

»Also … hier sind fast dreißig Aktenmappen, in neun unterschiedlichen Farben«, sagte Sayer.

»Neun, hm.«

»Ja. Um wie viel willst du wetten, dass jede Farbe für ein Experiment dieses Schweins steht? Ich glaube, er hat uns soeben seine Forschungsunterlagen zukommen lassen.«

»Aber wieso?«, wunderte sich Vik.

Sayer zuckte mit den Achseln. »Wer weiß? Legen wir los, vielleicht finden wir es raus. Als Erstes sollten wir die Akten katalogisieren, und dann schauen wir uns gemeinsam die CD an, okay?«

Vik nickte zustimmend, und sie sortierten die Akten nach Farben.

Sayer nahm sich zunächst die olivgrünen Akten vor. Auf der ersten Mappe, die sie aufschlug, stand nichts weiter als ein Datum und der Titel *Der Schlaf*.

Sie blätterte den Inhalt der Akte durch und las dabei gelegentlich einen Absatz.

»Das hier ist die Versuchsreihe der Middleton-Morde. Du weißt schon – die Frauen, die in der Lagereinheit mit Narkosemitteln getötet wurden.«

Vik blickte von seiner roten Aktenmappe auf. »Und ich habe hier die Aufzeichnungen aus einem Fall, den wir noch nicht kennen. Sie sind schon älter, vielleicht zehn Jahre.«

»Großer Gott«, sagte Sayer leise.

»Ja, das ist übel. Bis jetzt war von drei Opfern die Rede. Der Täter hat sie verhungern lassen.«

Beide atmeten einmal tief durch, ehe sie sich wieder in die Akten vertieften und dazu Notizen für weitere Nachforschungen machten.

Nachdem Sayer mit den sieben olivgrünen Akten fertig war, ließ sie sich schwer gegen die Rückenlehne ihres Stuhls sinken. Sie konnte das alles kaum fassen.

»Alles klar?«, erkundigte sich Vik.

»Wie man's nimmt. Ich habe gerade detaillierte Aufzeichnungen darüber gelesen, wie dieses Monster sechs Frauen bei ihrem langsamen und qualvollen Sterben zugesehen hat. Er hat alles akribisch dokumentiert – ihre Vitalfunktionen und ihre Reaktionen während des Sterbevorgangs. Einige dieser Frauen waren sehr lange bei Bewusstsein. Was sie gesagt haben …« Ihre Stimme brach.

»Verdammt!« Vik legte ihr sanft die Hand auf die Schulter.

»Und das ist noch nicht mal das Schlimmste.«

»Nicht?« Vik verzog das Gesicht, als wollte er gar nicht wissen, was noch schlimmer sein konnte als Frauen, die ihren Mörder um ihr Leben anflehten.

»Das Schlimmste ist ... die Experimente, die er hier durchführt, sind ... faszinierend.«

»Wie meinst du das?«

»Das ist eine der wichtigsten Studien, die ich je über die Neurologie des Sterbens gelesen habe. Ein normaler Wissenschaftler hat ja gar nicht die Möglichkeit, mittels experimenteller Verfahren zu erforschen, was sich zum Zeitpunkt des Todes genau ereignet. Unfalltode sind unvorhersehbar, und selbst wenn man vorher weiß, dass ein Mensch bald sterben wird, ist es unmöglich, im Voraus den exakten Moment zu bestimmen. Und selbst wenn man den Zeitpunkt voraussagen könnte – wer will schon in einer MRT-Röhre sterben? Außerdem sind Ärzte dazu verpflichtet, den Menschen zu helfen oder wenigstens ihr Leid zu lindern. Es gibt zwar endlos viele Anekdoten über das Sterben, aber praktisch keine belastbaren empirischen Daten.«

»Und unser Verdächtiger sammelt diese Daten?«

»Richtig.« Sayer deutete auf ein Diagramm in der Akte. »Nachdem er den Frauen nacheinander verschiedene Medikamentencocktails verabreicht hatte, hat er sie an ein EEG angeschlossen. So konnte er ihre Gehirnaktivität messen, während er mit verschiedenen Bewusstseinsstufen experimentierte. Die Daten, die er dabei erhoben hat ... die sind einfach unfassbar. Nur ein Beispiel: Es gibt Berichte über Patienten, die kurz vor ihrem Tod noch einige Augenblicke oder manchmal sogar Stunden unglaublicher geistiger Klarheit erleben. Menschen, die seit Jahren nicht mehr sprechen konnten, interagieren plötzlich wieder mit ihren Familien, erzählen Geschichten, teilen Erinnerungen. Manche, die seit

Monaten ans Bett gefesselt sind, können plötzlich wieder aufstehen und herumlaufen, ja, sogar tanzen. Und dann, nach dieser kurzen aktiven Phase, sterben sie.«

»Ja«, sagte Vik. »Ich weiß noch, dass meine Großmutter kurz vor ihrem Tod aus dem Bett aufgestanden ist und eine Stunde lang Klavier gespielt hat.«

»Genau das meine ich. Lange Zeit wurden solche Geschichten als auf Wunschdenken beruhende Fantasien der Angehörigen abgetan, aber seit einiger Zeit beschäftigt man sich verstärkt mit der Frage, ob die Gehirnaktivität kurz vor dem Tod noch einmal ansteigt. Neurologen glauben, dass diese plötzliche Wachheit die Folge einer stark erhöhten Chemikalienausschüttung sein könnte – sozusagen ein allerletzter Versuch des Gehirns, doch noch am Leben zu bleiben.«

»Wow.«

»Noch mehr wow ist, dass seine Daten diese Theorie praktisch belegen. Das hier sind die ersten echten Beweise, die ich je dazu gesehen habe. Das ist … bahnbrechende Forschung.«

»Unser Serienmörder ist also zufällig auch ein genialer Wissenschaftler?«

»Das würde ich so sagen.« Sayer nickte.

»Großartig, brillant, aber böse … die ideale Sorte Killer. Und wir wissen immer noch nicht, warum. Woher kommt diese Besessenheit von dem Moment des Todes?«

Sayer zuckte die Achseln und kippte ihren letzten Schluck Kaffee hinunter.

Im nächsten Moment kam Joan hereingewankt. Ihre Augen waren trübe, ihre Kleider zerknittert.

»Hurra, Verstärkung«, rief Vik.

Joan maß ihn mit einem strafenden Blick. »Tut mir leid, ich

war drüben in der Rechtsmedizin und habe geholfen, das Blut für die DNA-Analyse zu präparieren.«

»War diese DNA auch künstlich hergestellt?«

»Nein. Das haben wir gleich als Erstes überprüft. Blut sowie DNA waren echt. Der Großteil wurde für eine vollständige Analyse ins Labor geschickt, aber wir haben zehn Proben für einen Schnelltest zurückbehalten. Bis Sonnenaufgang müssten die Ergebnisse vorliegen.«

Sayer zog einen Hocker neben sich. »Na dann, nimm dir ein Paar Handschuhe und leg los. Wir haben noch viel Arbeit vor uns, und ich kann mir vorstellen, dass du den Wert dieser Unterlagen durchaus zu schätzen weißt, Joan.«

»Wirklich? Das kann ich mir nur schwer vorstellen«, sagte sie verächtlich.

»Er hat uns seine Forschungsunterlagen geschickt. Sie gehören mit zu dem Schlimmsten, was ich je gelesen habe, und die Ergebnisse ... unbeschreiblich.«

Mit skeptischer Miene streifte Joan sich ein Paar Latexhandschuhe über.

Sayer, Joan und Vik lasen alle Akten. Zwischendurch tauschten sie Erkenntnisse aus, machten sich Notizen und bauten sich gegenseitig auf.

Nachdem sie alles durchgearbeitet hatten, stand Sayer auf, zog die Handschuhe aus und streckte sich. »Okay, also – was wissen wir?«

Joan blieb sitzen, die Ellbogen auf die Tischplatte gestützt. »Es gibt noch fünf weitere Fälle im Zusammenhang mit dem Todeswanderer, die wir suchen müssen. Wir wissen, dass unser Täter extrem intelligent ist, wahrscheinlich hat er ein naturwissenschaftliches Studium hinter sich. Und wie wir ja bereits wussten, ist er besessen vom Augenblick des Todes.«

Vik schüttelte seinen leeren Kaffeebecher, in der Hoffnung, er möge noch einige letzte Tropfen hergeben. Als nichts mehr herauskam, stand er enttäuscht auf und warf den leeren Becher in den Müll. »Und nicht zu vergessen, die Sache mit den Zwillingen, richtig?«

»Ja«, sagte Sayer. »Das spielt definitiv eine wichtige Rolle. All diese Fälle haben mit verschiedenen Aspekten des menschlichen Sterbens zu tun. Aber warum? Er kann das doch nicht alles aus rein wissenschaftlicher Neugier gemacht haben. Es muss noch einen anderen Grund dafür geben, auch wenn dieser Grund ausschließlich in seinem kranken Hirn existiert.«

»Der Täter entwickelt sich weiter, seine Methodik wird immer spezifischer ...«, sagte Joan.

»Richtig, Progression ist auch ein wichtiger Punkt. Wir haben die ersten fünf Fälle, die allesamt älter sind. Es ist gut möglich, dass für diese Morde niemand ins Gefängnis gewandert ist, schließlich haben wir sie nicht in der Datenbank gefunden. Aber wäre es denn überhaupt denkbar, dass er vollkommen unbemerkt ...« Sayer konsultierte ihre Aufzeichnungen. »... so viele Frauen getötet hat?«

»Warum denn nicht?«, entgegnete Joan. »Wir sind uns ja einig, dass der Todeswanderer extrem intelligent ist. Vielleicht waren seine ersten Versuche noch nicht bis ins Detail durchgeplant. Vielleicht hat er zu Anfang noch darauf gebaut, dass niemand die Morde miteinander in Verbindung bringen würde, und ihm ist erst nach einer Weile klar geworden, dass es mit der Zeit einfach zu viele Leichen wurden. Ab einem gewissen Punkt musste er Angst haben, erwischt zu werden, und da wäre es doch ein logischer Schritt gewesen, sich zu entschließen, die Taten anderen in die Schuhe zu schieben, so wie wir es bei den jüngsten vier Fällen gesehen haben.«

»Das macht Sinn.« Einmal mehr sehnte sich Sayer nach ihren Bernsteinperlen. Mit ihnen in der Hand konnte sie besser denken. Stattdessen fasste sie in eine leere Hosentasche. »Okay, wir müssen die Sondereinheit einweihen. Unser Täter hat jetzt ganz offiziell selbst die Verbindung zwischen den einzelnen Fällen hergestellt, insofern besteht kein Grund mehr, die anderen im Dunkeln darüber zu lassen, dass bei all diesen Fällen systematisch Beweise manipuliert und Unschuldige verurteilt wurden.«

»Der eine oder andere könnte ziemlich sauer sein«, gab Joan zu bedenken.

»Sicher, deshalb ist es am besten, wir geben ihnen gar keine Zeit, darüber nachzudenken. Die entscheidende Frage ist doch: Wie gehen wir jetzt vor? Erzählen wir ihnen auch von unserem Verdacht, dass der Todeswanderer möglicherweise einer von uns ist? Wie sollen wir über die Fälle sprechen, wenn der Täter sich möglicherweise mit uns im Raum befindet?«

»Ich finde, über den Punkt sollten wir lieber erst mal Stillschweigen bewahren. Wenn der Täter wirklich ein FBI-Agent ist ... darf er nicht merken, dass wir Bescheid wissen.«

»Übrigens, Sayer?« Vik hob einen Finger. »Du hast die CD vergessen. Die haben wir uns noch gar nicht angeschaut.«

Sayer erstarrte. Dass es auch noch eine CD gab, war ihr vollkommen entfallen. Wie hatte das passieren können. Der Schlafmangel forderte wirklich langsam seinen Tribut. Sie war kaum noch in der Lage, ihren Job richtig zu machen.

Nachdem der Kriminaltechniker den DVD-Player für sie aufgebaut hatte, scharten sich Sayer, Joan und Vik um den kleinen Bildschirm.

Die Aufnahmen waren in Farbe und von hoher Qualität, deutlich besser als das körnige Schwarz-Weiß-Video von Gwens Tod.

Sie sahen Adi Stephanopolous in einem Käfig sitzen. Nebelschwaden waberten durchs Bild, und verschiedene Motive aus der griechischen Mythologie flackerten über die unebenen Wände.

Das Mädchen saß zusammengekauert in einer Ecke des Käfigs und zitterte.

»Bitte nicht schon wieder«, flüsterte sie. »Lassen Sie mich frei, oder lassen Sie mich sterben, bitte.«

Sayer presste die Hände gegeneinander, um gegen die Gefühle von Zorn und Ohnmacht anzukämpfen, die sie innerlich fast auseinanderrissen. Sie wollte das Mädchen aus dem Käfig holen und in ihre Arme schließen. Sie wollte sie vor dem Grauen bewahren, das gleich über sie hereinbrechen würde.

Die drei im Labor hielten den Atem an. Sie hatten schreckliche Angst davor, gleich Zeugen von Adis Tod zu werden.

»Noch nicht, 9.3«, kam eine raue Stimme aus dem Off. »Erst muss ich das Ergebnis noch einmal wiederholen. Das Kennzeichen eines guten wissenschaftlichen Experiments ist das reproduzierbare Ergebnis. Danach erfülle ich dir liebend gern deinen Wunsch nach dem Tod.«

»Nein.« Adi hob den Kopf. Ihr Blick war entschlossen.

»Nein?«, fragte die Stimme aus dem Off.

»Diesmal komme ich nicht wieder zurück.« Ihre Stimme klang fest und energisch, aber das Gesicht des Mädchens war eine Maske der Verzweiflung. Ihre Lippen bebten beim Sprechen.

Ein Lachen. »Das werden wir ja sehen.«

Dampf verdeckte das Bild. Adi rollte sich noch kleiner zusammen, presste die Hände auf die Ohren und kniff die Augen zu.

»Ja, so ist es gut«, sagte die Stimme. »Tief einatmen, 9.3. Geh. Geh zu deiner Schwester.«

Das Video machte einen Zeitsprung. Der Raum war noch immer von den Bildern erleuchtet, aber frei von Dampf. Adi war deutlich zu erkennen. Sie lag da und regte sich nicht. Man konnte nicht sehen, ob sie atmete. Zwei Schläuche führten von ihren Armen zu zwei Infusionsbeuteln. Einer der beiden Beutel war leer. Oben auf dem leeren Beutel stand das Wort DIGOXIN.

»Nein«, stieß Sayer leise hervor.

»Werden Sie Zeugen ihres Todes – oder dessen, was ihr Tod sein sollte«, meldete sich unvermittelt die Stimme zurück. »Sehen Sie, wozu ich fähig bin.«

Eine Hand erschien im Bild und drehte das Ventil am zweiten der beiden Infusionsschläuche.

»Beobachten Sie, wie ich sie zurückhole. Objekt 9.3 wird vollkommen unbeschadet und im Vollbesitz seiner geistigen Kräfte von seiner Reise hinter den Schleier zurückkehren.«

Plötzlich ging ein Beben durch den Körper des Mädchens. Ihre Arme zuckten, als hätte ihr jemand einen elektrischen Schlag versetzt. Keuchend rollte sie sich auf die Seite. »Neeeein«, heulte sie verzweifelt.

»Hast du deine Schwester gesehen? Hast du sie berührt?«, wollte die Stimme wissen.

»Bitte«, schluchzte Adi. »Bitte, ich will wieder zurück. Ich mache alles, was Sie sagen, ich will einfach nur wieder bei Clem sein.«

Im nächsten Moment wurde das Bild schwarz.

Die Stimme fuhr fort. »Endlich ist mein Werk vollbracht. Endlich habe ich die Antworten, nach denen ich so lange gesucht habe. Ich freue mich wirklich sehr, dass ich meine Forschungen mit Ihnen teilen konnte. Niemand sonst würde sie zu schätzen wissen. Das bedeutet natürlich auch, dass ich jetzt keine Verwendung mehr für 9.3 habe. Ich frage mich, ob du sie finden wirst, bevor sie stirbt, Sayer.«

Dann war das Video zu Ende.

Sayer blinzelte und kämpfte gegen die Emotionen an, die den bereits löchrigen Vorhang in ihrem Kopf endgültig in Fetzen zu reißen drohten. Sie konnte ihre Gefühle nicht länger außen vor lassen. Sie konnte nicht länger so tun, als ginge sie das alles persönlich nichts an.

Sie würde das Mädchen lebend finden, koste es, was es wolle.

»Sayer?«, sagte Joan laut. Als sie ihren Namen rief, klang es wie ein Echo des Täters im Video. »Bist du noch da?«

Sayer gab sich einen Ruck. »Ja, alles in Ordnung. Vergesst, was ich gesagt habe. Ich will das nicht langsam und mit Bedacht angehen. Ich will, dass jeder im Gebäude bis runter zum scheißverdammten Hausmeister über diesen Akten brütet und nach dem kleinsten Hinweis sucht. Wir müssen rausfinden, wo er Adi Stephanopolous festhält, und es ist mir scheißegal, ob das ganze Universum darüber Bescheid weiß.«

• • •

Sayer war ein wenig erstaunt, zu sehen, dass bereits das erste Morgenlicht durch die Fenster des Besprechungsraums fiel. Es gelang ihr, der Sondereinheit alles zu berichten, ohne zusammenzuklappen, obwohl sie sich am liebsten auf den Boden geworfen und vor lauter Frust die Haare ausgerissen hätte.

Andy Wagner war besonders wütend, als die Sprache auf die drei anderen manipulierten Fälle kam – die das FBI allesamt erfolgreich abgeschlossen hatte.

Er lehnte sich auf seinem Stuhl zurück und stöhnte geräuschvoll. »Und Sie haben es vorgezogen, das die ganze Zeit geheim zu halten? Irgendwann wird uns dieser Mist ganz gewaltig auf die Füße fallen.«

Sayer hatte endgültig die Nase voll von seinen Possen. »Vielen Dank für Ihre konstruktive und überaus pointierte Analyse der Situation.«

Vereinzeltes Gelächter erhob sich im Raum und ließ Andy rot anlaufen. Er sah aus, als wollte er mit einer bissigen Bemerkung kontern, doch dann schien er sich eines Besseren zu besinnen. »Alles, was ich damit sagen wollte, war, dass wir bereits jetzt wie absolute Amateure dastehen. Das wird uns endgültig das Genick brechen.«

Jetzt riss Sayer doch noch der Geduldsfaden. »Ja, und stellen Sie sich mal vor, wie schlecht *Sie* erst dastehen werden, wenn allen aufgeht, dass Ihre Profile, die die DNA-Beweise entscheidend gestützt haben, von vorne bis hinten totaler Dünnschiss waren!« Das Wort »Dünnschiss« brüllte Sayer aus vollem Hals. Sie hatte sämtliche Hemmungen abgelegt. »Ihre Profile, die so perfekt schienen, haben dazu beigetragen, dass mindestens drei unschuldige Männer in den Knast gewandert sind!«

Andy stand auf. Das wollte er nicht auf sich sitzen lassen. »Finden Sie? Na, dann warten wir doch mal ab, wer am Ende der Täter ist.« Mit diesen Worten stürmte er aus dem Raum.

Sayer stand mit pochendem Herzen und zitternden Händen am Kopfende des Tischs, während der Rest der Sondereinheit in betretenem Schweigen dasaß.

Vik räusperte sich. »Also. Hat noch jemand was hinzuzufügen? Gibt es irgendwelche Fragen?«

Schweigen.

»Nein? Gut, dann würde ich sagen, wir sind hier fertig.« Er bedeutete den anderen zu gehen.

Als sie sich langsam von ihren Plätzen erhoben, gab Joans Handy ein Geräusch von sich. Alle hielten inne und warteten, während sie die Nachricht las.

»Das DNA-Ergebnis von der Blutlache.«

»Und?«, fragte Sayer.

»Und es ist ein heilloses Durcheinander. Es sind Dutzende verschiedener DNA-Spuren.« Joan starrte betroffen auf ihr Handy und sagte nichts mehr.

»Joan?«

»Aufgrund der vielen verschiedenen Quellen konnte noch kein komplettes DNA-Profil zusammengestellt werden, allerdings haben die Labortechniker einige Teilstränge mit der DNA aus den älteren Fällen verglichen.«

»Und?« Langsam wurde Sayer ungeduldig.

»Sie haben einige wahrscheinliche Übereinstimmungen gefunden. Mindestens drei Teilstränge passten zu den Frauen, die in der Hütte im Shenandoah-Park verblutet sind. Eine DNA passte zu einem der Opfer im Dugald-Tarlington-Würger-Fall. Und ein Strang stimmte mit Gwendolyn Van Hurst überein.«

»Oh Mann«, sagte Vik.

»Wenn ich raten müsste«, fuhr Joan fort, »würde ich sagen, dass das Blut, das ihr gefunden habt, aus dem Blut aller Opfer des Todeswanderers zusammengemischt war. Das Blut von achtundzwanzig verschiedenen Frauen.«

»Warum hat er das gemacht?«, grübelte Sayer laut.

»Um zweifelsfrei zu beweisen, dass die Fälle miteinander zusammenhängen«, sagte Vik.

»Jetzt spielt er einfach nur noch mit uns.« Sayers Blick schweifte durch den Raum. Saß er unter ihnen und genoss ihre Streitigkeiten? Weidete er sich an ihrem Entsetzen? Sie bemühte sich um einen neutralen Gesichtsausdruck. Sie wollte das kranke Ego dieses Schweins nicht noch streicheln.

Als sie den Besprechungsraum verließen, summte Sayers Handy. Eine SMS von Ezra.

Hab einen Treffer für den Shenandoah-Park und die U-STOR-Kundenkartei. Ruf mich so schnell wie möglich zurück!

• • •

Sayer, Vik und Joan zogen sich rasch in einen der kleineren Besprechungsräume zurück.

»Hey, Ezra, Sie sind auf Lautsprecher. Wir sind alle da. Was haben Sie für uns?«

»Ob man's glaubt oder nicht: Andy Wagner.« Ezras Stimme war kaum lauter als ein Flüstern.

Es war, als hätte sich Sayers Gehirn abgeschaltet. Sie brachte kein Wort über die Lippen.

»Äh. Mir war, als hätte ich gerade ›Andy Wagner‹ gehört«, meinte Vik.

Am anderen Ende wurde mit Papier geraschelt. »Ja, Andy Wagner, der FBI-Profiler. Allem Anschein nach hat er vor sechs Jahren eine Lagereinheit bei U-STOR gemietet. Lange vor den Morden. Und dann, vier Monate vor den Morden im Shenandoah-Nationalpark, hat er genau dort gezeltet.«

Endlich erwachte Sayers Gehirn aus seiner Schockstarre.

»Warum hätte er mit seinem richtigen Namen unterschreiben sollen? Er ist ein arroganter Lackaffe, aber kein Dummkopf.«

»Ich weiß es nicht, aber ich habe die Handschrift mit seiner Unterschrift aus unseren Personalakten verglichen. Sie sieht ihr verdammt ähnlich. Ich will es noch den Experten von der Grafologie vorlegen, einfach um ganz sicher zu sein.«

»Na ja, Andy ist wirklich sehr ... von sich selbst überzeugt«, meinte Joan. »Vielleicht hat er geglaubt, er würde damit durchkommen. Vielleicht hat ihn das Risiko sogar gereizt?«

Sayer hörte Joan kaum zu. Da war ein Gefühl in ihrem Innern, das sie nicht einmal benennen konnte. Rote Lichter flimmerten am Rand ihres Blickfeldes, und sie spürte ein elektrisches Kribbeln am ganzen Leib, als würde jeden Moment der Blitz in sie einschlagen.

Ohne bewusst den Vorsatz gefasst zu haben, ging sie zur Tür. Sie hatte nur noch ein Ziel: Sie wollte Andy Wagner vernichten. Wie von selbst wanderte ihre Hand in Richtung Waffe.

»Hey!« Vik wollte sie aufhalten.

Sayer fuhr herum und stieß ihn grob beiseite.

Sie steuerte weiter auf die Tür zu, als Joan rief: »Sayer! Sayer, nein!« Dann umfasste sie Sayers Arm mit überraschend starkem Griff und hielt sie fest.

»Sayer, hör mir zu«, sagte sie sanft, aber bestimmt. »Wenn es wirklich Andy ist, müssen wir das erst beweisen. Und wenn wir das tun wollen, darf er nicht merken, dass wir ihm auf die Schliche gekommen sind. Er muss weiterhin denken, dass niemand etwas ahnt. Vielleicht kann er uns zu dem Mädchen führen. Wir können sie immer noch retten.«

Sayer unternahm einen weiteren Versuch, sich loszureißen,

doch schließlich drangen Joans Worte durch das Chaos in ihrem Kopf.

Sie sah sich um. Allmählich lichtete sich der rote Nebel vor ihren Augen. Sie blinzelte und ließ sich gegen die nächstbeste Wand sacken.

»Alles okay bei Ihnen?«, kam Ezras Stimme vom Fußboden. Sayer konnte sich gar nicht daran erinnern, dass sie ihr Handy hatte fallen lassen. Mit zitternden Händen hob sie es auf. »Ja. Ja, hier ist alles in Ordnung. Sorry. Joan hat recht. Lasst uns das Schwein festnageln.«

• • •

Das Trio saß um den kleinen Konferenztisch herum.

»Wie kann es Andy sein?«, fragte Joan in die Runde. »In meinen Augen ergibt das absolut keinen Sinn.«

»Na ja.« Vik fuhr sich mit der Hand durch die Haare. »Wir haben uns doch gefragt, wer von den Morden profitiert.«

»Aber inwiefern profitiert Andy denn davon?«, fragte Joan.

»Oh mein Gott, natürlich.« Sayer fuhr in die Höhe und ging aufgeregt im Raum hin und her. »Seine Karriere. Zu jedem einzelnen dieser Fälle hat er das perfekte Profil geliefert. Sie waren alle auf ihre jeweils eigene Weise außergewöhnlich. Seine bahnbrechenden Serienmörder-Profile haben ihn reich und berühmt gemacht. Er hat damit sogar einen Buchvertrag an Land gezogen!«

»Er ist also süchtig nach Aufmerksamkeit?«

Sayer blieb stehen und stützte sich auf die Tischplatte. »Ach, ich weiß es doch auch nicht.«

»Aber kann er es überhaupt gewesen sein? Schließlich ist er

Psychologe, kein Arzt«, gab Vik zu bedenken. »Wäre er in der Lage, künstliche DNA herzustellen?«

»Das sollten wir rausfinden. Und wir sollten auch rausfinden, ob dieser Mistkerl einen Zwilling hat …«

Sayer rief noch einmal bei Ezra an.

»Ezra, zwei kurze Fragen. Erstens: Hat Andy irgendwas mit Naturwissenschaften am Hut? Zweitens: Hat er einen Zwilling?«

»Bin dran. Geben Sie mir fünf Minuten.« Ezra legte auf.

Joan rutschte unbehaglich auf ihrem Stuhl herum. »Willst du wirklich, dass Ezra sich Andys Akte vornimmt? Unsere Personalakten sind vertraulich …«

Sayer winkte ab. »Eine Sache können wir uns in jedem Fall anschauen: die Zugangsprotokolle zum Labor.« Weil jeder Mitarbeiter für bestimmte Bereiche einen personalisierten Zugangscode hatte, würde sich leicht überprüfen lassen, wann Andy im rechtsmedizinischen Labor gewesen war.

Sie erhoben sich.

Joan nickte. »Ich habe die Protokolle auf meinem Rechner.«

Sie folgten ihr nach unten ins Labor der Rechtsmedizin. Blitzschnell tippte sie einige Befehle ein. Wenig später stieß sie ein kleines Triumphgeheul aus.

»Hier ist es.« Joan überflog die Informationen am Bildschirm und verzog das Gesicht. »Schaut euch das an.« Sie drehte den Monitor so, dass Vik und Sayer ihn sehen konnten.

»Andys Code wurde hier an der Eingangstür zum Laborbereich eingegeben, und dann noch einmal hier. Und hier. Jedes Mal mitten in der Nacht!«

»Dann hat sich Andy also nachts ins Labor geschlichen und unsere eigene Ausrüstung dazu benutzt, DNA herzustellen, mit der er anderen Leuten seine Morde anhängen konnte?« Sayer konnte es immer noch nicht wirklich glauben. »Das ist doch … Wahnsinn. Viel zu riskant. Sind hier nicht überall Kameras?«

Joan schüttelte den Kopf. »Es gibt Außenkameras an jedem Gebäude, aber keine Kameras auf den Gängen und auch keine im Labor. Zu viele sensible Bilder … Wer will schon riskieren, dass Aufnahmen von einer Autopsie nach außen dringen?«

»Das Schwein hat geglaubt, es würde niemandem auffallen«, stellte Sayer fest.

»Der Fairness halber muss man sagen, dass er damit ja auch recht hatte«, gab Vik zu bedenken. »Ich meine, wenn das mit Winters nicht passiert wäre, hätten wir nie erfahren, dass irgendwas an unserem Fall faul ist.«

»Du hast recht.« Sayer durchmaß mit langen Schritten das Labor. »Aber wo ist das Zeug, mit dem er die DNA hergestellt hat? Das kann er ja wohl kaum hier aufbewahren.«

»Wisst ihr noch, wie wir Andy letzte Woche auf dem Gang begegnet sind? Wir haben noch einen Witz darüber gemacht, dass er wahrscheinlich gerade irgendwas Verbotenes in der Besenkammer getrieben hatte, weil er so schuldbewusst aussah …«

Sie schnappten sich frische Handschuhe und eilten hinaus auf den Gang. Mit behandschuhten Händen öffnete Sayer die Tür zum Abstellraum und knipste das Licht an. Der Duft von Lavendelreiniger stieg ihr in die Nase, und sie musste unwillkürlich an Leila denken.

»Moment mal. Leila hat was über das Putzmittel gesagt, das der Todeswanderer benutzt hat. Sie hat gesagt, es hätte nach Lavendel gerochen …«

»Heilige Muttergottes«, murmelte Vik. »Er hat Reiniger vom FBI gestohlen und damit seine Tatorte sauber gemacht?«

»Unfassbar«, sagte Joan.

Vorsichtig begann Sayer die Regale zu durchsuchen. Sie schob Großpackungen Papierhandtücher, Schwämme und Flaschen mit Industriereiniger zur Seite. Ganz hinten in der Ecke entdeckte sie einen Plastikeimer mit Deckel.

»Hey!« Sie rief Vik und Joan zu sich. »Vik, kannst du ein paar Fotos machen, bevor wir den öffnen? Nur zur Sicherheit.«

Viks Handykamera blitzte auf und ließ Lichtpunkte vor Sayers Augen tanzen.

Sie versuchte sie wegzublinzeln. Im selben Moment summte ihr Telefon.

»Ezra?« Auch diesmal stellte sie ihn auf Lautsprecher.

»Ja. Ich hab mir Andys Akte angesehen.«

»Und?«

»Als er an der Uni war, hatte er im Hauptfach Biologie.«

Vik sog scharf die Luft ein. Joan stöhnte.

»Alles klar, danke, Ezra. Was ist mit einem Zwillingsbruder?«

»Dazu stand nichts in seiner Akte. Ich suche aber weiter.« Ezra verabschiedete sich.

Die drei tauschten einen Blick, ehe Sayer sich wieder dem Plastikeimer widmete. Behutsam hob sie den Deckel ab. Darin sahen sie im trüben Licht der Kammer mehrere Gummischläuche, Phiolen sowie verschlossene Gläser mit diversen Flüssigkeiten.

»Joan, sieht das aus wie Sachen, mit denen man künstliche DNA herstellen kann?«

Joan beugte sich über den Eimer, um den Inhalt genauer zu inspizieren. »Absolut.«

»Also gut. Zeit, die Kriminaltechnik auf den Plan zu rufen«, entschied Vik.

»Und Zeit für ein Gespräch mit Holt.«

• • •

Holt saß mit ausdrucksloser Miene an ihrem Schreibtisch, während Sayer ihr berichtete, was sich in den letzten fünfzehn Stunden ereignet hatte: das Treffen bei Vik zu Hause. Ihre Entdeckung, dass jemand innerhalb des FBI Dokumente manipuliert hatte. Das Paket auf der Veranda ihrer Großmutter. Die Akten über die Experimente des Todeswanderers. Das Video von Adi Stephanopolous. Und zu guter Letzt: die neuen Informationen, die Andy Wagner schwer belasteten.

Nachdem sie alles so schnell wie möglich losgeworden war, schwieg Sayer und wartete ab, wie Holt darauf reagieren würde.

Holt schloss die Augen und saß fast fünf Minuten lang wie versteinert da, ohne ein Wort zu sagen. Mit der Zeit wurde Sayer vor lauter Unbehagen die Kehle eng. So hatte sie Holt noch nie erlebt – dieses eisige Schweigen, das zu einer schaurigen Maske erstarrte Gesicht.

Irgendwann stand die stellvertretende Direktorin auf und seufzte abgrundtief.

»Eins sollte ich der Fairness halber wohl vorausschicken: Ich hätte wissen müssen, dass Sie sich nicht an meinen Befehl halten würden, die Finger von der Sache zu lassen.« Sie atmete tief ein und wieder aus. Noch immer gab ihre Miene nichts preis.

Sayer stand da, ohne sich zu rühren, und wartete auf die Explosion.

Doch unerklärlicherweise erschien stattdessen die Andeutung eines Lächelns auf Holts Gesicht. »Sie wollen mir sagen, dass mein wichtigster Profiler, ein erfahrener Agent in der Einheit für Verhaltensanalyse, in Wahrheit ein Serienkiller ist, der seit einem Jahrzehnt unschuldige Menschen für seine Taten bezahlen lässt …

unschuldige Menschen, die seinetwegen im Gefängnis verrotten. Einer von ihnen sitzt sogar in der Todeszelle. Wenn das so ist, sieht es ganz so aus, als wäre ich verantwortlich für den größten Schlamassel in der FBI-Geschichte.«

»Das tut mir leid«, sagte Sayer leise.

»Nein, mir tut es leid.« Holt legte den Kopf in die Hände. »Ich habe nicht einmal mehr Wut in mir. Die letzten neun Jahre habe ich versucht, das Schiff wieder auf Kurs zu bringen. Dafür zu sorgen, dass unsere Arbeit wieder als etwas Gutes, als ein wichtiger Beitrag für die Gesellschaft wahrgenommen wird.« Ihre Miene war finster. »Ich habe mich bemüht, den Laden aufzuräumen. Der Laborskandal. Agenten, die ihre Befugnisse überschreiten. Und jetzt auch noch das.« Sie sah Sayer an. »Ich lag falsch. Ich hätte Ihnen nicht befehlen sollen, die Finger davon zu lassen. Ich dachte, Schadensbegrenzung wäre der richtige Weg, aber so langsam glaube ich, dass es das Beste wäre, den ganzen Laden einfach bis auf die Grundfesten niederzubrennen.«

»Also ...« Sayer wusste nicht recht, was sie darauf erwidern sollte.

»Tja, mir bleibt wohl gar keine andere Wahl, als einen gründlichen Hausputz zu machen. Das habe ich inzwischen begriffen.« Sie nahm ein Blatt Papier und einen Stift zur Hand. Den Stift über dem Papier haltend, sah sie auf. »Ich habe nach undichten Stellen gesucht, habe die Finanzierung für das Labor aufgestockt, das fragwürdige Ergebnisse geliefert hat, ich habe die Behörde geschützt und systematisch abgeschottet, aber jetzt kann ich einfach nicht mehr. Wenn das Fundament zu schwach ist, bleibt einem nur übrig, alles abzureißen und zu hoffen, dass man etwas Neues, Besseres errichten kann.«

Sie begann zu schreiben.

Sayer trat derweil von einem Fuß auf den anderen. Sie versuchte, sich in Geduld zu üben, aber Holt schrieb und schrieb, bis Sayer irgendwann nicht länger warten konnte. »Oder wir könnten einfach weiterermitteln und denjenigen verhaften, der für all diese schrecklichen Dinge verantwortlich ist. Wir können der Öffentlichkeit zeigen, dass wir unsere Fehler nicht vertuschen. Dass wir uns nicht scheuen, interne Probleme schonungslos aufzuklären.

Holt lachte zynisch. »Wie Sie es sagen, klingt es so einfach. Nur funktioniert es leider nicht so. Das wissen Sie.«

Sayer zuckte die Achseln. »Aber vielleicht *sollte* es so funktionieren. Vielleicht ist es gerade das, was sich ändern muss.«

Holt blickte Sayer an, als sähe sie sie zum ersten Mal. »Wissen Sie was? Vielleicht haben Sie recht.« Sie dachte lange nach, dann nickte sie. »Ja, Sie haben recht. Ich bin fertig mit dieser politischen Taktiererei. Wir sollten zur Abwechslung einmal das tun, was richtig ist. Den Weg konsequent bis zum Ende weitergehen. Falls Andy Wagner tatsächlich ein Serienmörder ist, finden Sie Beweise dafür, und wir nageln ihn fest.«

Sayer seufzte schwer und nickte. »Ich tue, was ich kann.«

Als sie die Tür aufzog, drehte sie sich noch einmal um. »Ich habe noch eine Frage an Sie.«

»Okay.«

»Es geht um Jake.«

»Was ist mit ihm?« Holt drehte sich in ihrem Sessel zu Sayer herum, einen undefinierbaren Ausdruck in den Augen.

»Ich will wissen, wie Jake wirklich gestorben ist. Und ich will wissen, wieso Sie seinen Autopsiebericht geändert haben.« Sayer war nicht ganz sicher, ob das der Wahrheit entsprach, aber sie vertraute Joan, und sie musste einfach Bescheid wissen.

»Verdammt noch mal!« Holt wandte sich ab und starrte aus dem Fenster.

Sayer rutschte das Herz in die Hose. »Dann ist es also wahr.«

»Woher wissen Sie davon?«, fragte Holt.

Sayer wurde klar, dass sie Joan unmöglich den Wölfen zum Fraß vorwerfen konnte. »Wir haben uns die Akten angesehen, um Widersprüche zu finden, und sind dabei auf die Änderungen gestoßen, die Sie vorgenommen haben. Ezra kam nicht an die Originale ran, aber es sieht so aus, als hätten Sie fast den kompletten Bericht manipuliert.«

Holts Nasenflügel blähten sich. In ihrem Blick lag kein Zorn, nur Kummer. »Sayer, ich versuche, Sie und Ihre Karriere zu schützen. Und diese Einheit.«

»Sie wissen genau, dass ich Ihren Schutz nicht will. Was ich will, ist die Wahrheit.«

Holt neigte den Kopf in stillschweigendem Einverständnis. »Sobald der Fall abgeschlossen ist, abgemacht? Ich kann nur einen Großbrand auf einmal löschen.«

»Sie wissen, dass ich die Sache nicht auf sich beruhen lassen werde? Im Moment muss ich mich um andere Dinge kümmern, aber unter den Tisch fallen lassen kann ich es nicht.«

»Ich weiß.«

Sayer ging ohne ein weiteres Wort.

Bergstraße in Virginia

Die Abenddämmerung war hereingebrochen. Sayer und Vik hatten sich an Andy Wagners Fersen geheftet.

Andy hatte Quantico in seinem alten weißen Chevrolet Suburban verlassen und sich auf die Fahrt in die Berge gemacht. Graue Wolken ballten sich tief am Himmel zusammen, während sie sich die gewundenen Landstraßen hinaufschlängelten. Das Licht ließ bereits den kommenden Regen erahnen, und die weißen Blüten der Geißblattranken leuchteten darin besonders hell. Eine Brise wehte durchs Wagenfenster und kühlte den feuchten Schweiß in Sayers Nacken.

Man hätte fast vergessen können, dass sie einen Mörder jagten.

Sie schwiegen während der Fahrt. Jeder hing seinen eigenen Gedanken darüber nach, was es bedeutete, dass sie heimlich einen Kollegen verfolgten. Erst als eine SMS auf Sayers Handy einging, brach sie das Schweigen. »Die war von Joan. Sie haben Andys Fingerabdrücke auf den Materialien in der Abstellkammer sichergestellt. Sie will die Substanzen noch testen, um rauszufinden, ob es sich um Chemikalien handeln könnte, die er zum Herstellen von DNA braucht. Mann, ich kann es immer noch nicht fassen. Andy Wagner ...«

»Was ist er überhaupt für ein Mensch? Er ist ein ziemlicher Einzelgänger, so viel weiß ich – aber wo kommt er eigentlich her?«, wollte Vik wissen.

Sayer lachte leise. »Aus Westchester, Virginia. Die Gegend ist für ihre Pferde bekannt. Die Leute dort leben in riesigen Villen und gehen auf Fuchsjagd. Sie tanzen Cotillon, halten Debütantinnenbälle ab – das ganze traditionelle Zeug. Reiche Landbesitzer, die sich einbilden, sie würden zum englischen Adel gehören.«

Vik nickte. »Das passt. Er führt sich ja auch immer so auf, als müsste ihm die ganze Welt zu Füßen liegen.«

»Ja. Mir geht er die meiste Zeit einfach nur auf die Nerven – aber Joan scheint ein richtiges Problem mit ihm zu haben. Hast du ihr Gesicht gesehen, als er während der Besprechung so aggressiv wurde?« Sayer sann eine Weile über die Rechtsmedizinerin nach. »Joan geht der Fall ziemlich an die Nieren.«

»Sie und Andy hatten doch nicht etwa mal was miteinander, oder?«

»Wo denkst du hin? Andy lässt doch niemanden an sich ran. Ich glaube, sie fühlt sich einfach nur verantwortlich. Ihr Labor hat möglicherweise etwas Wichtiges übersehen, und dadurch sind viele unschuldige Menschen ins Gefängnis gewandert.«

»Ja. Außerdem glaube ich, sie kann die Vorstellung nicht ertragen, dass Andy immer noch frei rumläuft«, sagte Vik. »Das macht uns alle fertig. Obwohl ich im Moment vor allem hoffe, dass Adi noch am Leben ist.«

»Andererseits könnte man dasselbe auch über dich sagen«, setzte Vik hinzu. »Mal im Ernst, du siehst zum Weglaufen aus.« Er schenkte ihr ein breites Grinsen.

Sayer schnaubte, wurde dann jedoch wieder ernst. »Tut es auch. Es macht mich fertig, meine ich.«

Vik nickte verständnisvoll. »Tut mir leid, ich bin im Moment vor allem wütend. Ich kriege es einfach nicht in meinen Schädel, dass Andy so was getan haben soll.«

»Ja, geht mir ähnlich.« Sayer dachte nach. »Hey, in dem Video hat der Täter zweimal die Formulierung ›hinter dem Schleier‹ benutzt. Ist das irgendeine religiöse Anspielung oder so?«

»Nicht, dass ich wüsste.«

Erneut versanken sie in Schweigen. Sie hielten ausreichend Abstand zu Andy und folgten stattdessen dem roten Punkt auf Sayers Smartphone, der die Position des Peilsenders anzeigte, den sie an Andys Wagen angebracht hatten.

Nach etwa einer halben Stunde bog Andy in eine gekieste Zufahrt ab, und Vik hielt am Straßenrand an. Eine graue Staubwolke stieg auf, als Andys Wagen sich einen langen Schotterweg hinaufschlängelte. Durch den dichten Eichenbestand konnten Sayer und Vik nur mit Mühe ausmachen, wie Andy vor einer kleinen Blockhütte vorfuhr.

Er stieg aus und verschwand eiligst in der Hütte.

»Wohnt der hier?«, wunderte sich Vik.

Sayer zuckte mit den Schultern. »Seine Privatadresse stand nicht in der Akte.«

»Sollen wir die Verfolgung aufnehmen oder lieber warten, bis er zurückkommt?«

»Ich würde sagen, wir gehen ihm nach. Was, wenn Adi da drinnen ist? Wir haben ja die Fingerabdrücke auf dem Material aus der Abstellkammer, das reicht als Anfangsverdacht …«

»Sollen wir das SWAT-Team alarmieren?«

Sayer zögerte. Sie wollte Andy höchstpersönlich verhaften. Andererseits war er ein ausgebildeter FBI-Agent, der ganz offensichtlich nicht davor zurückschreckte zu töten. »Ja, besser ist es.«

»Und sollen wir uns schon mal anschleichen und uns ein bisschen umschauen, solange wir warten?« Vik rückte seinen Gürtel zurecht.

»Gute Idee«, erwiderte Sayer.

Sie forderten per Funk Verstärkung an, dann stiegen sie, die Hände an ihren Waffen und innerlich vor Wut kochend, aus dem Wagen.

• • •

Sie stapften den Hügel hinauf. Die Eichen knarrten und stöhnten unter dem stärker werdenden Wind, und ihre majestätischen Zweige bogen sich hin und her. Sturmwolken türmten sich am Himmel, verdeckten die untergehende Sonne und hüllten die Berge in ein immer düsterer werdendes Grau.

Andy Wagners Hütte stand auf einer kleinen Lichtung. An der Wetterseite des alten Holzhauses wuchs eine dünne Schicht Moos. Die vordere Veranda neigte sich gefährlich zur Seite, was auf ein morsches Fundament schließen ließ. Sayer deutete nach hinten. Vik nickte.

Kies knirschte unter ihren Schuhen, als sie die Einfahrt überquerten. In geduckter Haltung wagten sie sich bis zur Hütte vor und drückten sich gegen die verwitterten Holzbohlen. Sayer zeigte zum Fenster, ehe sie langsam hochkam und vorsichtig über das Fensterbrett ins Innere der Hütte spähte.

Drinnen hingen Rehköpfe an den Wänden, und über einem eingesunkenen Sofa war eine voll bestückte Gewehrhalterung angebracht. Der verblichene gelbgrüne Teppich war so fadenscheinig, dass man beinahe den Fußboden darunter sehen konnte. Über dem steinernen Kamin hing ein angestaubter Druck aus der Gemälde-Serie *Dogs Playing Poker*.

Andy saß im trüben Schein einer Lampe in der Küche und war dabei, einen kleinen Rucksack zu packen. Sayer bedeutete Vik, ebenfalls einen Blick in die Hütte zu werfen, und gemeinsam beobachteten sie, wie Andy verschiedene Werkzeuge, eine Textilplane sowie ein Seil im Rucksack verschwinden ließ. Als er fertig war, stand er auf und befestigte ein langes Messer an seinem Gürtel. Zu guter Letzt setzte er sich auch noch eine Stirnlampe auf und nahm eine Schrotflinte aus der Waffenhalterung an der Wand.

Als ihnen klar wurde, dass er jeden Moment zur Tür gehen würde, retteten sich Sayer und Vik durch einen Hechtsprung hinter einen Stapel Holzscheite und pressten sich flach auf den kalten Erdboden.

Gegen das Holz gelehnt, dachte Sayer an all das Getier, das gerne in solchen Holzstapeln Schutz suchte. Schlangen, braune Einsiedlerspinnen. Und nicht zu vergessen: Schlangen.

Vik lag neben ihr, und sie glaubte fast sein Herz schlagen zu hören.

Andy kam in seinen klobigen Stiefeln die Stufen des Hintereingangs hinuntergestapft und marschierte los, in den dichten Wald hinein. Sie ließen einige Zeit verstreichen, dann folgten sie ihm lautlos mit gezogenen Waffen.

Andy war dank seiner Stirnlampe leicht auszumachen, und Sayer wagte es nicht, ihre eigene Taschenlampe einzuschalten. Also stolperten sie halbblind durchs Unterholz, stets bemüht, möglichst wenig Lärm zu machen und gleichzeitig nicht allzu weit zurückzufallen.

Die Abenddämmerung wich totaler Dunkelheit, als die ersten Regentropfen vom Himmel fielen.

Sayer blieb mit dem Fuß an einer dünnen Wurzel hängen und stolperte nach vorn. Vik hielt sie fest, damit sie nicht stürzte.

Wo wollte Andy hin? Zu einem unterirdischen Verschlag? Befand sich hier in der Nähe sein geheimer Unterschlupf? Hielt er Adi dort gefangen?

Der Abstand zwischen ihnen und Andy wurde immer größer, bis Sayer irgendwann das Gefühl hatte, das Tempo anziehen zu müssen. Sie hoffte, der leichte Regen und der Wind würden die Geräusche, die sie machten, übertönen.

Dann ging urplötzlich Andys Lampe aus.

Sayer und Vik blieben Rücken an Rücken wie angewurzelt stehen. Ein Schauer durchrieselte Sayer und ließ die Härchen auf ihren Armen zu Berge stehen. Der kalte Regen drang ihr allmählich bis unter die Kleidung. In den Bäumen über ihren Köpfen raschelten Tiere. Genau solche Situationen waren der Grund, weshalb sie die unberührte Natur nicht ausstehen konnte.

Eine Minute lang standen sie hellwach in der raschelnden Dunkelheit. Allmählich begann Sayer sich zu fragen, ob Andy ihnen womöglich entwischt und unbemerkt irgendwo unter der Erde verschwunden war.

Dann sprang hinter ihnen, nur wenige Meter entfernt, ein großes Tier auf sie zu. Als Sayer herumwirbelte, wurde sie von einem gleißenden Licht geblendet.

Sie kniff die Augen zusammen und zielte mit der Waffe auf die Stirnlampe.

»Sayer? Vik? Wieso um alles in der Welt schleichen Sie mit gezogenen Waffen hier im Wald herum?«

Das helle Licht senkte sich ein Stück, und Andys Gesicht wurde erkennbar.

»Andy«, sagte Sayer. »Würden Sie bitte aufhören, uns zu blenden, und das Gewehr runternehmen?«

»Mein Gewehr ... Was zum Teufel ist hier los?«

»Waffe runter, Andy!«, befahl Sayer.

»Sie zuerst. Sie und Vik sehen so aus, als wollten Sie mich gleich erschießen. Was geht hier vor sich?«

»Keine Chance. Wir wissen, was Sie getan haben. Wir sind gekommen, um Sie zu verhaften. Das SWAT-Team wird jede Minute hier sein.«

»Was ich getan habe ...? Was soll ich denn getan haben? Ich will einfach nur nach meinen Hasenfallen schauen.«

Sayer antwortete nicht.

Der Lichtkegel von Andys Stirnlampe pendelte eine Zeit lang zwischen ihr und Vik hin und her. Dann warf Andy den Kopf in den Nacken und lachte nervös. »Wollen Sie mir etwa irgendwas anhängen? Nicht schlecht.«

»Wenn Sie nichts getan haben, kommen Sie einfach mit, dann können wir die Sache klären.«

»Ist das Ihr Ernst?« Andy wandte sich an Vik. »Ist das ihr Ernst?«

»Absolut«, sagte Vik.

Jetzt schlug Andys Gelächter in Wut um. »Sie Miststück«, fauchte er, an Sayer gewandt. »Wollen Sie mir tatsächlich irgendwas in die Schuhe schieben?« Er riss die Augen auf. »Ich weiß ja, dass Sie mich hassen, aber wollen Sie mich allen Ernstes für diese Van-Hurst-Scheiße über die Klinge springen lassen?«

Sayer umfasste ihre Pistole fester und entspannte ihren Abzugsfinger für den Fall, dass sie feuern musste.

»Kommen Sie freiwillig mit, oder müssen wir auf das SWAT-Team warten?«

»Ich fasse es nicht. Sie meinen das wirklich ernst.« Sein Blick ging in den Wald.

»Denken Sie nicht mal dran, Andy.«

Er lachte heiser. »Ich könnte monatelang hier draußen überleben.« Er hob die Hände und ließ langsam das Gewehr sinken. »Aber wissen Sie, was? Ich komme mit. Und wenn das hier vorbei ist, werde ich Ihre Karriere zerstören. Sie werden untergehen, Altair. Sie sind so was von erledigt.«

Sayer trat auf ihn zu und legte ihm Handschellen an. »Und wissen *Sie*, was?«, fragte sie, während sie sein Jagdmesser aus der Scheide zog. »Sie sind nicht der Erste in dieser Woche, der mir damit droht, mich beruflich zu ruinieren. Vielleicht lassen Sie sich beim nächsten Mal was Originelleres einfallen.« Sie versetzte ihm einen unsanften Schubs, damit er sich in Bewegung setzte.

Sie hatten gerade wieder die Hütte erreicht, als das SWAT-Team ankam. Sie übernahmen Andy, um ihn nach Quantico zu überführen. Als er in den Lieferwagen kletterte, sah er Sayer noch ein letztes Mal hasserfüllt an.

Kurz darauf kam auch ein Suchtrupp mit Spürhunden und begann die Umgebung zu durchkämmen.

Sayer sah zu, wie sich die Männer auf den Weg in die Berge machten, während ihre Hunde aufgeregt kläfften.

Vik trat aus der Hütte und gesellte sich zu ihr. »Morgen früh führen wir eine vollständige Durchsuchung durch.«

»Irgendwas im Haus gefunden?«

»Nee. Blitzsauber. Nichts, was ihn in irgendeiner Weise mit den Todeswanderer-Fällen in Verbindung bringen könnte.«

Sayer seufzte. Sie hatte gehofft, dass die Sache damit beendet wäre. Dass sie Adi finden und den gottverdammten Fall dann endlich zu den Akten legen würden. »Wissen wir, wem die Hütte gehört?«

»Seinem Onkel. Aber es scheint so, als würde er seit etwa einem Monat hier wohnen.«

»Warum?«

»Ich habe gerade mit dem Team in Andys Haus telefoniert. Die haben mit seiner Frau gesprochen. Offenbar hat sie ihn rausgeschmissen.«

Sayer schnaubte. »Kann ich ihr nicht verübeln. Ist sie bereit, uns zu verraten, weshalb?«

»Einfach nur, weil er ein Arschloch ist. So klang es jedenfalls.«

»Amen.« Sayer blieb neben Andys Wagen stehen. Sie nahm den kleinen Sender von der Stoßstange und steckte ihn in ihre Tasche. »Okay, er wohnt also hier draußen. Es gibt keine Hinweise auf irgendwelche unterirdischen Räumlichkeiten, aber gleich morgen früh kommen wir noch mal mit Infrarotkameras her. Die Kriminaltechnik stellt gerade Andys Haus auf den Kopf.« Sie wandte sich an Vik. »Sollen wir zurückfahren und mal schauen, was Andy uns zu sagen hat?«

»Ja, das sollten wir«, sagte Vik mit gekünsteltem britischem Akzent.

FBI-Hauptquartier, Quantico, Virginia

»Er hat nach einem Anwalt verlangt.« Holt stand draußen vor dem Vernehmungszimmer. Sie sah stinkwütend aus. Ihr Walkürenzorn brannte in ihren Augen. Sayer verspürte einen Moment der Erleichterung. Die deprimierte, geschlagene Holt wollte sie nie wieder sehen.

»Was sonst noch?«, blaffte sie.

»Wir suchen nach weiteren Grundstücken, zu denen er Zutritt hatte. Sobald es hell wird, werden sich die Suchmannschaften noch mal die Umgebung der Hütte vornehmen, und die Durchsuchung seines Hauses läuft auch schon. Die Kriminaltechnik ist vor Ort und, na ja, Sie wissen schon. Das Übliche.«

»Machen die immer noch Überstunden?«

Sayer nickte. »Klar. Wenn es was zu finden gibt, werden sie es finden.«

»Gut.« Holt starrte durch die Spiegelscheibe in den Vernehmungsraum. »Glauben Sie wirklich, dass Andy Wagner all diese Frauen getötet hat? Dass er eine unerträgliche Pissnelke ist, wusste ich ja schon immer. Aber das wäre wirklich jenseits von Gut und Böse.«

Auch Sayer warf einen Blick durch das Fenster. Andy hatte zwar aufgehört, wüste Drohungen auszustoßen, wirkte aber nach wie vor sehr aufgebracht. Seine Hände waren ineinander verkrallt, und seine blutunterlaufenen Augen glitten langsam durch den Raum. Sayer gestattete sich einen kurzen Moment der Schadenfreude. »Einen Besseren hätte es jedenfalls nicht treffen können ...«

»Das ist nicht witzig, Sayer. Sie müssen sich Ihrer Sache ganz sicher sein. Dieser Täter ist ein Meister der Manipulation, deshalb überprüfen Sie alles doppelt und dreifach. Ich will, dass sein Anwalt die Möglichkeit eines Deals zur Sprache bringt, damit es nicht zum Prozess kommt. Vielleicht müssen wir zugeben, dass wir bei den Ermittlungen komplett versagt haben, aber darauf, dass unsere schmutzige Wäsche in aller Öffentlichkeit im Gerichtssaal gewaschen wird, kann ich wirklich verzichten.«

Holt klopfte Sayer hart auf die Schulter und ging.

Sayers Handy vibrierte, und sie rief die eingegangene SMS auf, gerade als Vik zu ihnen trat.

»Neuigkeiten?«, wollte er wissen.

»Ja.« Sie hob den Kopf und grinste ihn an. »In Andys Garage wurden noch weitere Labormaterialien sichergestellt. Außerdem ein Stapel alter Religionsbücher und eine größere Menge Pulver, bei dem es sich um DMT handeln könnte.«

Vik machte ein betroffenes Gesicht. »Mensch! Glaubst du wirklich, er war es?«

»Wir werden sehen.«

»Ich fasse es nicht. Ich arbeite seit Jahren mit Andy zusammen. Er ist so klug, dass es fast schon unheimlich ist.«

»Na ja, das Profil hat unserem Täter ja auch eine überdurchschnittliche Intelligenz bescheinigt.«

»Ja.« Vik fuhr sich mit der Hand durch sein strähniges Haar. »Holt meinte, er habe sich schon einen Anwalt besorgt, deshalb wird er heute Nacht sicher nichts mehr sagen. Ich fahre nach Hause und lege mich aufs Ohr, damit wir morgen so früh wie möglich loslegen können.« Er nickte ihr zum Abschied zu und ging davon.

Sayer blieb zurück und richtete ihre Aufmerksamkeit wieder auf Andy. Sie konnte nicht glauben, dass sie so lange mit einem Mörder zusammengearbeitet hatte, ohne etwas zu ahnen. Andererseits war sie jedes Mal wieder überrascht, wenn sie endlich einen Mörder gefasst hatten. Diese Leute waren immer viel gewöhnlicher und weniger furchterregend als erwartet. Viele Menschen stellten sich Serienmörder gerne als Inkarnationen des leibhaftigen Bösen vor, dabei war die Realität noch ungleich beängstigender: Das leibhaftige Böse war nichts weiter als ein Mensch mit einem Gehirn, in dem einige Dinge nicht ganz korrekt eingestellt waren. Die echten Monster sind Menschen, bei denen die dünnen moralischen Bande gekappt wurden, die uns halten. Nichts weiter.

Sosehr sie Andy Wagner auch hasste, er war nur ein Mann. Es würde ihr eine tiefe Genugtuung verschaffen, zuzusehen, wie er für seine Taten bezahlte, aber zugleich wollte sie auch verstehen, warum er es getan hatte. War er als Kind missbraucht worden? War er schon von Geburt an ein Soziopath gewesen? Hätte man etwas tun können, um ihn aufzuhalten, bevor er überhaupt begonnen hatte zu morden? Dazu kam, dass es einen kleinen Teil von ihr gab, der immer noch nicht restlos von seiner Schuld überzeugt war. Der überwältigende Drang, die Wahrheit herauszufinden, veranlasste sie schließlich dazu, den Vernehmungsraum zu betreten.

Andys Nasenflügel blähten sich vor Zorn, als sie ihm gegenüber am Tisch Platz nahm.

»Ihr Anwalt schafft es vermutlich nicht vor morgen früh«, teilte Sayer ihm mit.

Sie saßen lange da, ohne etwas zu sagen, während Sayer seinen Gesichtsausdruck studierte. Sie sah Wut. Und ein Verlangen, ihr wehzutun.

»Wir haben die Sachen in Ihrer Garage gefunden«, teilte sie ihm mit.

»Ich will meinen Anwalt«, antwortete er.

»Ich stelle Ihnen keine Fragen, ich informiere Sie nur.«

»Sie wissen, dass ich das scheißverdammte FBI-Handbuch zur Verhörtechnik selbst geschrieben habe, oder?« Andy presste die Fäuste auf den Tisch, bis seine Knöchel weiß wurden.

»Ja, das weiß ich. Danke dafür.« Sayer lächelte, um ihn noch mehr zu reizen. »Wussten Sie, dass man sagt, Psychopathen seien besonders gut darin, andere Menschen zu lenken? Erst letztes Jahr gab es eine Studie, die zeigte, dass Soziopathen im Vergleich zu normalen Menschen deutlich besser darin sind, Opfer zu identifizieren. Es gab einen Test, bei dem man ihnen Filmaufnahmen von gehenden Menschen gezeigt hat, und die Psychopathen konnten allein aufgrund der Körpersprache dieser Menschen feststellen, wer von ihnen kürzlich einem Gewaltverbrechen zum Opfer gefallen war.«

Sayer beugte sich über den Tisch. »Leute wie Sie können andere Menschen lesen. Sie wissen, was sie empfinden, und Sie spielen damit. Sie wissen, wer ein gutes Opfer abgibt. Wer also, wenn nicht Sie, hätte ein Buch darüber schreiben sollen, wie man am besten mit anderen Psychopathen redet?« Sayer klimperte unschuldig mit den Wimpern.

Andy wandte den Blick ab. Es kostete ihn große Mühe, nichts zu erwidern.

»Aber das Beste ist, dass jetzt alle erkennen werden, wieso Ihre Profile so perfekt waren. Sie haben ein Profil erstellt, und dann haben Sie einfach demjenigen die Morde angehängt, der am besten auf das Profil passte.«

Andy explodierte. Er sprang auf und wollte sich auf Sayer stürzen. Seine Handschellen rasselten, und der Tisch verrutschte ein paar Zentimeter, doch Sayer, die außerhalb seiner Reichweite saß, zuckte mit keiner Wimper.

»Ich bin der beste Profiler der Welt, Sie dumme Kuh. Nur weil Ihre Forschungen keinen Pfifferling wert sind, heißt das nicht, dass das bei mir genauso sein muss.«

Sayer machte eine wegwerfende Handbewegung. »Ja, ja. Wir haben übrigens auch rausgefunden, dass gestern Nacht Ihr Code benutzt wurde, um ins Labor zu gelangen. Sie haben sich immer wieder nach unten ins Labor geschlichen. Ich frage mich, wie lange es gedauert hat, bis Sie die DNA richtig hinbekommen haben.«

Sie stand auf und wandte sich zum Gehen. »Wissen Sie, das Sahnehäubchen auf der Torte war Ihr Name auf der Besucherliste des Nationalparks und in der Kundendatei des Lagerhauses. Dadurch sind wir Ihnen endgültig auf die Schliche gekommen.«

Sayer sah einen Anflug von Panik über seine Züge huschen, als sie ging. Sein verängstigter Blick war nicht gespielt, und er setzte in ihrem Kopf etwas in Gang.

Berge von Virginia

In Gedanken versunken machte Sayer sich auf den Heimweg. Etwas an Andys Gesichtsausdruck hatte ein Gefühl bei ihr ausgelöst, das sie nicht ignorieren konnte. Die Beweise gegen ihn passten alle perfekt zusammen. Zu perfekt. Andy war der ideale Sündenbock. Niemand mochte ihn. Er war streitsüchtig und bigott. Selbst Sayer genoss es, ihn leiden zu sehen.

Die Vibrationen ihres Motorrads ließen die Schmerzen wieder aufflammen, bis ihr irgendwann jeder Muskel im Körper wehtat. Ihre Augen brannten im schneidenden Fahrtwind, sie hatte absichtlich das Visier oben gelassen. Sie brauchte den Kälteschock im Gesicht. Sie flog über die Nebenstraßen und versuchte sich innerlich frei zu machen. Jeden Gedanken zuzulassen, der zufällig an die Oberfläche ihres Bewusstseins trieb.

Sie dachte an Dugald Tarlington. Seine Tränen beim Anblick des JC-Penney-Katalogs hatten sie tief berührt. Sie hatte in ihrem Herzen gespürt, dass er nicht der Typ Mann war, der vier Frauen erwürgt hatte. Aber dann hatte sie seine Tränen als perfide Darbietung eines genialen Killers abgetan. Bei Winters war es ganz ähnlich gewesen. Auch bei ihm hatte sie das Gefühl ignoriert. Wann hatte sie das Vertrauen in ihre eigenen Instinkte verloren?

Die Antwort war einfach: nach Jakes Tod. Sie wusste, dass sie einen Vorhang im Kopf brauchte, um ihren Job zu ertragen. Das war eine Sache. Aber welche Mauern hatte sie in ihrem Innern errichtet, um mit seinem Tod klarzukommen? Ihr Bedürfnis, einzelne Teile von sich abzutrennen, hatte dazu geführt, dass sie genau die Facetten von sich lahmlegte, die sie einst zu einer erstklassigen Ermittlerin gemacht hatten – ihre Leidenschaft, ihre Instinkte, die Fähigkeit, um die Ecke zu denken. Sie hatte genau die Eigenschaften abgetötet, durch die sie in ihrem Job glänzte.

Sayer hielt am Straßenrand und schaltete den Motor aus. Die Geräusche des nächtlichen Waldes füllten die Stille. Der Geruch von feuchter Erde und frischem Laub stieg ihr in die Nase. Hoch oben am Himmel zogen Wolken vor dem Mond vorbei.

Einige Minuten lang erlaubte sich Sayer an Jake zu denken. An den Klang seines Lachens. An das Scheuern seiner Bartstoppeln auf ihren Lippen. Eine Trauer überkam sie, die sie kaum ertragen konnte. Er fehlte ihr so sehr. Sie sehnte sich nach einem einzigen Moment mit ihm, noch einmal von ihm im Arm gehalten zu werden – nur noch ein einziges Mal. Eine Träne rann aus ihrem Augenwinkel. Sie versuchte sich zusammenzureißen, doch ein Schluchzen ging durch ihren Körper, und die Schleusentore öffneten sich. Noch immer zum Mond hinaufschauend, weinte sie um alles, was hätte sein können und nun nie mehr sein würde.

Sie hatte sich nie gestattet, um ihn zu trauern, und das zerfraß sie von innen. Also ließ sie sich von ihrem Kummer überwältigen und weinte, bis sie keine Tränen mehr übrig hatte.

In der Leere, die danach zurückblieb, spürte Sayer etwas Neues. Sie spürte, wie etwas in ihr freigesetzt wurde, das sie bisher fest verschlossen gehalten hatte. Dadurch, dass sie ihre Gefühle für Jake verdrängt hatte, hatte sie gleichzeitig ihre eigenen Werte und Überzeugungen verraten. Sie kannte die Antwort auf Adis Frage über den Unterschied zwischen Gerechtigkeit und Rache. Vielleicht hasste sie Andy, und vielleicht wünschte sie sich, dass er endlich die Quittung für all die Spitzen und selbstgerechten Kommentare bekam, die er ihr gegenüber gemacht hatte, weil sie angeblich inkompetent war. Aber ihr Durst nach Rache hinderte sie daran, nach Gerechtigkeit zu streben.

Tief unter ihrem glühenden Hass auf Andy vergraben, lag das untrügliche Gefühl, dass er unschuldig war. Sie hatte zugelassen, dass ihre Wut und persönliche Kränkungen ihre Wahrnehmung von Richtig und Falsch überlagerten. Und nur indem sie den wahren Mörder fasste und hinter Gitter brachte, würde sie diesen dunklen Zorn abschütteln können, der ihr Herz wie eine eiserne Faust umklammert hielt.

Plötzlich hellwach im Kopf, flüsterte sie: »Ich folge der Spur der Beweise, und sie führen immer wieder zu eindeutigen Ergebnissen. Aber wir wissen, dass unser Täter die Beweise manipuliert. Warum sollte es bei diesem Fall anders sein? Hör auf, den Beweisen zu vertrauen, Sayer«, beschwor sie sich. »Tritt einen Schritt zurück und betrachte das große Ganze. Fang an, auf dein gottverdammtes Bauchgefühl zu hören.«

Eine Eule schrie, als wollte sie ihr antworten, und Sayer lächelte. Ein echtes Lächeln.

Sie wendete und fuhr zurück nach Quantico. Sie wusste jetzt, was sie zu tun hatte. Es gefiel ihr nicht, aber es war das Richtige.

•••

Andy saß noch immer in Handschellen im Vernehmungsraum und döste vor sich hin. Bei ihrem Eintreten öffnete er die Augen und runzelte die Stirn. »Sind Sie zurückgekommen, um sich noch ein bisschen an meinem Unglück zu weiden?«

»Nein.« Sayer setzte sich. »Ich habe die letzte Stunde über den Fall nachgedacht. Und Sie haben recht.«

Andy verdrehte die Augen. »Ja, an das Kapitel in meinem Buch kann ich mich noch gut erinnern. Tun Sie alles, damit der Verhörte glaubt, Sie wären auf seiner Seite.«

»Nein, jetzt hören Sie mir doch mal zu! Ich habe mir die Laborausrüstung noch mal angesehen, die wir in der Abstellkammer gefunden haben.«

»*Damit* wollen Sie mich drankriegen?« Andy wirkte aufgebracht, aber zugleich auch niedergeschlagen. Ausgelaugt.

»Ich will Sie nicht drankriegen. Halten Sie einfach den Mund und hören Sie mir zu! Ich glaube nämlich, dass jemand *anders* Sie drankriegen will.«

Andy zog die Augenbrauen hoch. »Aha.«

»Wissen Sie, was ich gefunden habe?«

»Lassen Sie mich raten: meine Fingerabdrücke.«

»Nein«, sagte Sayer.

»Nein? Wieso zum Henker sitze ich dann hier?«

»Ich habe *einen* Fingerabdruck von Ihnen gefunden. Nur einen. Alle Glasbehälter waren blitzsauber – bis auf diesen einen einzigen perfekten Abdruck.«

Andys Augenbrauen wanderten noch ein Stückchen weiter in die Höhe.

»Genau, was man erwarten würde, wenn der Fingerabdruck absichtlich dort platziert wurde«, fuhr Sayer fort. »Aber es gibt auch so erdrückend viele Beweise gegen Sie, Andy. Einen ganzen Berg von Beweisen. Und Sie müssen mich jetzt davon überzeugen, dass sie nicht echt sind.«

»Ich weiß ja nicht mal, was Sie gegen mich in der Hand zu haben glauben.«

Sayer zögerte. Sie konnte nur hoffen, dass sie nicht im Begriff war, einen kolossalen Fehler zu begehen. Falls Andy doch der Killer war, würde sie ihm verraten, welche Beweise gegen ihn vorlagen, und das wäre das Dümmste, was sie tun konnte.

Doch als sie Rat suchend in seine blutunterlaufenen Augen blickte, wusste sie, dass sie die richtige Entscheidung getroffen hatte.

»Das Laborzubehör, das wir in Ihrer Garage gefunden haben ...«

»Kann irgendjemand dort deponiert haben. Ein Kinderspiel.« Andy hob die Schultern. »Haben Sie unsere Garage gesehen? Meine Frau bewahrt alles auf. Da drinnen sieht es praktisch aus wie in einem Ramschladen. Das Gerümpel stapelt sich bis unters Dach.«

»Also schleicht sich jemand heimlich rein und versteckt die Sachen ...«

Andy setzte sich kerzengerade hin. »Ja. Haben Sie was in der Hütte meines Onkels gefunden?«

»Nein.«

»Gut. Wer auch immer mich reinlegen will, wusste also nicht, dass meine Frau mich vor die Tür gesetzt hat. Er wusste nicht, dass er das Zeug lieber oben in der Hütte hätte verstecken sollen.«

Auch Sayer saß jetzt aufrechter. »Okay. Und wenn Sie wirklich der Todeswanderer wären, müssten Sie Ihre Ausrüstung ja auch immer zur Hand haben.« Sie lehnte sich nachdenklich zurück. »Kennen Sie sich mit Computern aus?«

Andy schnaubte. »Ich benutze die Zweifingertechnik, um meine Berichte zu tippen.«

»Dann können Sie sich wohl nicht ins System gehackt haben. Was ist mit Ihrem Namen auf der Besucherliste des Shenandoah-Nationalparks und in der Kundendatei dieses Mietlagers, U-STOR?«

Andy zuckte mit den Schultern. »Ich war nie in dem Park. Sie haben meine Hütte gesehen, ich mag tote Tiere um mich. Und von diesem Lagerhaus habe ich noch nie gehört. Aber es ist nicht besonders schwer, eine Handschrift zu fälschen. Aus genau dem Grund wird so was vor Gericht auch fast nie als Beweismittel anerkannt.«

Sayer nickte zustimmend. »Das ist richtig. Was ist mit dem Tag, als wir uns auf dem Gang begegnet sind? Da haben Sie ziemlich schuldbewusst ausgesehen.«

Andy rutschte unbehaglich auf seinem Stuhl hin und her. »Ja ... deshalb hat Janey mich auch rausgeschmissen.«

»Weshalb?«

»Ich habe telefoniert ... mit meiner Freundin.«

Sayer stöhnte. »Gott, Sie rauben mir wirklich den letzten Nerv. Okay, Sie haben sich also in den Abstellraum zurückgezogen, um ungestört mit Ihrer Geliebten sprechen zu können. Wer weiß alles davon?«

»Meines Wissens niemand. Vielleicht jemand im rechtsmedizinischen Labor? Das liegt ja gleich nebenan.«

»Schön. Was ist mit Ihrer Login-ID? Jemand hat sich damit mitten in der Nacht Zutritt zu den Laboren verschafft.«

Wieder zuckte Andy die Achseln. »Keine Ahnung, tut mir leid. Glauben Sie wirklich, dass es jemand hier drinnen ist? Einer von uns?«

Sayer nickte nachdenklich.

»Na ja, irgendjemand hätte mich dabei beobachten können, wie ich den Code eingebe. Das ist ja kein Hexenwerk.«

»Wer auch immer das getan hat, verfügt über ziemlich umfangreiche Computerkenntnisse. Wahrscheinlich hat er einfach Ihre Akte gehackt und nachgeschaut, wie Ihre Login-IDs lauten.« Sie sah, wie Andys gewohnte Arroganz langsam zurückkehrte. »Warum sind Sie eigentlich so ein Arschloch?«

»Weil Leute wie *Sie* alles auf dem Silbertablett serviert bekommen, während Leute wie *ich* sich jahrelang den Arsch aufreißen müssen.«

Sayer verdrehte die Augen. »Welcher Teil meines Lebens wurde mir denn bitte schön auf dem Silbertablett serviert? Als ich mit neun Jahren zusehen musste, wie meine Eltern bei einem Verkehrsunfall starben? Der Mord an meinem Verlobten? Die Tatsache, dass Sie und alle anderen hier meine Forschung für wertlos halten? Oder der Umstand, dass ich einen Fall leite, der als das größte Ermittlungsdesaster in die Annalen des FBI eingehen wird, einschließlich zweier falscher Verhaftungen, eines Laborskandals epischen Ausmaßes und eines trauernden Senators, der dafür sorgen wird, dass alle Welt von meinem Versagen erfährt ...«

Andy lachte. »Wenn Sie es so formulieren, bin ich fast froh, auf dieser Seite des Tischs zu sitzen.«

Sayer stieß einen tiefen Seufzer aus. »Sie gehören einer aussterbenden Art an, Andy Wagner, und dafür danke ich Gott. Aber das bedeutet noch lange nicht, dass Sie ein Serienmörder sind.« Sie ließ den Kopf in die Hände sinken. Jede Zelle ihres Körpers lechzte nach Schlaf. Sie spürte, wie ihre Lider immer schwerer wurden und ihre Muskeln immer träger.

Sie riss sich am Riemen. »Also schön, Andy. Mich haben Sie überzeugt. Aber heute Nacht kann ich nichts mehr tun.«

»Das können Sie sehr wohl. Wissen Sie, was?« Andys Gesicht war wutverzerrt. »Sie können mir Kopien der Fallakten besorgen. Von allen. Kent, Middleton, Tarlington und Winters. Ich will sie alle durchgehen und ein neues Profil erstellen. Dieses Schwein hat versucht, mich reinzulegen. Und ich werde Ihnen dabei helfen, ihn fertigzumachen.«

Sayer dachte sehr lange nach. Falls Andy doch der Killer war, wäre das ein schwerwiegender Verstoß gegen die Richtlinien. Andererseits war Sayer entschlossen, endlich wieder auf ihre Instinkte zu hören. »Also gut, Andy. Ich lasse Ihnen die Akten zukommen, bevor ich nach Hause fahre. Und ich sage dem Wärter, dass Sie die Erlaubnis haben, mich anzurufen, falls Sie was entdecken.«

»Danke, Altair. Vielleicht sind Sie doch keine so schlechte Agentin, wie ich dachte.« Andy presste in einer Geste verhaltener Abscheu die Lippen zu einem Strich zusammen.

»Ein geradezu unerhörtes Lob aus Ihrem Mund«, entgegnete sie und ging.

Sie wusste kaum, wie sie es nach Hause schaffte. Kaum in ihrer Wohnung angekommen, kroch sie zu Vesper ins Bett. Sie zog sich nicht einmal aus. Ihr letzter Gedanke war: *Wenn nicht Andy, wer dann?*

Unfähig, diese Frage zu beantworten, fiel sie in einen traumlosen Schlaf.

Sayers Wohnung, Alexandria, Virginia

Die Türklingel riss Sayer aus dem Schlaf. Hastig griff sie nach ihrem Handy.

Verdammt, es war noch nicht mal Mitternacht. Sie war eben erst eingeschlafen.

Schlaftrunken wankte Sayer durch den Flur. Vesper hatte kaum den Kopf vom Kissen gehoben, als sie aus dem Bett gekrochen war.

Ein Blick durch den Spion verriet ihr, dass es Joan war. Sie öffnete.

»Oh nein. Ich habe dich aufgeweckt«, sagte Joan entschuldigend, als sie Sayer mit ihren wirren Haaren und zerknitterten Kleidern sah. »Ich dachte nicht, dass du schon im Bett liegst.« Die Erschöpfung hatte Joan tiefe Falten ins Gesicht gegraben, die Sayer an ihr noch nie gesehen hatte. Ihre Augen waren glasig und zuckten unruhig hin und her.

»Keine Panik, ich bin eben erst eingeschlafen. Ist alles in Ordnung?« Sayer nahm sie sanft beim Arm und zog sie in die Wohnung. Joans Verhalten machte ihr Sorgen. Stand sie etwa kurz vor einem Nervenzusammenbruch?

»Ich habe gehört, dass du heute Abend zweimal mit Andy gesprochen hast.« Joan trug einen ausgeleierten dunkelblauen

Jogginganzug und Sneaker und hatte sich die Haare zu einem strengen Knoten gebunden.

Sayer hatte Joan noch nie ohne ihre Markenzeichen, den knielangen Rock und die Spangenpumps, gesehen.

»Ja, ich habe mich mit ihm unterhalten.«

»Du glaubst nicht, dass er es war«, stellte Joan in neutralem Ton fest.

»Nein. Du auch nicht?«

»Ich habe Zugriff auf dieselben Informationen wie du. Bestimmt ist uns allen schon mal der Gedanke gekommen, aber ich habe ihn nicht ernst genommen. Zu viele Beweise sprechen gegen ihn. Das Gesamtbild ist stimmig, wie ich finde.«

Etwas an Joans Versuch, sie von Andys Schuld zu überzeugen, brachte in Sayers Kopf eine Alarmglocke zum Klingeln.

»Ich will damit ja auch nicht sagen, dass ich zu hundert Prozent an Andys Unschuld glaube. Aber es braucht schon einiges, um mich davon zu überzeugen, dass es sich nicht schon wieder um ein abgekartetes Spiel handelt. Dafür ist der Ablauf den anderen Fällen einfach zu ähnlich, weißt du, was ich meine? Die forensischen Beweise lassen ihn schuldig aussehen, aber sein angebliches Motiv ergibt für mich einfach keinen Sinn.« Sayer bedeutete Joan, mit ihr in die Küche zu kommen. »Ich setze Kaffee auf, ich würde mich gern mit dir darüber unterhalten. Du kannst meine Theorie auf ihren Realitätsgehalt testen.«

»Wie meinst du das?«, fragte Joan, während sie Sayer folgte.

»Wir haben uns Andys Profile angeschaut und angenommen, dass er durch die Morde seine Karriere vorantreiben wollte. Aber für mich ist das zu weit hergeholt. Wir haben es doch selbst festgestellt: Bei diesem Fall geht es darum, die Grenze zwischen

Leben und Tod auszuloten. *Das* ist die fixe Idee des Mörders. Wie passen Andys Karriereziele da rein? Hältst du mich für verrückt?«

»Nein, ich denke nur, du machst es vielleicht ... komplizierter, als es ist.« Joan saß ganz vorn an der Stuhlkante, die Hände im Schoß gefaltet. »Du weißt doch, wie es mit solchen Tätern ist, manchmal kann man es einfach nicht verstehen. Vielleicht werden wir nie rausfinden, weshalb Andy so sehr von der Frage besessen ist, was sich hinter dem Schleier befindet.«

Bei dieser Bemerkung klingelten Sayers Alarmglocken noch lauter.

Irgendetwas stimmte nicht.

»Akzeptiert«, sagte sie. »Mann, vielleicht bilde ich mir das alles wirklich nur ein. Im Moment weiß ich nicht mal mehr, wo oben und wo unten ist, außerdem habe ich das Gefühl, seit einem halben Jahr nicht mehr richtig geschlafen zu haben.«

Sayers Handy summte im Schlafzimmer, und sie bat Joan, kurz zu warten, während sie nach nebenan ging, um es zu holen.

»Hey, ich hoffe, ich hab Sie nicht geweckt.« Ezras Stimme klang heiser.

»Nein, ich sitze nur gerade hier und rede mit Joan über Andy.«

»Ja, was das angeht – ich hab mir die Personalakten aus Quantico angeschaut und mehrere Zwillinge gefunden. Ich weiß, wir haben Andy, aber ich wollte es Ihnen trotzdem sagen.«

»Sie haben sich jede Akte einzeln angesehen?«

Vesper ringelte sich um Sayers Füße und jaulte einmal leise, ehe er wieder einschlief.

»Ja. Hab den ganzen Tag dafür gebraucht«, antwortete Ezra.

»Nichts weiter in Andys Akte?«

»Nada, zip, niente, null, nirgendwo eine Spur von Zwillingen. Aber drei andere Leute in Quantico haben Zwillingsgeschwister.«

Sayer seufzte. »Okay, mailen Sie mir die Infos, ich überprüfe das morgen.«

»Ich hab auch noch was anderes zu dem Thema gefunden, aber das ist ziemlich abgefahren.«

»Ach ja?«, sagte Sayer, als ihr Handy erneut ein Summen von sich gab. Sie warf einen Blick auf das Display. Es war jemand aus Quantico. »Hey, Ezra, kann ich Sie kurz aus der Leitung werfen? Es kommt gerade ein anderer Anruf rein.«

»Klar, ich laufe ja nicht weg. Ha, ha.«

Sayer lachte und wechselte die Leitung.

»Es ist eine Frau!«, rief Andy aufgeregt.

»Moment mal – was?«

»Als ich mir die Fälle einzeln angeschaut habe, ist es mir nicht aufgefallen, aber wenn man alle zusammen betrachtet, sind die Anzeichen unverkennbar.«

»Wovon reden Sie, Andy?« Sayers Herzschlag beschleunigte sich.

»Es ist nicht ein bestimmtes Merkmal, aber der Täter wurde in allen vier Fällen als eher von kleiner Statur beschrieben. Er hat die Leichen mithilfe einer Schubkarre transportiert. Er wirkte schwächlich oder krank. Dazu kommt das Fehlen jeglicher sexueller Komponenten in allen Fällen. Ich spüre es einfach, wir suchen nach einer Frau.«

»Okay, Andy … ich habe Ezra in der anderen Leitung. Ich denke kurz darüber nach und überprüfe das dann gleich morgen früh.«

Andy bejahte und legte auf.

Sayer dachte über Andys Idee nach, während sie zurück zu Ezra wechselte. »Tut mir leid. Was ist jetzt mit dieser abgefahrenen Zwillingsgeschichte, von der Sie mir erzählen wollten?«

»Es hört sich ein bisschen albern an, aber na ja – der Vollständigkeit halber …« Er machte eine kurze Pause. »Also, Joan leidet an einem seltenen Syndrom, verursacht durch einen Zwilling, der noch im Mutterleib gestorben ist.«

»Aha?« Sayer schaute in Richtung Küche, wo Joan noch immer mit gefalteten Händen am Tisch saß.

»Ja. Ich musste das erst recherchieren, es handelt sich um ein sehr seltenes medizinisches Phänomen namens *Foetus in foetu*, auch ›fetaler Einschluss‹ genannt. Dazu kommt es, wenn eine Frau mit Zwillingen schwanger ist und der Körper des einen Zwillings in der Gebärmutter gewissermaßen mit dem des anderen verschmilzt. Das kann ernsthafte Komplikationen zur Folge haben, aber meistens ist es einfach nur gruselig.«

»Gruselig inwiefern?« Sayer bemühte sich um einen ruhigen Tonfall.

»Anscheinend verleibt sich der eine Zwilling den anderen regelrecht ein. Und je nachdem, wie weit der einverleibte Fötus entwickelt ist, kann er einen voll ausgebildeten Körper haben, der dann in den Körper des anderen Fötus aufgenommen wird. In manchen Fällen kann er später dann wieder an die Oberfläche wandern. In Kasachstan zum Beispiel ist mal ein Kind mit einem stark geschwollenen Bauch ins Krankenhaus eingeliefert worden. Die Ärzte haben es operiert und dachten, sie würden ihm einfach nur eine große Zyste aus dem Bauchraum entfernen müssen. Stattdessen fanden sie den Zwilling des Kindes, der in dessen Bauchhöhle wie ein Parasit gewachsen war. Er war voll ausgebildet mit Haaren, Augen, Zähnen, sogar einem Gesicht.«

»Oh Gott.«

»Ja, ganz schön krass, oder? Bei manchen Leuten sind sogar ganze Körperteile des Zwillings sichtbar. Aber anscheinend hat

Joan keine gesundheitlichen Probleme damit, deshalb ist es nur eine kleine Randnotiz in ihrer Akte.«

»Okay, danke, Ezra.« Sayer hatte auf einmal ein sehr ungutes Gefühl.

»Eins noch. Ich hab mir auch noch mal die Daten aus den Fotoalben vorgenommen. Andy war in der Stadt, als die Fotoserie im März für eine Woche unterbrochen war. Aber ... also, nach dieser Zwillingsgeschichte hab ich vorsichtshalber auch gleich Joan überprüft ...«

»Und?«

»Und: Joan hatte im März irgendeine Forensik-Konferenz. Sayer, sie war in der besagten Woche nicht in D. C. Schon ein bisschen seltsam, oder? Ist sie gerade bei dir?«, fragte er. »Müssen wir uns Sorgen machen?«

»Danke, Ezra. Ich rufe Sie in ein paar Minuten zurück, in Ordnung?« Sayer brauchte unbedingt einen Moment zum Nachdenken.

»Äh, Sayer ...«

Sie beendete die Verbindung, ohne ihn ausreden zu lassen. Sie stand eine Weile in ihrem dunklen Schlafzimmer und spürte, wie ein ängstliches Kribbeln ihre Wirbelsäule hinaufkroch. Als das Kribbeln in ihrem Kopf angelangt war, wurde es zu einem elektrischen Summen.

Einzelne Bilder flackerten wie unter Stroboskoplicht vor ihrem geistigen Auge auf.

Joan, die wie ein Profi mit dem Computer umging. Joan, die sich auffällig gut mit dem digitalen Ablagesystem des FBI auskannte. Die vielleicht sogar die nötigen Kenntnisse besaß, um sich ins System zu hacken.

Joan, die dem Täter den Spitznamen »Todeswanderer« verpasst hatte – ein Spitzname, den sie wieder und wieder benutzte, als könnte sie ihn gar nicht oft genug hören.

Joan, die extra kam, um ihr und Vik mit den Akten zu helfen, obwohl streng genommen kein Anlass dazu bestand.

Joans DNA am Tatort, die als Verunreinigung abgetan worden war.

Joan, die in derselben Woche verreist war wie der Killer.

Joan, die erst vor wenigen Minuten die Worte »hinter dem Schleier« gebraucht hatte. Haargenau dieselben wie im Video.

Hinter dem Schleier. Die ungewöhnliche Formulierung hallte in Sayers Kopf wider wie ein Echo, bis irgendwann nur noch die Gewissheit übrig blieb.

Dann noch Andys Erkenntnis, dass der Todeswanderer eine Frau sein musste. Damit fiel auch das letzte Puzzleteil an seinen Platz.

Joan war der Todeswanderer.

Sayer versuchte noch, es sich auszureden: Das konnte gar nicht stimmen. Die Vorstellung, die zierliche Rechtsmedizinerin Joan Warren könnte eine Serienmörderin sein, war vollkommen absurd.

Doch dann meldete sich ihr Instinkt zu Wort, und zwar so laut, dass es nicht zu überhören war.

»Sayer, alles in Ordnung bei dir? War das Ezra?«, rief Joan aus der Küche.

Sayer gelang es, ein »Ja« zu krächzen, während sie versuchte, ihre Atmung in den Griff zu bekommen. »Ich bin gleich wieder bei dir.«

Ihre Waffe lag neben Joan auf dem Küchentisch.

Mist.

Sie konnte vollkommen falschliegen. Vielleicht wirkte sich der

Schlafmangel negativ auf ihre Denkfähigkeit aus. Wie um alles in der Welt sollte Joan der Todeswanderer sein? Sie brauchte Zeit zum Nachdenken.

Ihre Finger ertasteten den kleinen Peilsender in ihrer Tasche. Planänderung: Sie würde Joan den Sender unterjubeln, sie aus der Wohnung komplimentieren – wobei sie natürlich auf gar keinen Fall mitbekommen durfte, dass Sayer sie im Verdacht hatte – und sich dann heimlich an ihre Fersen heften, um zu sehen, wo sie hinfuhr. Genau. So würde sie es machen.

Sie atmete einmal tief durch und verließ das Schlafzimmer.

»Tut mir leid, dass du warten musstest. Ezra hat mir nur gesagt, dass er nichts weiter über Andy rausfinden konnte.«

»Hat er denn sonst noch etwas rausgefunden?« Joan strich sich in einer leicht affektierten Geste die Haare glatt.

»Nein. Er sucht jetzt nach Kollegen mit Zwillingsgeschwistern.« Sayers Kehle war wie zugeschnürt, weil sie sich krampfhaft bemühte, entspannt zu wirken, obwohl sie felsenfest davon überzeugt war, in das Gesicht der gerissensten Serienmörderin zu blicken, die ihr je begegnet war. Statt über den Tisch zu langen, Joan an der Gurgel zu packen und die Wahrheit aus ihr herauszuwürgen, zuckte Sayer lediglich gleichmütig mit den Schultern. »Er hat schon ein paar gefunden und will mir eine Liste schicken. Ein Schuss ins Blaue, wenn du mich fragst, aber ich habe ihm gesagt, ich rufe ihn in ein paar Minuten zurück, sobald ich mir die Namen angeschaut habe.«

Joan legte den Kopf schief, und ihr Blick ruhte eine halbe Sekunde zu lange auf Sayer. Sayer schluckte. Ihre Kehle war staubtrocken und gab ein beinahe komisches Geräusch von sich. Ihre Finger schlossen sich um den Peilsender in ihrer Tasche.

»Also dann …« Sie versuchte sich an einem freundlichen

Lächeln. »Gab es noch irgendwas Bestimmtes, worüber du mit mir reden wolltest? Wenn nicht, würde ich nämlich gerne wieder ins Bett gehen. Ich bin todmüde.«

»Nein, heute Abend nicht mehr. Ich konnte nur nicht schlafen, und als ich hörte, dass du mit Andy gesprochen hast … da wollte ich dich einfach fragen, ob du irgendwas Neues in Erfahrung bringen konntest.«

»Leider nicht, Joan. Aber vielleicht sieht die Sache morgen früh schon ganz anders aus.« Die zwei Frauen standen vom Tisch auf und zögerten erneut einen Augenblick zu lang. Die Härchen an Sayers Armen stellten sich auf, und sie musste gewaltsam einen Schauer unterdrücken. Sie schielte unauffällig zu ihrer Pistole auf dem Küchentisch. Fast hätte sie danach gegriffen, aber dann fragte sie sich, ob sie wirklich in der Lage wäre, auf Joan zu schießen. Die oberste Regel im Umgang mit Schusswaffen lautet: Zieh niemals, wenn du nicht auch bereit bist zu schießen. Würde sie es fertigbringen, auf die Frau zu feuern, die sie viele Jahre lang als ihre Freundin betrachtet hatte?

Sayer beschloss, dass es das Klügste wäre, Joan einfach so schnell wie möglich loszuwerden. In der Hoffnung, Joan würde ihr folgen, machte sie einen Schritt in Richtung Tür. Ihre Bewegungen waren abgehackt, obwohl sie sich bemühte, sich nichts anmerken zu lassen. Sie spürte ein Prickeln im Nacken, weil Joan dicht hinter ihr ging. Sie drehte sich um, schenkte Joan ein – wie sie hoffte – halbwegs normales Lächeln und öffnete ihre Wohnungstür. Dann streckte sie die Hand aus, um Joan ermutigend auf die Schulter zu klopfen, und ließ dabei den Peilsender unauffällig in die geöffnete Tasche ihrer Jacke fallen.

Joan erwiderte ihr Lächeln und trat in den Hausflur hinaus. »Schlaf gut.«

»Gute Nacht, Joan.« Sayer machte Anstalten, die Tür hinter ihr zu schließen.

In einer blitzschnellen Bewegung warf sich Joan mit ihrem ganzen Körpergewicht dagegen. Das Türblatt traf Sayer mit voller Wucht, sodass sie rückwärts gegen die Wand taumelte.

Noch bevor sie das Gleichgewicht wiedererlangt hatte, riss Joan eine kleine Pistole aus ihrer Tasche und drückte ab. Sayer hörte das leise *Pfft* des Schalldämpfers und stieß ein ersticktes Röcheln aus, als im nächsten Moment ein Schmerz ihre linke Schulter zerriss. Er war so heftig, dass Sayer ein paar Sekunden lang nur noch Weiß vor Augen sah.

Sie sackte gegen die Wand und presste die Hand auf das kleine Einschussloch in ihrer Schulter. Klebriges, warmes Blut sickerte zwischen ihren Fingern hindurch. Ein strenger Geruch von Eisen erfüllte den Raum.

Vespers Knurren brachte Sayer wieder zur Besinnung, und ihr Kampfinstinkt erwachte zum Leben, als ihr Organismus eine Ladung Adrenalin ausschüttete. Auf einmal nahm sie die Farben um sich herum viel intensiver war. Alles war messerscharf und glasklar.

Vesper kam aus dem Schlafzimmer gerannt und stürzte sich auf Joan. Ein wütendes Knurren drang tief aus seiner Kehle.

Joan wirbelte herum, gerade als der silberne Blitz sie ansprang. Sie riss schützend den Arm hoch, und Vesper biss zu. Der feuchte, schmatzende Klang von Zähnen, die sich in Fleisch gruben, wurde von Joans Schmerzensschrei übertönt.

Joan zielte mit der Pistole auf den Hund und drückte ab.

Winselnd fiel Vesper zu Boden. Er jaulte auf, als Joan ihm einen Fußtritt verpasste, der ihn quer durchs Zimmer bis in eine Ecke beförderte, wo er reglos liegen blieb.

Mit einem Aufschrei stürzte Sayer sich auf Joan.

Sie rammte sie frontal, doch die zierliche Frau behielt ihr Gleichgewicht. Rasch brachte sie sich durch einen Sprung nach hinten aus der Gefahrenzone und zielte erneut mit der Pistole auf Sayer.

Keuchend standen sich die beiden Frauen gegenüber und starrten einander an. Sayer wurde bewusst, dass sie in einen Abgrund nackten Wahnsinns blickte.

»Du bist eine grauenhafte Lügnerin«, lachte Joan. Ihre Wangen glühten. Sie war berauscht von ihrem vermeintlichen Triumph. Den Hundebiss an ihrem Arm schien sie überhaupt nicht zu bemerken.

Sayers Blick ging zu Vespers regloser Gestalt, dann wieder zu der Rechtsmedizinerin. Sie überlegte fieberhaft. »Du hast Cindy getötet. Eine von uns. Wie konntest du?«

»Eine von ... *uns?*« Joan warf den Kopf in den Nacken und lachte übermütig. »Eine von *euch*, meinst du wohl. Du glaubst, ich gehöre dazu? Du hast meine Arbeit gesehen, Sayer. Du weißt, was ich bin.«

»Du bist eine Mörderin.« Ein unkontrollierbares Zucken ging durch Sayers Arm, als ihre Muskeln vor Schmerz zu krampfen begannen. Sie presste die Handfläche noch fester gegen ihre Schulter und versuchte sich zu konzentrieren.

»Ich bin Wissenschaftlerin«, spie Joan. »Ich betreibe wichtige Forschung.«

»Die Sprengfallen waren ja wohl nicht Teil deiner Forschung.«

»Ja. Ja, das ist wahr.« Joan knickte ihren Kopf in einem merkwürdigen Winkel ab. »Obwohl das auch schön war. Ich wünschte, ich hätte schon früher erkannt, *wie* schön.« Ein manisches Grinsen verzerrte ihre Lippen. »Diesmal waren alle so unglaublich involviert. Die Kriminaltechniker, diese jämmerlichen Würstchen, haben ja praktisch nicht mehr gegessen und geschlafen.«

»Es hat dir Spaß gemacht, das mit anzusehen?« Sayer gelang es nicht, ihre Abscheu zu verbergen.

»Oh, viel mehr als das. Dass ich beim FBI arbeiten musste, um mit meinen Forschungen beginnen zu können, war mir natürlich von vornherein klar. Aber ich hatte keine Ahnung, wie aufregend es werden würde, bei den Ermittlungen im Hintergrund die Fäden zu ziehen.« Sie lachte hämisch.

Sayer suchte verzweifelt nach einem Ausweg. Hoffte auf einen Moment der Unaufmerksamkeit bei Joan, den sie für einen Überraschungsangriff nutzen konnte.

»Euch mit Hinweisen zu füttern. Zuzusehen, wie ihr danach schnappt, wie ihr euch die Köpfe zerbrecht, um das Rätsel zu lösen. Informationen an die Presse durchsickern zu lassen. Es war, als würde man einen Thriller schreiben: ein paar falsche Spuren, dann der große Durchbruch ... wirklich, das war besser als jede Krimiserie im Fernsehen.« Joan seufzte zufrieden. »Und du, Sayer – ach, du warst am allerbesten. Der Fall hat dich emotional wirklich an deine Grenzen gebracht, stimmt's? Und ich hatte einen Platz in der ersten Reihe und konnte aus nächster Nähe zusehen, wie all deine kleinen Schutzmechanismen nacheinander den Geist aufgegeben haben. Ich freue mich, dass meine Joan so gut funktioniert hat. Du hast die ganze Zeit über nichts geahnt, oder?«

»Nein, habe ich nicht«, räumte Sayer ein. Sie wollte Joan so lange wie möglich am Reden halten.

»Gut. Sehr gut. Joan sollte nämlich das genaue Gegenteil einer Mörderin sein. Immer nett, rücksichtsvoll, ein bisschen prüde. Joan sollte jemand sein, den ihr nie im Leben verdächtigen würdet. Hin und wieder eine belegte Stimme oder eine verschämte Träne – und dazu eine gute Portion Selbstbeherrschung, die allerdings kaum verbergen konnte, wie sehr ihr das alles an die Nieren ging. Gott, was für ein unfassbar langweiliges Geschöpf diese Joan doch war. Aber sag mal: Was hat mich am Ende verraten? Hat Ezra das mit meiner ... Schwester rausgefunden?«

Sayer schüttelte den Kopf. »Irgendwie wusste ich es schon vorher. Sobald feststand, dass Andy es nicht gewesen sein konnte, habe ich die einzig möglichen Schlüsse gezogen. Warum wolltest du es eigentlich Andy in die Schuhe schieben?« Sayer schwankte ein wenig. Noch immer hatte sie keinen blassen Schimmer, wie sie es anstellen sollte, Joan zu entkommen.

Diese lachte erneut und wedelte gelangweilt mit ihrer Pistole. Ihre Körperlichkeit hatte sich vollkommen verändert. Nie im Leben hätte Sayer in ihr die Frau wiedererkannt, mit der sie jahrelang zusammengearbeitet hatte. Joan hielt sich auf einmal viel aufrechter, die Schultern nach hinten, die Brust herausgestreckt. Ihre Bewegungen waren geschmeidig, ihre Mundpartie entspannt und ihre Lippen leicht geöffnet.

»Ich brauchte einen Plan B – für eine Falle in der Falle, wenn man so will.« Joan lachte. »Ich muss gestehen, zu dem Zeitpunkt dachte ich eigentlich, dass ich ihn gar nicht mehr brauchen würde. Ich war so lange gut damit gefahren, anderen Männern meine Taten anzuhängen, dass ich schon dachte, das FBI würde nie dahinterkommen. Ehrlich gesagt, war ich fast ein bisschen enttäuscht, aber dann ... endlich ... hast du einen meiner Fälle bekommen.«

Sie wandte wehmütig den Blick ab, und Sayer machte sich bereit zum Angriff.

Doch Joan entging nichts. »Oh nein, vergiss es! Ich überlege nur gerade, wie ich hier wieder rauskomme, ohne dich umzubringen.«

Sayer inspizierte ihre Schulter. Die Vorderseite ihres Oberteils hatte sich bereits mit Blut vollgesogen.

»Ach, mach dir deswegen keine Sorgen, das war ein sauberer Schuss. Ich möchte nämlich, dass du am Leben bleibst.«

Sayer sah Joan an. »Warum?«

»Weil ich, nachdem ich endlich den letzten Schritt gemacht habe, für immer untertauchen werde. Und weil ich möchte, dass es jemanden gibt, der sich an meine Taten erinnert. Deshalb habe ich dir auch meine Aufzeichnungen zukommen lassen.« Ein Leuchten trat in Joans Augen. »Du sollst meine Biografin sein und der Welt von meinen Forschungen berichten!«

»Der letzte Schritt?«, wiederholte Sayer verständnislos.

Joan überging ihre Frage. »Ich wusste, dass dir meine Unterlagen gefallen würden.«

»Was du diesen armen Frauen angetan hast, könnte mir nie im Leben *gefallen*«, spie Sayer.

Joan neigte verwundert den Kopf zur Seite. »Na, na, na, Sayer. Ich glaube, du hast meine Arbeit als ... wie war das noch? Als ›bahnbrechend‹ bezeichnet. Als ›genial‹. Die Krönung eines Lebens im Dienste der Wissenschaft!«

»Die Krönung ...« Verzweifelt sah Sayer sich nach einem Gegenstand um, den sie als Waffe benutzen könnte. Die Pistole in der Küche war zu weit weg. Sie brauchte etwas, womit sie nach Joan werfen könnte. Doch die bestialischen Schmerzen machten es ihr unmöglich, einen klaren Gedanken zu fassen.

Joan schien nachzudenken, und ein leises Lächeln umspielte ihre Lippen. »Weißt du, was der Hirntod ist?«

»Das irreversible Ende aller Hirnfunktionen, einschließlich der des Hirnstamms«, zitierte Sayer die offizielle Definition.

»Aber du weißt auch, dass der Sachverhalt in Wahrheit viel komplizierter ist.«

»Ja, das weiß ich.«

»Damals, in der guten alten Zeit, war jemand tot, wenn sein Herz aufhörte zu schlagen oder er nicht mehr atmete ...«

Sayer versuchte unauffällig einen kleinen Schritt nach vorn zu machen, doch alles verschwamm vor ihren Augen, und das Zimmer begann sich zu drehen. »Aber heutzutage gibt es Apparate, die die Lungenfunktion bis in alle Ewigkeit aufrechterhalten können.« Sie keuchte vor Schmerzen.

»Ja, ja, ganz genau!« Joan machte vor lauter Aufregung einen kleinen Luftsprung. »Wenn also Herz und Lunge keine entscheidenden Faktoren mehr sind, hängt die Feststellung des Todes von der Hirnfunktion ab«, fuhr sie fort und scharrte vor Freude mit den Füßen. »Aber das Gehirn ist ein unvorstellbar komplexes Organ.«

»Du weißt schon noch, dass ich Neurowissenschaftlerin bin, oder?« Sayer versuchte sich ihre Wut nicht anmerken zu lassen.

»Ja, selbstverständlich! Deshalb habe ich dich ja zur Empfängerin meiner wissenschaftlichen Aufzeichnungen auserkoren. Und ja, der Hirntod wird am Ausfall des Hirnstamms festgemacht. Ohne einen funktionierenden Hirnstamm bricht alles zusammen. Aber was ist mit der Grauzone, wenn nur noch ein kleiner Teil des Hirnstamms aktiv ist? Was ist in Fällen, wenn der Hirnstamm noch funktioniert, aber alles andere unwiederbringlich zerstört ist? Das ist ein großes Rätsel!«

»Und dieses Rätsel hast du ... erforscht?«

»Aber nein!« Joan kicherte manisch. »Ich habe lediglich nach einer Möglichkeit gesucht … auf sicherem Wege hinter den Schleier zu treten. Wir wissen vielleicht nicht genau, was der Tod ist, aber wir wissen, dass er ein reversibler Prozess sein kann.«

»Nahtoderfahrungen …«, warf Sayer ein.

»Exakt! Ich wusste, du würdest mich verstehen.« Vor lauter Aufregung bebte Joan am ganzen Leib. »Du hast es selbst gesagt: Es gibt wissenschaftliche Belege dafür, dass das Leben kein binärer Zustand ist, dass es neben Leben und Tod auch noch etwas Drittes gibt.«

Joans Augen verschleierten sich in fiebernder Erregung. »Menschen, die aus medizinischer Sicht tot sind – ihr Herz schlägt nicht mehr, sie weisen keine Gehirnaktivität mehr auf –, können trotzdem noch Dinge sehen und hören! Sie schweben außerhalb ihres Körpers und bewegen sich durch einen Tunnel auf ein Licht zu.« Sie senkte die Stimme bis zu einem Wispern. »Sie treten hinter den Schleier.«

Sie zeigte mit der Pistole auf Sayer. »Du weißt, dass ich recht habe. Aber erst vor Kurzem ist mir klar geworden, dass ich einen Weg finden muss, die Pforten unseres Bewusstseins aufzustoßen. Daher das DMT.« Sie freute sich sichtlich über ihre eigene Klugheit. »Es hat acht Versuchsreihen gedauert, bis mir endlich die Erkenntnis kam, dass ich mich dem Tod die ganze Zeit völlig falsch genähert hatte. Es gibt etwas am menschlichen Bewusstsein, das sich nach Sinn sehnt, nach Antworten.«

Ganz langsam und vorsichtig schob sich Sayer auf Joan zu. Ihre Muskeln zitterten, aber sie versuchte sich nichts anmerken zu lassen, in der Hoffnung, dass Joan gerade zu sehr von ihrem Bericht und ihrer eigenen Selbstgefälligkeit berauscht war, um auf Sayers Bewegungen zu achten.

»Ich habe meine Experimente an wahllos ausgewählten Versuchsobjekten durchgeführt, ehe ich begriffen habe, dass sie nichts hatten, was ihr Bewusstsein auf ihre Reise vorbereitet hätte. Es gab niemanden, der sie auf der anderen Seite erwartete.«

»Das waren *Menschen*, keine Versuchsobjekte«, fauchte Sayer.

»Ja, ja, Menschen ... und Menschen streben nach Sinn. Ich habe ihnen Tiere gegeben, damit sie einen Begleiter haben, habe ihnen alte mythologische Bilder gezeigt und sie das DMT inhalieren lassen, um den Prozess des Sterbens zu simulieren – aber am allerwichtigsten war der Zwilling, den sie im Jenseits besuchen konnten! Damit war ich am absoluten Gipfelpunkt meiner Forschungen angekommen. Die Kombination von DMT und Digoxin hat funktioniert! Jetzt kann ich endlich den finalen Schritt wagen. Das kannst du übrigens alles in meinen Aufzeichnungen finden.«

»Der finale Schritt zu einem Wiedersehen mit deinem Zwilling?«

Von jetzt auf gleich erstarrte Joan, als wäre ihr Körper zu Eis gefroren. »Jetzt ist es an mir, hinter den Schleier zu treten und das zu beenden, was ich vor all der Zeit begonnen habe. Willst du sehen, was dieses Miststück mir jeden Tag antut?« Joan riss sich die Bluse hoch. Quer über ihren Bauch verliefen mehrere wulstige Narben und verheilte Wundnähte. Dann drehte sie sich zur Seite und hob den Arm, wobei sie allerdings nicht vergaß, weiterhin mit der Waffe auf Sayer zu zielen. Knapp unterhalb ihrer Hüfte ragte eine Reihe Zähne aus ihrer Haut hervor, und weiter oben, in der Nähe der Achselhöhle, sprossen über dem Umriss eines Ohrs mehrere lange menschliche Haare.

Sayer schlug sich unwillkürlich die Hand vor den Mund.

»Das sind ihre Haare und ihre Knochen und ihre Zähne. Sie will aus mir raus. Einmal habe ich einen Fingerknochen ausgehustet, und als ich zwölf war, sind fetale Fußknochen aus meinem

Bauchraum hervorgebrochen, einer nach dem anderen. Ich habe sie im Mutterleib getötet, und seit dem Tag versucht sie, es mir heimzuzahlen.«

Sayer wich vor Joan zurück. Sie war viel zu geschockt, um irgendetwas zu erwidern.

Joan ließ ihre Bluse wieder fallen und sah Sayer an. »Ich war schon eine Mörderin, bevor ich überhaupt geboren wurde. Ich erfülle lediglich den letzten Teil meines Schicksals.«

»Und deshalb willst du ins ... Jenseits reisen und deine Zwillingsschwester finden?«, fragte Sayer verwirrt.

»Ich will sie finden und ein für alle Mal töten«, spie ihr Joan entgegen. »Ich habe mir meine Schwester in der Gebärmutter einverleibt, und sie hat sich in meinem Innern in tausend Bestandteile aufgelöst. Jetzt will sie meinen Tod. Es ist die einzige Möglichkeit, sie aufzuhalten.« In Joans Augen flackerte der Wahnsinn. Ihr zierlicher Körper bebte, ihre Hände zitterten, und ihre Augen rollten wild in ihren Höhlen hin und her.

Erneut machte Sayer sich bereit, sie zu überwältigen.

»Sayer? Ist alles in Ordnung bei Ihnen?«

Beide Frauen erschraken, als sie Tinos Stimme aus dem Erdgeschoss hörten.

Sayer durfte auf keinen Fall zulassen, dass Tino heraufkam. Sie hatte nicht den geringsten Zweifel, dass Joan ihn eiskalt umbringen würde.

»Mir geht's gut, Tino. Tut mir leid, falls ich Sie beim Schlafen gestört habe.« Sayer gab sich Mühe, ruhig zu klingen, doch ihre Stimme war heiser vor Schmerzen.

Die Frauen warteten. Joan ließ Sayer keine Sekunde aus den Augen.

Stille.

Dann schwang die halb geöffnete Wohnungstür ein Stück nach innen auf. »Sind Sie sicher, dass alles in Ordnung ist?«, fragte Tino und betrat ihre Wohnung.

»Tino, nein!«

Joan fuhr herum.

Sayer machte einen Hechtsprung nach vorn, doch Joan sah den Angriff kommen und versetzte Sayer einen Faustschlag gegen die verletzte Schulter.

Sayer brach am Boden zusammen. Im nächsten Moment hatte Joan ihre Waffe auf Tino gerichtet.

»Hände hoch! Keine Bewegung!«, bellte sie.

Tino erfasste die Situation blitzschnell. Sein Blick sprang von Sayer zu Vesper zu Joan, ehe er nickte und langsam die Hände hob. Sayer fragte sich, wie er so gelassen reagieren konnte.

Mühsam versuchte sie sich aufzurappeln. Im Sitzen presste sie sich die Hand auf die Schulter, um den Blutfluss zu stoppen. »Nicht schießen, Joan! Das ist bloß mein Nachbar.«

Joans Hände zitterten ein wenig, als sie sich hastig im Raum umsah. Sie überlegte, wie sie aus der Situation wieder herauskommen sollte. Schließlich wandte sie sich mit einem Grinsen an Tino. »Ich glaube, ich nehme deinen Nachbarn einfach mit.« Sie befahl ihm mit einer Handbewegung, vorauszugehen.

Tinos Augen wurden schmal. Er rührte sich nicht von der Stelle.

»Gehen Sie, oder Sie sind tot«, sagte Joan.

Sayer nickte ihm zu.

Tino gehorchte und ging langsam in Richtung Tür. Joan folgte dicht hinter ihm.

Im Türrahmen, die Waffe weiterhin auf Tino gerichtet, drehte Joan sich noch einmal um. »Eigentlich hättest du nicht so schnell dahinterkommen dürfen. Aber am Ende spielt es keine Rolle, du kommst so oder so zu spät. Nach all den Jahren bin ich endlich bereit für den letzten Schritt.« Speicheltröpfchen flogen aus ihrem Mund, als sie sprach. »Wenn du mir folgst, sterben dein Nachbar und das Mädchen.«

Joan zwang Tino, vor ihr die Treppe hinunterzugehen.

Sayer versuchte aufzustehen. Ihr wurde schwarz vor Augen.

Irgendwann schaffte sie es, auch wenn sie zitterte und sich an der Wand festhalten musste. Wieder ging ihr Blick zu Vesper, dessen silbergraues Fell voller Blut war. Es gelang ihr, sich zu ihm zu schleppen. Sie legte die Hand auf seinen reglosen Körper. »Hilfe ist unterwegs. Komm schon, Vesper, du bist doch ein Kämpfer«, wisperte sie.

Etwas am Gefühl des warmen Hundefells unter ihren Fingern brachte eine Mauer in ihrem Innern zum Einsturz. Alle Selbstzweifel waren wie weggeblasen, und der Zorn wurde zu einem lodernden Inferno in ihrer Brust. Ohne weiteres Zögern schnappte sie sich einen Gürtel, ihre Handschellen, ihre Pistole, Schlüsselbund und Handy.

Während sie zu ihrem Motorrad stolperte, schlang sie sich den Gürtel um ihre Schulter und stöhnte vor Schmerzen auf, als sie ihn über der Wunde festzog.

Während das Motorrad röhrend zum Leben erwachte, wählte sie Viks Nummer.

Hastig erklärte sie ihm, was sich zugetragen hatte, während sie gleichzeitig die Tracking-App für den Peilsender auf dem Display aufrief.

»Mobilisier ein SWAT-Team. Ich folge ihr und sage dir Bescheid, wo sie hinfährt. Sie will die beiden töten. Und schick jemanden her, der sich um Vesper kümmert.«

Sie legte auf und gab Vollgas, sodass das Hinterrad ihrer Maschine ausbrach. Sie heftete sich an Joans Fersen und betete zu welchem Gott auch immer, dass Tino und Adi überleben würden.

Unbekannter Ort

Die Metalltür öffnete sich mit einem dumpfen Dröhnen.

Adi schlug langsam die Augen auf und sah blitzende Lichter. Die Venen in ihren Schläfen pochten schmerzhaft, als steckte ihr Schädel in einer Schraubzwinge fest.

Sie setzte sich hin und sah zwei Gestalten im Türrahmen auftauchen. Ihr Herz schlug schneller. Zwei? War das die Polizei? Kam endlich jemand, um sie zu retten?

»Hilfe!«, rief sie aufs Geratewohl. Noch immer konnte sie die Gestalten nicht richtig erkennen.

Erst als die beiden näher kamen, stellte sie fest, dass es sich um eine zierliche Frau handelte, die einen rundlichen Mann mit einer Pistole bedrohte. Als der Mann Adi in ihrem Käfig sitzen sah, wurde er blass.

»Geht es dir gut?« Er machte einen Schritt auf sie zu.

»Keine Bewegung!«, herrschte die Frau ihn an, woraufhin er sofort wie angewurzelt stehen blieb.

»Sie?« Adi richtete sich in ihrem Käfig auf. Die Frau sah ganz harmlos aus. Leicht zerzaustes dunkelblondes Haar, schmale Gesichtszüge. Aber Adi erkannte sie an ihrer Körpersprache. »Sie haben mir das angetan!«, zischte sie.

Die Frau grinste manisch. »Oh, du wirkst ja richtig schockiert.

Ich freue mich so, dass du endlich mein wahres Ich kennenlernst. Jetzt kannst du mit der Gewissheit sterben, etwas wahrhaft Großes für die Welt geleistet zu haben.«

Doch Adi beachtete die Frau nicht weiter. »Ich bin Adi«, sagte sie zu dem Mann.

»Tino.« Er nickte ihr zu.

»Mund halten, sonst erschieße ich einen von euch beiden!«, schrie die Frau, während ihr Kopf sich auf unnatürliche Weise hin und her bewegte. »Ich lasse euch nur am Leben, weil ich später vielleicht noch ein Druckmittel brauche. Aber dafür reicht auch einer.«

»Alles klar, Joan, wir tun, was Sie wollen«, beschwichtigte der Mann namens Tino die Frau mit ruhiger Stimme.

Das Monster bedeutete ihm, zu einer Rohrleitung an der Wand zu gehen. »Hinsetzen! Hände um das Rohr!«

Er gehorchte, suchte dabei jedoch Adis Blick und zwinkerte. Etwas an dieser Geste erfüllte sie mit neuer Hoffnung.

Die Frau fesselte Tino mit Handschellen an das dicke Leitungsrohr, betrachtete ihre beiden Gefangenen und nickte zufrieden. Sie würden so schnell nicht entkommen.

Sie eilte aus dem Raum, war allerdings wenige Minuten später bereits wieder da. Sie schob eine mit medizinischem Gerät beladene Palette vor sich her. Sie verschwand hinter einer Wand aus Kartons, und Adi konnte hören, wie sie die Palette entlud und irgendetwas zusammenbaute.

Tino lächelte ihr aufmunternd zu. »Hab keine Angst«, formte er stumm mit den Lippen.

Adi nickte heftig.

»Und jetzt meine Sicherheitsmaßnahmen. Nur für alle Fälle«, murmelte die Frau. Mit einer Drahtspule und mehreren seltsamen

Metallkisten beladen, ging sie kreuz und quer durch den Kellerraum, wobei sie den Draht von der Spule abwickelte und in einer Art Netz über den Boden spannte. Dann schob sie den Verdampfer um die Kartonwand herum und verschwand aus Adis Blickfeld.

Adi hörte mehrere Klickgeräusche, als verschiedene elektronische Geräte eingeschaltet wurden. Die Frau murmelte weiter vor sich hin, allerdings so leise, dass Adi nichts verstehen konnte. Es war ein sich ständig wiederholender, fast flehentlicher Singsang, so als würde sie beten. Irgendwann musste sich die Frau an einen Herzmonitor angeschlossen haben, denn ein lautes, rhythmisches *Piep-piep, piep-piep* schallte durch den Keller.

Gleich darauf gesellte sich auch das Surren des Verdampfers dazu, und wenig später krochen die ersten weißen Schwaden hinter den Kartons hervor. Zwar würde die Frau den Großteil der Drogen einatmen, aber früher oder später würde sich der Dampf im gesamten Raum ausbreiten und Adi den nächsten Albtraum bescheren.

Adi hätte Tino gerne gewarnt, doch sie traute sich nicht, weil sie Angst hatte, dass die Frau sie hören könnte.

Stattdessen kauerte sie sich in einer Ecke des Käfigs zusammen und wartete.

Straße in den Bergen, Virginia

Das Motorrad donnerte über die Landstraße. Jede Unebenheit sandte einen scharfen Schmerz von Sayers verletzter Schulter in den Rest ihres Körpers. Sie hatte Mühe, den Lenker festzuhalten, und ihre Sicht war verschwommen.

Doch obwohl sie nur halb bei Sinnen war, fuhr Sayer so schnell sie konnte. Als sie nach etwa zwanzig Minuten vor einem rostigen Eisentor hielt, rief sie Vik an.

»Okay«, sagte sie. »Ich stehe hier vor irgendeinem alten Anwesen.« Sie las die Adresse vom Display ihres Smartphones ab.

»Alles klar. Halt durch, Sayer. Wir sind schon unterwegs.« Viks Stimme klang ruhig und Vertrauen einflößend.

Sayer schwang ein Bein über den Sattel und stöhnte, als die Bewegung Druck auf ihre Schulter ausübte. Blut sickerte unter dem Gürtel hervor. Das Oberteil klebte ihr an der Haut und rieb wie Sandpapier gegen die Ränder der Schusswunde.

»Du weißt, dass ich nicht warten kann. Ich habe keine Ahnung, wie lange sie braucht, um ihren Plan in die Tat umzusetzen, aber ich weiß, dass sie Adi und Tino töten wird, sobald sie fertig ist.«

»Komm schon, Sayer. Du kannst da nicht alleine reingehen.«

»Ich muss aber, Vik.«

Vik seufzte. »Dann sei vorsichtig, ja?«

»Hm«, machte Sayer und beendete die Verbindung. Mit gezogener Waffe und in geduckter Haltung schlich sie durchs Tor auf das Haus zu, das in der Dunkelheit wie ein riesiger Schatten vor ihr aufragte.

So schnell sie konnte, lief sie bis zu der großen Freitreppe, die zur Eingangstür hinaufführte. Sie versuchte in die Fenster zu spähen. Sie wollte sichergehen, dass Joan nicht irgendwo drinnen stand und aus dem Hinterhalt auf sie schoss.

Oben angekommen, flankierten marmorne Löwen die Stufen, und im Vorübergehen berührte sie einen von ihnen am Kopf. Das feuchte Blut an ihrer Hand hinterließ einen roten Streifen auf dem weißen Stein.

Die Haustür war nur angelehnt. Sayer ließ sich daneben gegen die Wand sinken. Sie hatte kaum noch Kraft. Ihr war, als würde ihr Körper mit dem kühlen Stein verschmelzen, und der Gedanke, sich wiederaufzurichten und weiterzugehen, kam ihr beinahe unmöglich vor. Wäre es denn wirklich so schlimm, hier stehen zu bleiben und sich auszuruhen? Nur ein paar Minuten? Ihre Lider senkten sich flatternd, sie gab sich der Erschöpfung hin.

Im nächsten Moment riss sie die Augen wieder auf. Ein Stich der Angst durchzuckte sie, weil sie um ein Haar das Bewusstsein verloren hätte, und vertrieb jede Müdigkeit.

Angetrieben vom Adrenalin, pirschte sich Sayer geräuschlos ins Haus, die Waffe im Anschlag.

Schwaches Mondlicht fiel durch die zweigeschossigen Fenster und erhellte ein prächtiges Foyer. Eine Doppeltreppe aus Marmor führte in den ersten Stock hinauf. Links und in der Mitte sah sie Durchgänge zu mehreren großen Zimmern. Zu ihrer Rechten führte ein Flur in die Dunkelheit.

Was jetzt? Irgendwo in diesem Haus mussten sich Tino und Adi befinden – aber wo? Die Maya betrachteten Höhlen als Eingänge zur Unterwelt. Gwen und Leila waren unter der Erde gefangen gehalten worden.

Wenn Joan die Pforten zum Totenreich öffnen wollte, würde sie es mit Sicherheit in einem Keller tun.

Sayer wandte sich dem dunklen Gang zu, doch ihre Beine versagten ihr den Dienst. Sie sackte auf ein Knie und schaffte es mit Müh und Not, sich abzufangen, bevor sie der Länge nach hinfiel. Das Atmen bereitete ihr Schwierigkeiten. Große Schwierigkeiten. Wie sollte sie je wieder aufstehen, wenn sie nicht einmal richtig Luft bekam?

Das Bild einer schreienden Leila tauchte vor ihrem inneren Auge auf. Das Blut an ihrem Kinn. Ihre vor Schrecken geweiteten Augen. Sayer durfte nicht zulassen, dass Adi dasselbe widerfuhr. Oder sogar noch Schlimmeres.

Sie biss die Zähne zusammen und rappelte sich wieder auf. Ein leiser Schrei entfuhr ihr, aber sie schaffte es. Jede Vorsicht in den Wind schlagend, betrat sie den Flur. Sie wusste, dass ihr nicht mehr viel Zeit blieb. Sie würde bald das Bewusstsein verlieren.

In der Küche stieß sie auf eine breite, schmucklose Kellertreppe. Vorsichtig stieg Sayer die Stufen hinab. Unten angekommen, geriet sie kurz ins Stolpern und prallte gegen eine große Metalltür.

Diese schwang auf, und Sayer schlüpfte in den dahinterliegenden Raum. Er war lang und schmal und enthielt ein Durcheinander aus alten Möbeln, Kästen und Kisten. An der Decke hingen mehrere nackte Glühbirnen, in deren harschem Licht Sayer den großen Käfig in der Mitte des Raums ausmachen konnte.

Dünne gelbliche Rauchfäden schwebten durch die Luft.

Über das Donnern ihres eigenen Herzschlags hinweg hörte Sayer das regelmäßige Piepsen eines Herzmonitors. Joans finales Experiment hatte begonnen.

Sayers Augen begannen zu tränen, als der strenge Geruch im Raum ihr in die Nase stieg: Urin, Lavendelreiniger und muffiger Dampf. Sie nahm Kurs auf den Käfig, wobei sie wachsam nach Joan Ausschau hielt.

Um den Käfig herum war das Gerümpel beiseitegeräumt worden. Sie sah Adi zusammengekauert am Käfigboden liegen. Ein Haufen alter Einwickelpapiere und leerer Wasserflaschen füllte eine Ecke des Käfigs. In der anderen flatterte ein Vogel.

An der hinteren Wand saß, mit Handschellen an ein Leitungsrohr gefesselt, Tino.

Er hob das Kinn zu einem stummen Gruß. Sayer erwiderte die Geste, ehe sie humpelnd auf den Käfig zuging.

»Adi?«, sagte sie mit schleppender Stimme.

Verängstigt hob das Mädchen den Kopf.

»Agent Altair?« Ihr Blick zuckte panisch durch den Raum. »Sind Sie's wirklich?«

Sayer wollte etwas erwidern.

»Schhh! Die bringt uns um, wenn sie Sie hört.« Adi kroch auf Sayer zu, bis sie sich durch die Gitterstäbe berühren konnten. Beide beugten sich nach vorn und standen eine Weile Stirn an Stirn da. Sayer griff nach Adis Hand.

»Ist sie hier irgendwo?«, wisperte Sayer.

»Hinter den Kartons. Ich glaub, sie hat sich an irgendwelche Apparate angeschlossen.«

Sayer spähte blinzelnd durch den Dampf, hin- und hergerissen zwischen dem Wunsch, Adi so schnell wie möglich aus dem Käfig zu befreien, und dem Bedürfnis, Joans krankem Experiment ein

Ende zu machen. Das Sinnvollste wäre es, Joan unschädlich zu machen, aber sie brachte es nicht übers Herz, Adi allein zu lassen. Falls Sayer es nicht schaffen sollte, wollte sie wenigstens dafür sorgen, dass Adi entkam.

»Warte, ich habe eine Idee«, sagte sie plötzlich. Sie ließ Adis Hand los und tastete sich am Käfig entlang, bis sie in der unteren Ecke einen Bolzen gefunden hatte.

»Diese Bolzen hier kann man lösen.« Sayer sah sich nach einem Werkzeug um. »Ich brauche nur was aus Metall, dann hole ich dich raus.«

Adi blinzelte ein paarmal, als verstünde sie nicht, was Sayer von ihr wollte, aber dann presste sie entschlossen die Lippen zusammen, schob die Hand in ihr Hosenbein und förderte eine kurze Eisenstange zutage.

Sayer nickte anerkennend und nahm sie entgegen. Sie zwängte ein Ende der Stange seitlich unter den Bolzen und begann das massive Metall mühsam vor und zurück zu bewegen. Während sie sich abmühte, blickte sie sich um. War das Joan, da hinten im sich kräuselnden Dampf? Ihr Nacken kribbelte vor Angst, als erwartete sie jeden Moment ein Messer oder eine Kugel im Rücken. Die Stange grub sich schmerzhaft in Sayers Hand, während sie sich mit ihrem ganzen Gewicht dagegenstemmte. Dadurch wurde ihre offene Schusswunde gegen den Gürtel gedrückt, und sie stöhnte vor Schmerzen auf.

Der Bolzen zerbrach.

Bei dem lauten Geräusch packte sie die Angst. Mit wild klopfendem Herzen wirbelte Sayer herum, fest davon überzeugt, dass Joan ihr auflauerte. Doch sie sah nichts als den Dampf im trüben Licht. Sayers Hände und Füße brannten und stachen. War das der Blutverlust oder die Droge? Sie versuchte, einen klaren Kopf zu bewahren. Die ersten Symptome von DMT waren Paranoia und Kribbeln in den Extremitäten.

Sayer holte einmal tief Luft, um sich zu beruhigen, dann wandte sie sich wieder Adi zu. Die untere Ecke des Käfigs hing ein Stück herunter und ächzte unter dem Gewicht des Mädchens.

Sayer widmete sich dem zweiten Bolzen. Ihre Hand fühlte sich geschwollen und unbeweglich an. Mehrere dünne Rinnsale Blut liefen ihr den Arm hinunter und tropften auf die Eisenstange. Ihre Finger waren glitschig vom Blut, und sie hatte Mühe, das kalte Metall festzuhalten. Wieder stöhnte sie, diesmal vor Frust.

Adi berührte sie an der Hand. »Ich mache das. Gehen Sie und halten Sie sie auf!«

Sayer war drauf und dran zu widersprechen, aber dann blickte sie Adi in die Augen. Trotz allem, was sie durchgemacht hatte, sah sie entschlossen und stark aus. Sayer nickte keuchend und gab Adi die Eisenstange zurück. Sie musste die Sache zu Ende bringen, ehe die Wirkung der Drogen zu stark wurde.

»Vorsicht mit Stolperfallen«, wisperte Adi noch, ehe sie sich an die Arbeit machte.

Sayer stolperte weiter zu Tino. Sie überlegte, wie sie ihn befreien könnte, aber er war an ein fest sitzendes Rohr gefesselt. Er bedeutete ihr, ihn sich selbst zu überlassen und sich stattdessen um Joan zu kümmern. Sie wagte nicht, mit ihm zu reden, also nickte sie lediglich.

Die Dampfschwaden wurden dichter und die Geräusche der Maschinen lauter, als sie eine Wand aus Kartons umrundete. Im nächsten Moment sah sie Joan, von medizinischen Apparaten umgeben, auf einem antiken Himmelbett liegen. In der Nähe ihres Kopfes stand die DMT-Maschine und blies Dampf in die

Luft. An ihrem Unterarm konnte Sayer die blutigen Spuren von Vespers Biss erkennen.

Das Piepsen des Herzmonitors wurde ein wenig schneller. Joan hatte offenbar angefangen zu halluzinieren und warf unruhig den Kopf hin und her.

Sayer holte zitternd Luft, ehe sie die freie Fläche um das Bett herum betrachtete. *Stolperfallen*, hatte Adi sie gewarnt.

Durch den immer dichter werdenden Dampf konnte sie nur mit Mühe das Netz dünner Drähte ausmachen, das sich in knapp drei Zentimetern Höhe über den Boden spannte. Sie folgte einem der Drähte bis zu einem kleinen Metallkasten. Eine Richtladung?

Sie inspizierte den Boden unmittelbar vor ihren Füßen. Als sie keine Drähte sah, wagte sie vorsichtig den ersten Schritt. Langsam und konzentriert arbeitete sie sich immer weiter voran. Sie versuchte so wenig wie möglich zu atmen. Der Drogendampf kribbelte auf ihrer Haut. Einzelne dünne Schwaden wickelten sich um ihre Knöchel und Handgelenke, schlangen sich um ihren Hals, drangen ihr in Nase und Mund. Das Halluzinogen entfaltete allmählich seine Wirkung.

Der nächste Schritt. Wenige Zentimeter vor ihrem Fuß befand sich ein Draht. Sayer versuchte behutsam darüberzusteigen, doch mittendrin verlor sie das Gleichgewicht und stolperte nach vorn. Sie verfehlte den Draht denkbar knapp. Eine Woge der Übelkeit schwappte in ihr hoch, und sie krümmte sich zusammen.

Verstärkte Lichtwahrnehmung, Palinopsie, leichte Orientierungslosigkeit, Ohrensausen, Übelkeit, auditive Halluzinationen ...

Sayer ging in Gedanken die Symptome eines DMT-Rauschs durch. Sie richtete sich auf und lief weiter. Diesmal war sie noch vorsichtiger. Sie hatte panische Angst, einen der Stolperdrähte auszulösen.

Das Piepsen wurde immer lauter und lauter, bis es irgendwann den ganzen Raum ausfüllte. Die nackte Glühbirne über dem Bett pulste im Takt dazu. Das Licht brannte in ihren Augen. Sie bekam kaum noch Luft, glaubte, das Piepsen hätte sämtlichen Sauerstoff aus dem Raum verdrängt. Es gab nur eine einzige Möglichkeit: Sie musste im Einklang mit Joans Herzschlag atmen: ein, aus, ein, aus. Ihre verletzte Schulter begann im selben Rhythmus zu pochen. Ihr linker Arm war taub und ließ sich nicht mehr bewegen. Das Blut floss jetzt wieder schneller aus der Wunde, während sie ihr eigenes Herz wie eine Trommel gegen ihre Rippen schlagen hörte. War das nur Einbildung wegen der Drogen, oder verblutete sie wirklich?

Intensive, realistisch anmutende Halluzinationen, Herzrasen ...

Das nächste Stadium ihres DMT-Rauschs hatte begonnen.

Vorsichtig ging sie weiter. Plötzlich kippte der Raum zur Seite. Die Schatten brodelten wie Nester voller Schlangen. Trotzdem zwang sie sich dazu, einen Fuß vor den anderen zu setzen. Ihre Knie zitterten und drohten erneut unter ihr nachzugeben, doch Sayer ließ sich nicht beirren. Sie musste zu Joan.

Etwas streifte ihr Schienbein. Eine Schlange?

Instinktiv machte Sayer einen Satz nach vorn. Im nächsten Moment ging hinter ihr eine kleine Sprengladung hoch. Metallsplitter bohrten sich in ihre Waden. Sie drangen durch den dicken Stoff ihrer Hose, versengten ihr die Haut und rissen tausend winzige Wunden. Sie taumelte vorwärts und stieß dabei gegen den Verdampfer.

Das Brennen der Schnittwunden an den Beinen nahm sie kaum wahr. Es waren gar nicht ihre eigenen Schmerzen.

Depersonalisation, ausgeprägte Veränderung des visuellen Erlebens bis hin zum totalen Zusammenbruch der Perspektive, Bewusstlosigkeit …

Mach den Vaporisierer aus!, schrie eine innere Stimme ihr zu. Ihre Finger tasteten nach einem Schalter, schlossen sich irgendwann um eine Schnur. Sayer riss daran. Das Surren hörte auf.

Verzweifelt nach Atem ringend, zog Sayer sich am Bett hoch. Alles drehte sich, und sie hatte Mühe, sich einen Reim darauf zu machen, was sie sah. Joan hatte sich zwei Infusionen in die Arme gelegt. Beide waren an eine Art Timer angeschlossen. Der eine zeigte fünf Minuten an, der andere war kurz davor abzulaufen. Neunundzwanzig, achtundzwanzig …

Eine Zeitsteuerung. Auf dem ersten Infusionsbeutel stand DIGOXIN, auf dem zweiten ATROPIN.

BEEILUNG!, schrie der kleine Teil von Sayers Gehirn, der noch einwandfrei funktionierte. Die erste Infusion würde jeden Moment ausgelöst werden. Aber ihr wollte nicht einfallen, was sie tun musste. Wie sie den Timer ausschalten sollte.

Im nächsten Moment hallte ein metallisches Dröhnen wie ein Donnerschlag durch den Raum. War es Adi allen Ernstes gelungen, den Boden aus dem Käfig zu stemmen?

Der ohrenbetäubende Lärm katapultierte Sayer in die Vergangenheit. Sie war wieder neun Jahre alt. Der Autounfall. Als sie sich umdrehte, sah sie das qualmende Autowrack vor sich und ihre Schwester Macey, die ihr verzweifelt die Hand entgegenstreckte. Sayer versuchte nach ihr zu greifen, doch sie schaffte es nicht, sie festzuhalten. Maceys Flehen vermischte sich mit Sayers wummerndem Herzschlag. Sayer, bitte! Sayer, bitte!

Sayers Blick sprang zu den Vordersitzen, wo ihre Eltern in dem zermalmten Wrack eingeklemmt waren. Überall Blut, weiße Knochen und verkohltes Fleisch.

Ein Schluchzer drang aus ihrer Kehle, während sie verzweifelt versuchte, zu ihnen zu gelangen.

»Mommy! Daddy!«, schrie sie wie von Sinnen.

Ihr Vater drehte langsam den Kopf in ihre Richtung. Er öffnete den Mund, und das Stöhnen, das herauskam, klang wie ein Schrei aus den tiefsten Tiefen der Hölle. Es wurde lauter, dann wieder leiser, immer im Takt mit dem dröhnenden Herzschlag, der Sayers Körper inzwischen von Kopf bis Fuß erfüllte. Sie schrie. Dann tauchte plötzlich Jake auf und bot ihr seine Hand. Die Art, wie er sie ansah, beruhigte sie ein wenig.

»Jake?«, stieß sie mühsam hervor. Er nahm sie bei der Hand, und auf einmal wurde Sayer ganz warm.

Er half ihr auf. »Mach deinen Job«, sagte er. Er strich ihr noch einmal sacht mit dem Daumen über die Lippen, dann drehte er sich um und ging davon.

Sayer wollte sich wieder zu dem Autowrack umdrehen, doch das war verschwunden. Stattdessen sah sie Joan auf dem Bett liegen.

Der Digoxin-Timer zeigte fünf ... vier ... drei ... Sekunden an. Mit einem Aufschrei riss Sayer sämtliche Kabel und Schläuche von Joans Körper. Der Herzmonitor verstummte. Die einsetzende Stille war ohrenbetäubend und ein Segen zugleich.

Als die Dampfschwaden sich allmählich verzogen, wurde auch Sayer wieder ein wenig klarer im Kopf. Sie wischte sich ein dünnes Rinnsal Blut vom Oberkörper und ließ den Kopf nach vorn auf die alte Matratze sinken. Die Beine gaben unter ihr nach, und sie sackte auf die Knie. Die Pistole glitt ihr aus den Fingern und fiel auf das Bett.

Als sie merkte, wie Joan sich zu regen begann, hob sie den Kopf. Joans Lider flatterten. Sie musste sie unbedingt ausschalten, doch ihre Muskeln gehorchten ihr nicht mehr.

»Nein, nein, nein, nein«, stöhnte Joan. »Ich muss es doch zu Ende bringen!«

»Das kannst du vergessen«, flüsterte Sayer matt.

Statt etwas zu erwidern, stemmte Joan sich wie ein erwachendes Ungeheuer langsam in die Höhe. Sie bog den Rücken durch, hatte den Kopf gesenkt, und ihre Finger gruben sich wie Klauen in die Matratze. »Neeeein!«, brüllte sie mit animalischer Wut. Dann hob sie die Arme, packte Sayer am Oberteil und riss sie mit schier übermenschlicher Kraft in die Höhe.

Sayer wollte noch nach ihrer Waffe greifen, doch Joan stieß sie nach vorn und schlug ihr gleichzeitig die Faust ins Gesicht.

Sayers Kopf wurde herumgeschleudert, aber der Schmerz riss sie aus ihrer Trägheit. Mit einem wilden Schrei nahm sie den rechten Arm hoch und befreite sich aus Joans Griff. Die Anstrengung ließ sie rückwärtstaumeln und zu Boden stürzen. Joan sah, wie Sayers Waffe vom Bett fiel, und machte einen Satz darauf zu. Ihre Finger schlossen sich um das schwarze Metall.

Sie blickte auf Sayer herab.

Im nächsten Moment kam ein Schatten auf Joan zugeschossen und riss sie vom Bett.

Adi und Joan prallten hart auf dem Boden auf. Sayers Pistole schlitterte außer Reichweite.

Die zwei Frauen kämpften verbissen miteinander. Adi kratzte wie ein wild gewordenes Tier, aber irgendwann gelang es Joan, ihr die Faust in den Magen zu rammen, woraufhin Adi sich reflexartig zusammenkrümmte. Joan rang sie nieder, setzte sich rittlings auf ihre Brust und packte sie an der Gurgel.

Adi rang röchelnd nach Luft. Joan drückte so fest zu, dass ihre Knöchel weiß hervortraten.

Das Zimmer trudelte, als Sayer mühsam auf die Beine kam. Sie wusste kaum noch, wo oben und wo unten war, trotzdem warf sie sich auf Joan. Nur noch vom Zorn in ihrem Innern angetrieben, landete sie einen Schlag gegen Joans Schläfe. Noch einmal hob sie die Faust mit allerletzter Kraft. Diesmal traf sie Joan am Kiefer.

Joan taumelte rückwärts, prallte gegen die Wand und sackte in sich zusammen. Sayer kroch hinterher. Mit Händen, die ihr kaum noch gehorchten, legte sie Joans Arme um ein dickes Rohr und fesselte sie mit Handschellen.

Nachdem Joan außer Gefecht gesetzt war, ließ Sayer sich nach vorn sinken. Ihr wurde schwarz vor Augen.

Joan nuschelte etwas durch ihren geschwollenen Kiefer. »Lass mich einfach sterben. Bitte, ich muss es zu Ende bringen. Meine Forschung ...«

Sayer nahm wahr, wie Adi sich aufrappelte und auf Joan zutrat. Sie baute sich vor ihrer Peinigerin auf und betrachtete sie mit schief gelegtem Kopf. Zu spät wurde Sayer klar, was sie vorhatte.

»Adi, nein!«

»Für Gwen und für Leila!«, fauchte Adi und hob die Eisenstange über den Kopf, um zuzuschlagen. Sayer wollte nach ihrem Arm greifen, doch sie war unfähig, sich zu bewegen. Sie konnte nur noch krächzen: »Gerechtigkeit ist nicht dasselbe wie Rache.«

»Was?« Adi fuhr zu ihr herum. Ihre Augen waren weit aufgerissen.

»Du hast mich mal gefragt, was der Unterschied zwischen Gerechtigkeit und Rache ist«, sagte Sayer, mühsam nach Atem ringend. »Bei Rache geht es nur um den eigenen Schmerz. Wenn du Joan tötest, wird sich dieser Schmerz für immer in dein Herz einbrennen.« Sie streckte eine zitternde Hand nach Adi aus. »Würden Gwen und Leila das wollen? Sorge dafür, dass ihnen Gerechtigkeit widerfährt. Euch allen dreien.«

Keuchend stand Adi da, während ihr Blick zwischen Sayer und Joan hin und her sprang.

Schließlich fiel ihr Gesicht in sich zusammen, sie begann zu schluchzen und ließ die Eisenstange fallen.

Sayer griff nach ihrer Hand und verschränkte die Finger mit ihren, kurz bevor sie das Bewusstsein verlor.

Georgetown Hospital, Washington, D. C.

Sayer erwachte im Krankenhaus. Sie konnte sich noch vage daran erinnern, wie die Tür zum Keller aufgeflogen und Vik mit gezogener Waffe hereingestürmt war. Dann war das SWAT-Team gekommen, das Joan abführte und Adi in den Krankenwagen verfrachtete. Adi hatte sich die ganze Zeit hartnäckig geweigert, Sayers Hand loszulassen.

Als Vik merkte, dass Sayer wach war, eilte er zu ihr ans Bett.

»Na, du?« Er lächelte schief. »Wieso darfst du eigentlich immer den ganzen Spaß haben?«

Sayer lachte, wogegen ihr gesamter Körper mit Schmerzen protestierte. Ihre Schulter tat immer noch weh, aber es war längst nicht mehr so schlimm wie am Anfang.

Als sie zur Seite blickte, sah sie Adi im Bett nebenan liegen.

»Geht es ihr gut?«, flüsterte sie.

»Du brauchst nicht zu flüstern. Sie müssen noch ein paar Tests bei ihr machen, deshalb hat sie starke Beruhigungsmittel bekommen. Aber der Arzt meinte, dass sie höchstwahrscheinlich wieder ganz gesund wird. Ein Hoch auf die Wunder der modernen Medizin. Du wirst die nächsten Tage wahrscheinlich noch ein paar Erinnerungslücken haben, ganz zu schweigen von den krassen Narben, aber der Schuss ist glatt durchgegangen. Was deine Beine angeht ... Na ja, ein Bikini-Model wird jedenfalls nicht mehr aus dir ...«

Sayer schnaubte spöttisch.

»Davon abgesehen bist du bald wieder ganz die Alte«, schloss Vik.

»Und Tino?«

Vik lachte. »Ich schätze mal, du weißt nicht, welchen Beruf Tino hatte, bevor er Koch geworden ist?«

Sayer schüttelte den Kopf, was sie allerdings sofort bereute.

»Verhörspezialist bei der Armee.«

Im ersten Moment war Sayer sprachlos vor Erstaunen. Dann lachte sie. »Das erklärt wohl auch, weshalb er die ganze Zeit so ruhig war. Geht es ihm gut?«

Vik nickte. »Unverletzt, soweit ich weiß.«

Dann stellte sie die Frage, vor der ihr ein wenig graute.

»Ist Vesper ...?«

»Der wird wieder.« Vik zog sich einen Stuhl heran und ließ sich darauf fallen. »Er hat eine schwere Rippenprellung, und sie mussten ihm ein Bein abnehmen, aber er kommt durch. Er hat noch einen ordentlichen Happen von ihrem Arm abgebissen, ehe er zu Boden gegangen ist. Ich bin mir ziemlich sicher, dass der Hund in den letzten Stunden mehr Lob bekommen hat als ich in all meinen Dienstjahren.« Er wackelte mit den Augenbrauen.

Sayer ließ sich erleichtert in ihre Kissen zurücksinken.

»Geht es dir gut?« Vik sah ihr in die Augen. Er wollte eine ehrliche Antwort von ihr haben.

»Ja, ich glaube schon.« Sayer schloss die Augen. »Ich kann immer noch nicht fassen, was Joan getan hat. Gott, Vik, du hättest sie mal sehen sollen. Es war, als wäre sie von einem Dämon besessen, sie war gar nicht mehr wiederzuerkennen. Ich werde wohl noch eine Weile brauchen, um das alles zu verdauen. Im Übrigen kann ich dir nur einen Rat geben: Zieh dir bloß nie eine hohe Dosis DMT rein.«

Vik lachte schallend. »Ich weiß! Ach so, übrigens – ich habe da was für dich.«

Er zog eine Perlenschnur aus seiner Tasche und gab sie Sayer.

Ihr stiegen prompt die Tränen in die Augen.

»Na ja, du hast dir ständig in die Tasche gegriffen, das konnte man auf Dauer ja nicht mit ansehen.« Er machte eine kleine Pause. »Ich habe sie in Griechenland bestellt. Sie sind zwar nicht von deinem Vater, aber ich dachte ...«

»Danke«, flüsterte Sayer, während sie sich die Perlen durch die Finger gleiten ließ. Es war ein schönes, vertrautes Gefühl. Die Anspannung in ihren Schultern ließ ein wenig nach, und sie merkte, wie ihr ganzer Körper ruhiger wurde, während ihre Finger mit den Perlen spielten.

»Tja ...« Sayer wandte einen Moment lang den Blick ab. »Wir haben es die ganze Zeit nicht gesehen.«

»Ich weiß«, wiederholte Vik, allerdings diesmal leise.

»Nach dem Abschluss ihres Experiments hätte sie Adi und Tino umgebracht.«

»Ja.«

Sayer erschauerte. »Was ich nicht begreife, ist, wie sie ihre Rolle so lange durchhalten konnte.«

»Erinnerst du dich noch daran, wie wir über deine Forschung gesprochen haben und ich dir gesagt habe, dass du dabei was Entscheidendes vergisst?«

»Im Moment kann ich mich kaum noch an meinen eigenen Namen erinnern«, scherzte sie matt.

»Ich habe dir gesagt, du vergisst das Böse. Es gibt Menschen da draußen, die sind einfach böse, und Joan war so ein Mensch. Wir sind gerade dabei, ihre komplette Vergangenheit zu durchleuchten. Weißt du noch, wie sie von dem Kind aus ihrer Nachbarschaft erzählt hat, das angeblich ermordet wurde?«

»So halb«, sagte Sayer. »Irgendein Mädchen aus ihrer Schule, glaube ich.«

»Tja, wir haben den alten Fall tatsächlich ausfindig gemacht. Dem Mädchen wurde hinter der Grundschule der Schädel eingeschlagen. Ein Jugendlicher ist für die Tat ins Gefängnis gewandert, weil ein Zeuge ihn in der Nähe des Tatorts gesehen hatte.«

»Oh mein Gott.«

»Du hast es erraten. Die kleine Joan Warren, wie sie leibt und lebt. Sie hat sogar vor Gericht gegen den Jungen ausgesagt. Der Staatsanwalt meinte, sie sei so überzeugend gewesen, dass der Junge nach Erwachsenenstrafrecht verurteilt wurde und lebenslänglich bekommen hat.«

»Ach du Scheiße!«

»Ich weiß! Holt hat jemanden damit beauftragt, sich den Fall noch mal gründlich anzusehen. Er überprüft jeden Ort, an dem Joan je gelebt hat. Sie wird für den Rest ihrer Tage in einer Zelle versauern.«

»Wessen Haus war das eigentlich? Wo Joan …«

»Es gehörte irgendeiner alten Dame. Sie haben ihre Leiche im ersten Stock gefunden. Dem Aussehen nach muss Joan sie bereits vor über einem Jahr getötet haben. Sie hat ihre Rechnungen weiterbezahlt und hin und wieder E-Mails an ihre Verwandten geschrieben, damit niemand etwas merkt.«

Sayer stöhnte.

»Ich dachte mir, es interessiert dich bestimmt, dass Winters wieder draußen ist. Wahrscheinlich wird er uns verklagen.« Vik zuckte mit den Achseln. »Und wie sieht's aus? Bist du bereit, Besuch zu empfangen? Da draußen steht nämlich eine ganze Horde Menschen und kann es kaum erwarten, dich zu sehen.«

»Ach wirklich?«

Vik lachte über ihre entgeisterte Miene.

»Sayer, diese Leute lieben dich. Vielleicht wird es langsam Zeit, dass du begreifst, wie sehr.«

Nachdem er sich verabschiedet hatte, dachte Sayer über seine Worte nach. Vielleicht wurde es wirklich höchste Zeit, sich wieder daran zu erinnern, dass sie lebte.

Wenige Minuten später ging die Tür auf. Jackson kam ins Zimmer gestürmt und sprang mit einem Satz zu ihr aufs Bett. Macey folgte ihm im Laufschritt. »Jackson, komm sofort da runter!«

»Nein, lass ihn ruhig.« Sayer schlang ihren unverletzten Arm um ihn. »Mann, bin ich froh, dich zu sehen!«

»Ich auch, Tante Sayer! Hast du wieder mal einen Bösewicht geschnappt?«

Sayer lachte. »Und ob.«

Macey kam und drückte ihre Hand. Sie sah aus, als kämpfte sie mit den Tränen. »Mach so was bloß nie wieder! Ich brauche meine große Schwester noch, okay?«

Sayer öffnete den Mund, wusste aber nicht genau, was sie sagen sollte.

Als Nächstes kam Nana auf Krücken durch die Tür gehumpelt. Sie strahlte über das ganze Gesicht.

»Ach, Sayer. Dem Himmel sei Dank, dass du wohlauf bist.«

»Nana, was um alles in der Welt ist denn mit dir passiert?«

Die agile Frau blickte missmutig auf ihren eingegipsten Knöchel. »Na ja, bevor ich das Zeitliche segne, wollte ich unbedingt noch einmal einen Fallschirmsprung machen …«

»Nana!« Schon wieder musste Sayer lachen.

Zu guter Letzt betrat auch noch Tino das Zimmer – und zwar rückwärts, weil er ein kleines fahrbares Bettchen aus durchsichtigem Kunststoff hinter sich herzog. In dem Bettchen lag Vesper. Er hatte den Kopf erhoben, die Zunge hing ihm aus dem Maul, und er wedelte aufgeregt mit dem Schwanz.

»Vesper!« Sayer streckte die Hand aus, als Tino den kleinen Hund neben ihr Bett schob.

»Dieser Hund ist wirklich unvergleichlich. Er hat Sie sehr vermisst.« Er zwinkerte. »Er muss sich noch von der OP erholen, und der Tierarzt meinte, es würde den Genesungsprozess beschleunigen, wenn er seine Familie um sich hat. Sie wollen gar nicht wissen, womit ich Ihre Krankenschwester bestechen musste, damit sie mir erlaubt hat, ihn mit reinzubringen.«

Nachdem er sich vergewissert hatte, dass Vesper es bequem hatte, gab Tino Sayer einen Kuss auf die Wange und beäugte ihren dicken Schulterverband. »Wird das wieder, Calida?«

»Ja, das wird wieder. Ich stelle übrigens fest, dass Sie es versäumt haben, mir von Ihrer Zeit beim Militär zu erzählen. Ich hatte gleich den Eindruck, dass Sie für einen normalen Menschen ein bisschen zu gelassen waren.«

Tino tat die Sache mit einem Schulterzucken ab. »Ach, das ist lange her. Ich wusste, dass Sie uns finden würden.«

Sein Vertrauen in sie rührte sie zu Tränen. Um nicht weinen zu müssen, wandte sie ihre Aufmerksamkeit Vesper zu. Er hatte eine lange, schaurige Wundnaht am Bauch, die mit zahlreichen Metallklammern geschlossen worden war. Sie kraulte seine seidigen Ohren, und er schmiegte den Kopf in ihre Hand.

Nana bemerkte sofort, dass Sayers Gefühle umgeschlagen waren. »Wird es dir nicht zu viel, wenn wir alle hier sind?«

Sayer schüttelte den Kopf. »Wahrscheinlich sollte ich mich ausruhen, aber es ist so schön, euch bei mir zu haben. Bitte geht nicht.«

Jackson sprang im Zimmer hin und her und begeisterte sich für die vielen verschiedenen medizinischen Apparate. Nana hockte auf der Bettkante und unterhielt sich mit Macey über deren Familie. Tino und Vik diskutierten über ein neues Restaurant, das gerade in D. C. aufgemacht hatte.

Adi schlief die ganze Zeit tief und fest. Im Schlaf sah ihr kindliches Gesicht so friedlich aus. Sayer fasste einen Entschluss: Sie würde Mrs Calavera fragen, ob sie Adi zu sich nehmen konnte. Sie hatte ein freies Gästezimmer, und Adi war fast achtzehn. Sie brauchte einen sicheren Ort und eine Bezugsperson, die verstand, was sie durchgemacht hatte. So würden sich Adi, Vesper und Sayer gemeinsam von den Erlebnissen erholen können.

Diese Vorstellung zauberte Sayer ein Lächeln ins Gesicht. Sie vergrub die Hand in Vespers warmem Fell, lehnte sich zurück und ließ sich vom Gemurmel der anderen in den Schlaf lullen.

• • •

Als sie erwachte, war es dunkel im Krankenzimmer. Auf dem Stuhl an der Wand saß eine Gestalt.

Als die stellvertretende Direktorin Holt erkannte, dass Sayer wach war, erhob sie sich von ihrem Platz und strich ihren kobaltblauen Hosenanzug glatt.

»Ich wollte nach Ihnen sehen«, sagte sie schroff.

Sie trat in den schwachen Lichtschein von Sayers Nachttischlampe.

»Es freut mich zu hören, dass Sie wieder ganz gesund werden.«

»Danke«, sagte Sayer.

»Ich habe bereits die Freilassung von Dugald Tarlington, Tom Middleton und Jack Kent beantragt. Ich dachte, das interessiert Sie vielleicht.«

Sayer nickte zum Dank.

»Sobald an die Öffentlichkeit dringt, was für ein monumentales Desaster ich zu verantworten habe, werde ich vermutlich nicht mehr sehr lange die stellvertretende Direktorin des FBI sein.«

»Das war nicht Ihre Schuld. Wir haben es alle übersehen.«

Holt atmete tief durch. »Sie wissen doch ganz genau, dass das keine Rolle spielt. Ich bin erledigt, und bevor ich meinen Hut nehmen muss, wollte ich Ihnen noch das hier geben.«

Sie zog eine Mappe aus ihrem Aktenkoffer und reichte sie Sayer.

JAKE PENDLETON stand auf dem Deckel.

Holt ließ die Schlösser ihres Aktenkoffers zuschnappen, ehe sie Sayers Hand drückte. »Die haben Sie aber nicht von mir. So. Und jetzt ruhen Sie sich aus.«

Während draußen auf dem Flur das Klackern von Holts Absätzen verklang, schlug Sayer die Akte auf und begann zu lesen.

Danksagung

Ich weiß gar nicht recht, wie ich all den vielen Menschen danken soll, die an der Veröffentlichung von *Todeskäfig* beteiligt waren.

Also beginne ich am Anfang und bedanke mich zunächst bei meinen Eltern Bob und Judy, die mich stets bei all meinen hanebüchenen Ideen unterstützt haben – sogar als ich nach Belize in den Dschungel ziehen wollte, meinen Doktor gemacht habe, und als ich anfing, Bücher zu schreiben. Danke auch an meine Schwester Shelley für ihre Hilfe und Ermutigung.

Ohne meinen Sohn Grayson, der in meinem Leben ein ständiger Quell der Freude ist, und meinen Mann Sean, den besten Beta-Leser, den man sich nur wünschen kann, gäbe es dieses Buch nicht.

Tausend Dank auch an meine großartige Agentin Amy Tannenbaum und meine fantastische Lektorin Leslie Gelbman. Amy und Leslie sind ein Team, wie es sich jeder Autor erträumt! Ganz herzlicher Dank geht auch an alle bei St Martin's Press für ihre harte Arbeit und ihr Engagement. Mein besonderer Dank gilt Megan Coen – unsere Brainstorming-Runden beim gemeinsamen Mittagessen haben mir sehr geholfen, einige der hartnäckigsten Probleme und vertraktesten Wendungen im Manuskript zu lösen.

Danke auch an Tiffany Nelson, alle bei Codex und die gesamte

Curbside-Crew (vor allem Theresa und Judy), die frühe Versionen von *Todeskäfig* gelesen und mich immer wieder beim Schreiben bestärkt haben.

Und zu guter Letzt: Dank an Richard Leventhal, meinen Betreuer an der Uni, der sich nicht von mir losgesagt hat, obwohl ich der Lehre und Forschung den Rücken gekehrt habe.

Wenn Sie mehr über die wissenschaftlichen Hintergründe von *Todeskäfig* erfahren möchten, besuchen Sie ellisoncooper.com und reden Sie mit!